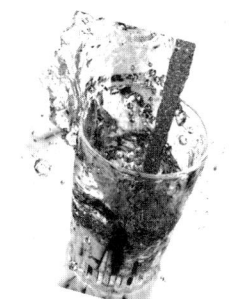

물과 건강

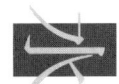 물박사 **최무웅**
Jemi Choi
Yen Choi
Elisa Choi
Mackenzie Choi

Drinking Water and Health

예신 Books

머리말

하늘, 땅, 물, 빛, 바람이 핵심으로 구성되어 있는 자연에서 동물·식물·무생물은 물 없이는 생존을 보장받지 못하며 생명체들은 성장과 발전을 할 수 없어 자신의 고유파를 낼 수 없다. 물론 무생물도 물과 작용하거나 물을 함유함으로써 그 형상의 다양성을 인정받고 있다. 물이 이처럼 중요한 것은 우리의 삶의 기반인 지구의 많은 부분이 물의 구성 원소인 산소와 수소로 이루어져 있기 때문이다. 그러므로 인간은 물이 있어야 생명을 유지하고 좋은 물을 계속 공급받아야 건강을 유지할 수 있다. 따라서, 물은 이 세상 무엇보다 중요한 자유재이며 경제재이다.

물은 환경에 따라 그 특성이 물리적으로 변화를 거듭하기 때문에 현존하는 물질 중에서 가장 환경 적응 능력이 뛰어난 물질이다. 생물·무생물을 순간적으로 변화시킬 수 있는 매직 능력은 지질시대를 통하여 검증되어 왔으며 미래도 그러할 것이라고 예측된다. 이와 같은 워터 파워는 생명체에게 에너지를 발생케 함은 물론, 서로 코드를 맞출 수 있는 광케이블과 같은 역할을 하고 있어 자체의 정보교환뿐만 아니라, 하늘과 땅 사이에서 자연의 정보를 송수신하고 그것을 네트워크로 연결하는 우리 인간에게도 수퍼 파워를 발생한다.

인간은 생각하고 그 생각을 발전시켜 문화와 문명을 만들고 과학기술을 발달시키는 특별한 재주를 가지고 있다. 이러한 인간의 몸에서 이루어지는 헤아릴 수 없이 많은 세포의 생성·소멸의 메커니즘과 기타 생체 기능의 주체가 물이라고 한다. 따라서, 물이 건강해야 우리 몸도 건강해진다는 것은 당연하다.

삶의 목표는 다양하지만 건강은 행복한 삶의 씨앗과도 같은 것이다. 건강을 위해 매일 생체 센서가 원하는 양질의 물을 마실 수 있다면 그보다 좋은 일은 없을 것이다. 이 책은 물에 대한 다양한 정보뿐만 아니라 물이 건강에 미치는 영향에 대하여 사람들이 쉽게 읽을 수 있도록 문답식으로 기술하였다.

이 책을 통하여 많은 사람들이 물을 잘 알고, 잘 관리함으로써 건강한 삶을 영위할 수 있기를 바란다.

아울러 이 책을 펴내는 데 힘써주신 도서출판 예신 사장님께 심심한 감사의 말씀을 드리면서 이 책의 편집을 담당한 편집부에도 고마움을 전한다.

대표저자 최 무 웅

Contents

제1장 지구촌의 물은 영원히 움직이는가

- 문 01 물이란 ··· 14
- 문 02 바닷물·호수·하천수 그리고 지하수는 어디서부터 오는가··· 16
- 문 03 물순환이란 ·· 18
- 문 04 물은 기후 변화와 관계가 있는가 ······································ 21
- 문 05 물의 지화학적 성질은 ··· 23
- 문 06 한발(가뭄)이란 무엇인가 ·· 28
- 문 07 어떤 곳에 한발이 일어나는가 ··· 29
- 문 08 홍수란 무엇인가 ·· 30
- 문 09 건축은 어떤 곳을 택해야 하나 ··· 32
- 문 10 수자원에서 눈은 왜 중요한가 ··· 34
- 문 11 어떤 곳이 홍수 피해를 입지 않는가 ································ 35
- 문 12 지하수란 무엇인가 ··· 36
- 문 13 대수층은 완전히 마르는가 ·· 38
- 문 14 지하수는 어떻게 만들어지는가 ··· 40
- 문 15 우리나라 어디에 있는 대수층이 고갈되는가 ··················· 42
- 문 16 지표수와 지하수 중 어떤 물이 인체에 유익한가 ············ 43
- 문 17 얼마나 많은 양의 지하수를 우리 나라는 사용하는가 ···· 44
- 문 18 우리나라에서 지하수 공급이 차지하는 위치는················ 45
- 문 19 용천은 왜 존재하며 그것도 지하수인가 ·························· 46
- 문 20 지하수는 어디로부터 오염되는가 ····································· 48

문 21 경제 성장과 더불어 다량의 물은 어떤
       목적으로 이용되고 있는가 ································· • 49

제2장 매일 마시는 물에 대한 이야기

문 01 어떤 경로를 통하여 물이 식탁에 오르는가 ············· • 52
문 02 서울 시민은 팔당호에 대하여 왜 신경을 쓰나 ········· • 54
문 03 마음 놓고 마실 수 있는 물은 ····························· • 55
문 04 발암성 트리할로메탄(THM)은 왜 생성되나 ············ • 56
문 05 물의 안전값은 어디까지인가 ······························ • 58
문 06 발암의 메커니즘은 ·· • 60
문 07 당신이 살고 있는 마을의 식수는 ·························· • 62
문 08 합성 세제에 발암 물질이 포함되어 있는가 ·············· • 63
문 09 우리들은 농약을 마시고 있지는 않은가 ··················· • 64
문 10 축산폐수는 어떠한가 ··· • 66
문 11 잡탕물이란 ·· • 67

제3장 물은 생명을 유지시킨다

문 01 천냥을 주고도 구하지 못하는 맛 좋은 물이란 ·········· • 70
문 02 맛있는 물이란 ··· • 73
문 03 맛있는 물과 안전한 물이란 ·································· • 74
문 04 물에도 향기가 있는가 ··· • 76
문 05 물은 온도에 따라 맛이 다른가 ······························· • 78
문 06 물맛은 녹차를 타 보면 알 수 있는가 ······················· • 80
문 07 수돗물은 몇 초를 기다려야 맛있는 물이 되는가 ········ • 81
문 08 손쉽게 만들 수 있는 정수기는 없는가 ···················· • 82
문 09 물속에 왜 이상한 돌을 넣는가 ······························ • 85

문 10 맛있는 물을 찾는 방법은 ·· • 87

제4장 맛있는 물로 요리 만들기

문 01 좋은 물이 요리의 맛을 좌우하는가 ································· • 90
문 02 물이 막걸리에 영향을 주는가 ··· • 91
문 03 물이 두부에 영향을 주는가 ·· • 92
문 04 밥맛은 물맛과 관계있는가 ·· • 94
문 05 면천의 두견주는 왜 비싼가 ·· • 96

제5장 우리 몸과 물과의 관계

문 01 물은 생명 활동 무대로 필요한가 ··································· • 98
문 02 물은 물질을 잘 녹이는 성질을 갖고 있는가 ················· • 100
문 03 나이를 먹을수록 몸의 수분이 마르는가 ······················· • 102
문 04 체내의 물의 양은 ·· • 104
문 05 세포의 겉과 안의 물은 ··· • 105
문 06 체내의 물순환 계통은 어떠한가 ··································· • 108
문 07 물은 몸속에서 어떻게 용매작용을 하고 있는가 ············ • 113
문 08 물은 내부 환경을 계속 유지하는 데 이바지하고 있는가 ···· • 116
문 09 얼마나 많은 양의 물이 체내에서 나가는가 ··················· • 118
문 10 몸에서의 물의 출입은 ··· • 120

제6장 물속 미네랄의 역할

문 01 미네랄은 무엇을 의미하나 ·· • 124
문 02 우리 몸에 꼭 필요한 미네랄은 무엇인가 ······················ • 126
문 03 건강은 미네랄 균형인가 ·· • 128

문 04 인체에 필요한 5대 영양소는 무엇인가 ················· • 130
문 05 미네랄은 독이 되기도 하는가 ······················ • 132
문 06 바다는 미네랄의 창고인가 ························ • 134
문 07 어떤 미네랄이 인체의 골격을 만드는가 ············· • 136
문 08 건강을 유지하려면 미네랄이 얼마나 필요한가 ········ • 138
문 09 셀렌이 암을 억제하는가 ························· • 139
문 10 경수와 연수에는 무슨 차이가 있나 ················· • 140

제7장 좋은 물을 찾아서

문 01 수돗물은 어떻게 만들어지는가 ···················· • 144
문 02 값싸고 맛있는 물이란 무엇인가 ··················· • 145
문 03 한계에 이른 삼다도 제주의 물은 ·················· • 146
문 04 맛있는 물을 제조하는 공장은 ···················· • 148
문 05 집에서 사용하는 정수기에는 별 문제가 없는가 ······ • 151
문 06 맛있고 안전한 물이란 무엇인가 ·················· • 153
문 07 좋은 물을 만들기 위해 폭기법을 사용해도 좋은가 ···· • 155
문 08 끓인 물은 죽은 물인가 ·························· • 156
문 09 물을 얼리면 수질이 좋아지는가 ·················· • 158
문 10 지하수의 수질은 왜 좋은가 ······················ • 160

제8장 꿈의 물 저농도 중수소 물

문 01 중수소(重水素)란 무엇인가 ······················· • 164
문 02 저농도 중수소 물이란 ·························· • 166
문 03 저농도 중수소 물 만드는 방법은 ················· • 168
문 04 저농도 중수소 물은 인체에 유해한가 ············· • 169
문 05 저농도 중수소 물의 섭취 방법과 효과는 ··········· • 170
문 06 꿈의 물 누가 개발했나 ························· • 173

제9장 물 오염은 우리들이

문 01 물 오염은 물순환 때문에 빠른 속도로 확산되고 있는가 · 176
문 02 오염 확산은 왜 잘 보이지 않는가 · 178
문 03 수질 오염은 왜 고발하지 않는가 · 180
문 04 춘천 시민의 쓰레기 국물을 마시는 사람들은 누구인가 · 182
문 05 한강에 떠다니는 흰 거품은 무엇인가 · 184
문 06 대도시 지하수는 위험한가 · 186
문 07 농촌 개울의 현주소는 · 188
문 08 수질 오염의 주범은 노상 세차장인가 · 190

제10장 지구촌의 물을 되살리는 하이테크

문 01 우리나라에도 산성비가 오는가 · 192
문 02 수문순환 과정 속에서 대기 오염이 산성비를 만드는가 · 194
문 03 맑은 물을 얻을 수 있는 지하댐은 · 196
문 04 토양은 천연의 멤브레인인가 · 198

제11장 물을 깨끗이 하려면 어떤 방법이 있는가

문 01 물은 오래 흘러가면 깨끗해지나 · 203
문 02 수돗물은 어떻게 수처리하나 · 205
문 03 수돗물에서 왜 염소 냄새가 나는가 · 206
문 04 쓰고 버리는 물 어떻게 처리하나 · 208
문 05 양어장의 물도 수처리 해야 하나 · 210
문 06 수처리의 핵심지표 BOD란 · 212
문 07 수처리의 핵심지표 COD란 · 213
문 08 수처리의 핵심지표 SS란 · 214

문 09 세제는 건강에 어떤 영향을 주는가 ·················· • 216
문 10 해양 심층수의 수처리는 어떻게 하나 ················ • 218

제12장 물은 당신이 검사하여 마셔야 한다

문 01 당신의 몸은 자동 수질 검사기인가 ················ • 222
문 02 물속에 얼마나 많은 오염 물질이 존재하는가 ·········· • 224
문 03 먹는물의 수질 기준에 관한 규칙은 ················ • 226

제13장 물로 인한 인간의 편익

문 01 친수란 무엇을 의미하는가 ···················· • 232
문 02 샤워로 즐기는 물은 ························ • 234
문 03 신체의 일부분을 닦는 물은 ···················· • 235
문 04 응접실과 안방에서 즐기는 물은 ·················· • 237
문 05 윈드서핑과 수상스키를 즐기는 물은 ················ • 238
문 06 수영장에서 즐기는 물은 ······················ • 239
문 07 스킨스쿠버 다이빙을 즐기는 물은 ················ • 240
문 08 돈으로 계산하기 어려운 물의 즐거움 ················ • 242
문 09 쇠를 자르는 물은 특수한 물인가 ·················· • 244

제14장 수맥은 돈맥인가

문 01 수맥을 찾는 방법은 ························ • 248
문 02 중수맥(重水脈)은 ·························· • 250
문 03 물량 측정 방법은 ·························· • 251
문 04 돈 안 드는 빗물 이용법 ······················ • 252
문 05 물을 재활용하는 시대가 왔는가 ·················· • 256
문 06 물을 어떻게 닦아 마시는가 ···················· • 257

문 07 미래의 물시장은 ·· • 258

제15장 몸에서 물을 빼내면 원하는 것을 얻을 수 있다

문 01 알지 못하는 사이에 마시는 물의 양은 ················ • 262
문 02 체중 증가는 물 때문인가 ································· • 264
문 03 건강을 위해 체질에 따라 물 마셔야 하나 ············ • 266
문 04 기(氣)가 센 물을 마시면 건강한가 ······················ • 268
문 05 장수하려면 왜 물을 조금씩 마셔야 하나 ·············· • 270
문 06 물을 먹는 것만 효과가 있는 것이 아니라 발라도 효과 있나 • 272
문 07 물은 얼마나 나쁜가 ·· • 274

제16장 물을 이용한 다이어트

문 01 현재 당신의 건강은 ·· • 278
문 02 일반적 건강 비법은 ·· • 280
문 03 Dr. Choi 21 물 다이어트 비법은 ······················· • 283
문 04 Dr. Choi 21 물로 기(氣)를 돋우라 ····················· • 284
문 05 Dr. Choi 21 물로 마음을 청소한다 ···················· • 286
문 06 Dr. Choi 21 물로 식사량을 조절하라 ················· • 288
문 07 Dr. Choi 21 물로 꿈을 만든다 ·························· • 290
문 08 Dr. Choi 21 물로 미래를 보장받으라 ·················· • 291

부록

1. list of acronyms ·· • 294
2. primary list of radionuclides ································ • 296
3. secondary list of radionuclides ····························· • 297
4. 먹는샘물 수질 분석 기준 ····································· • 300

제1장

지구촌의 물은
　　　　영원히 움직이는가

• • • 물과 건강

문01 물이란

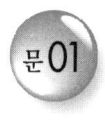
물의 정의에 대해서는 사람마다 다른 생각을 갖고 있을 수 있다. 물은 상태에 따라 얼거나 녹거나 증발, 즉 액체·고체·기체 상태로 되는 물리적 특징을 나타내는 요술쟁이와 같은 화합물질이기 때문이다.

일반적으로 물은 액체 상태에서 1개의 산소와 2개의 수소(H_2O)로 이루어져 있다. 순수한 물은 색채 및 냄새가 없으며 온도에 민감한 반응을 나타내기 때문에, 섭씨 0℃에서 얼기 시작하고 섭씨 100℃에서 수증기로 변한다.

종종 물을 끓여 마시기 위해 가스불에 주전자를 올려놓으면 몇 분 후에 김이 나면서 물이 점점 줄어들어가는 현상을 누구나 경험했을 것이다. 이와 같이 액체의 물은 그 밀도가 $1g/cm^3$이며 상당히 좋은 용해성을 갖고 있다.

물은 생명체에 없어서는 안 되는 필수적 요소이다. 인체의 2/3가 물로 구성되어 있다면 여러분은 아마도 놀랄 것이다. 우리들은 물에서 모든 힘을 얻고 그 힘의 작용에 의해 첨단 산업을 일으키고 있다. 그러므로 사람들은 1개월 정도 음식을 먹지 않아도 생명을 유지할 수 있지만 물은 며칠만 마시지 않으면 생명을 유지하기 어렵게 된다.

여러분들 중 어떠한 입장이든지 간에 단식이나 금식을 해 본 경험이 있을 것이다. 이때 무엇을 마시는가, 아마도 물을 마실 것이다. 물은 생명을 유지·발생·진화·번식시키는 원동력이기 때문이다.

사람 이외에 식물의 예를 들어 보자.

집안에서 애지중지 키우는 화분을 대상으로 생각해 보면, 여름철에 며칠 동안 온 집안 식구들이 동해안 경포대 해수욕장으로 피서 갔다 왔을 경우 매일 돌보던 꽃의 잎이 시들어 축 늘어져 있는 것을 경험했을 것이다. 그러나 그 꽃을 보는 순간 그 꽃에 무엇이 필요한지 판단하고 행동으로 옮기는 것이 바로 한 바가지의 물을 주는 일이다.

이 물을 마시고 꽃이 소생하거나 그렇지 않고 영원히 고목이 될 수도 있는 현상은 식물뿐 아니라 지구상의 생명체에 꼭 필요한 존재인 물에 의해 좌우되기 때문이다. 그래서 물은 모든 생명체가 살아남기 위해 필요한 절대적인 물질이다.

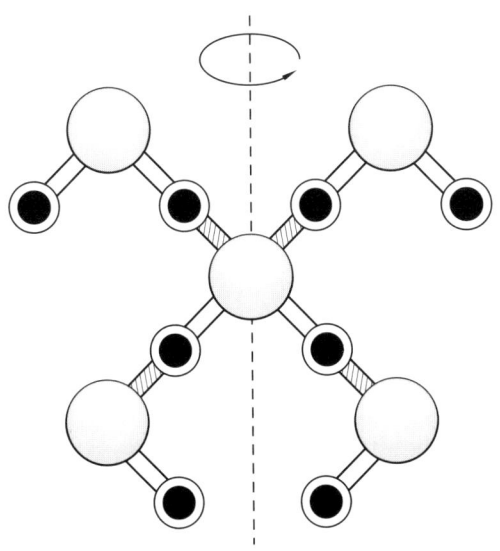

5개의 물분자에 의한 수소결합 구조

• • • 물과 건강

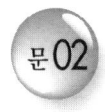

문02 바닷물 · 호수 · 하천수 그리고 지하수는 어디서부터 오는가

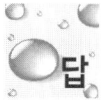 지구 표면에 존재하고 있는 물이 어디서부터 왔는가에 대한 대답은 과학자들에 따라서 여러 가지 이론이 있다.

그러나 우리들이 일반적으로 보고 느낄 수 있는 한계 내에서의 해답이 있을 것이다. 바닷물은 하천이나 호수에서 흘러들어간 것이며 호수나 강물은 산에서 또는 샘물에서부터 나온다. 그러므로 지하수의 99%가 강물을 만드는 것이다.

그러나 많은 과학자들이 45억 년 전부터 물이 있었다고 믿고 있다. 그것은 지구가 태동하여 탄생한 시기이다. 이는 현재 물속에 포함되어 있는 화학 성분의 근원을 따져보면 알 수 있듯이, 물은 지구가 대우주 중 하나의 행성으로 만들어질 때, 즉 '지구'라는 이름으로 명명됨과 동시에 물이 존재한 것이다.

우리들이 지구의 오랜 역사의 발전 과정에서 알고 있는 바와 같이, 딱딱한 땅속의 암석들이 어느 날 물렁물렁한 물로 되어 용암이 온 세상을 뒤덮어 불바다를 이루거나 지구가 온통 얼음 덩어리로 쌓여 그 전에 살아왔던 동식물들이 살아 남지 못하고 전멸하여 현재 지층 속에 화석으로 존재하는 것 등을 볼 수 있다.

또 최근 캐나다 지질학자와 중국 지질학자들이 중국 사막 지역에서 60m 정도의 공룡화석을 발견한 사실 등을 무엇으로 설명할 수 있을 것인가 생각한다면, 그들이 죽어 버린 것은 날씨 탓도 있겠으나 먹을 것과 물이 없어 죽은 것이라고 말해도 그 누구도 반박할 수 없을 것이다.

이와 같은 물이 대기 중으로부터 비가 오는 현상에서 기인한다는 것을 매일 느낄 것이다. 비가 오지 않으면 기우제를 지내거나 또는 인공비를 만들기도 한다.

이렇듯 물이 발생하는 과정은, 비가 땅에 떨어져 지표면의 식물 표면을 흠뻑 적시고 다시 아래로 흘러들어가 강을 이루고 지하수를 형성한다. 이렇게 이루어지는 자연 현상은 수백 년 아니 수천 년 동안 계속되어 왔으며 앞으로도 계속될 것이다.

이처럼 대기 중에서 비가 내려 강을 이루고 또 호수를 만들고, 그 물의 일부는 땅속으로 스며들어 땅속의 물(지하수)을 형성한 후 다시 어디론가 솟구쳐 하천, 호수를 만들어 바다로 유유히 흘러가는 것이다. 그렇기 때문에 과학자들은 모든 생명의 원천은 물로부터 만들어지며, 그 중 해양에서부터 진화되었다고 굳게 믿고 있다. 아마 지구상에 물이 존재하지 않았다면 현재의 우리들도 없었을 지 모른다.

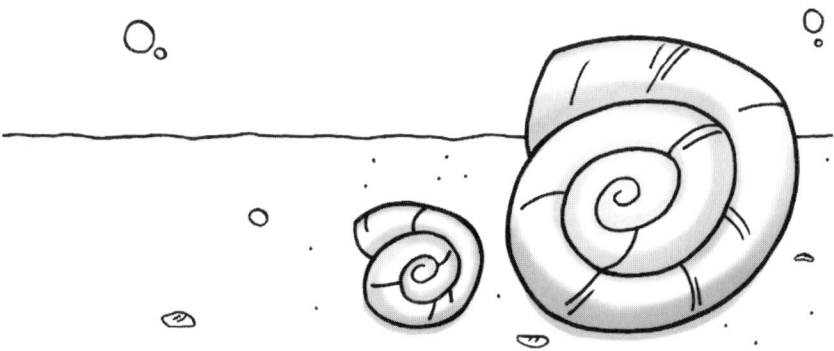

물에서 생명체 탄생

• • • 물과 건강

문03 물순환이란

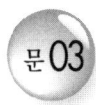 **우리는** 닭이 먼저냐 달걀이 먼저냐에 대하여 논쟁을 벌이는 것을 가끔 들어 왔고, 어린 시절 이것 때문에 머리가 터지도록 싸움을 한 적이 있을 것이다.

앞에서도 언급한 바와 같이 물은 지구 생성과 동시에 이루어진 것이라고 우선 사고를 고정시켜 놓고 생각해 보자.

물은 액체이기 때문에 움직이고 있다. 물론 지구의 중력과 관계되는 물리적 성질이기는 하나 물이 높은 곳에서 낮은 곳으로 흐르는 사실은 그리 새로운 일이 아니며 아주 평범한 자연 현상의 진리일 뿐이며 엔트로피(entropy)의 증대이다.

이러한 진리의 현상을 볼 때, 비는 분명 땅 표면보다 높은 곳인 하늘에서 쏟아진다. 만약 땅에서 하늘을 향해 분수처럼 비가 온다면 지구 표면의 동식물들은 아마도 지금과 같은 형태가 아니었을 것이라고 상상해 볼 수 있다.

하늘에서 내린 비 또는 눈·우박·서리 등은 지표에 부닥쳐 일부는 땅 표면 조건에 따라 땅속으로 스며들고, 나머지는 골짜기에 흘러 호수·하천을 통하여 서해나 동해로 흘러간다.

바다로 흘러들어간 물은 햇빛 때문에 더워져서 일부의 물이 수증기로 변해 다시 하늘로 올라가면, 하늘에서는 먼저 온 수분과 나중에 온 수분들이 서로 큰 덩어리를 만들게 되어 무거워져 하늘에서 떠다닐 수 없어 아래로 떨어진다. 이것이 비, 즉 '강수'라는 현상이다.

제1장 지구촌의 물은 영원히 움직이는가

지구를 중심으로 물이 움직이는 현상을 우리는 '순환'이라 말할 수 있다. 즉 비가 오면 일부는 땅속으로, 다른 일부는 홍수가 되어 하천으로, 하천에서 다시 바다로, 바다나 하천·지구 표면에서 수분이 증발하여 대기 중으로 들어가 다시 비로 내리는 현상이다.

이 현상은 그 양의 변화 없이 지구에서 수억 년 동안 계속되어 왔다. 또 앞으로도 이와 같은 현상은 계속될 것이다. 이런 것이 바로 물 순환 과정이다.

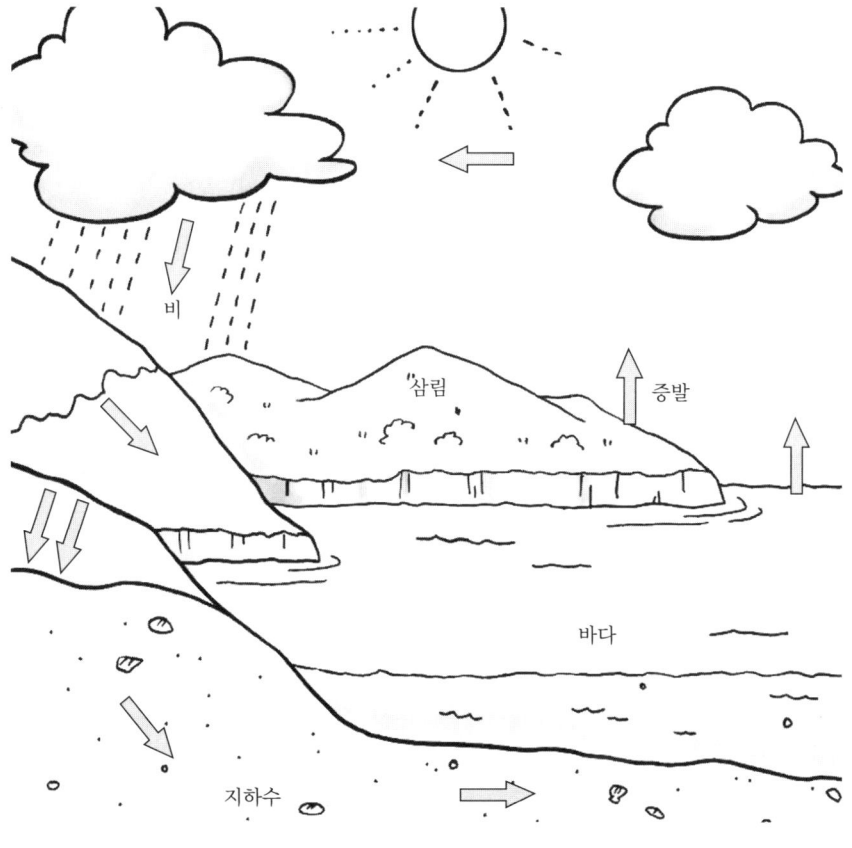

물순환 개략도

물순환 과정은 크게 지구 전체를 대상으로 볼 수도 있으나 작게는 지역적으로 볼 수도 있다. 강원도 인제군 해안면에 비가 내려 물이 고이게 되면 그 물은 다시 어디론가 없어지고, 또 어느 때인가는 다시 물이 고이는 똑같은 현상이 거듭될 것이다. 국지적으로는 이와 같은 좁은 지역에서의 물이 움직여가는 과정을 '물순환'이라고 할 수 있을 것이다.

지금까지는 자연의 현상을 직접적으로 설명했으나 다른 측면에서 예를 들어 보면 다음과 같다.

가정에서 주부들은 가계부를 매일 정리하여 미래를 위한 설계를 할 것이다. 이때 남편의 월급 및 본인의 부정기적 일로 인한 수입 발생이 그 집의 총수입원이라면, 기본적으로 의식주에 필요한 최소한도 내의 지출 및 약간의 문화비와 경조사에 필요한 지출을 뺀 나머지는 해당월의 저축 가능 금액이 될 것이다. 이 금액이 많거나 적은 것에 관계없이 미래를 위한 도약의 기금이 될 것이다.

이와 같이 매년 매월 계속되는 것이 생활의 순환일 것이며, 이것을 물에 대입시킨다면 물순환 또는 물수출입에 관한 방법이라고 생각된다.

물순환은 서두에서 언급한 바와 같이 시작도 없고 끝도 없는 원형의 순환 과정이 지구와 더불어 자연 현상적으로 영원히 존재하는 것이다.

문04 물은 기후 변화와 관계 있는가

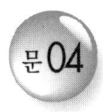 **기후적** 현상과 물과는 뗄 수 없는 밀접한 관계를 맺고 있다. 따라서 수자원을 얻기 위해서는 그 지역의 증발량 가능 강우량 및 지역의 크기에 따른 기후적 영향을 알아야 한다. 아마도 이와 같은 것이 기후적 위치로써의 물, 즉 수자원일 것이다.

우리 주변에서 물을 많이 볼 수 있는 곳은 큰 호수와 바다이다. 이런 곳은 태양으로부터 받는 열이 소멸된다든지 또는 주변 지역에 여러 기후 현상이 민감하게 나타난다. 그렇기 때문에 물이 모여 있는 근처 지역은 일반적으로 겨울에 춥고 여름에는 선선하나 습도가 높다.

기후 시스템을 통하여 수문순환(물순환)이 존재한다는 것은 기본적 사항이라고 말할 수 있다. 증발을 일으키는 것은 태양으로부터 받는 열로, 즉 열에너지량에 의해 지표면의 물이 대기 중으로 귀환된다.

이와 같은 모든 현상들에서 열전도와 저장이라는 기상 시스템에 의해 물의 상태가 변화한다. 그러므로 물과 기상은 아주 밀접한 관련을 갖고 있으며, 미래에도 기후가 현상태와 같다고 가정한다면 물 역시 지금과 같은 상황의 수자원 분포를 이룰 것이다.

그러나 지질시대를 통하여 지층 속에 화석으로 나타난 화석지질, 화석지형, 화석생물 등으로 판단할 때 지질학자 및 기후학자들은 네 번의 기후 변동이 지구상에 있었다고 했다. 이때마다 절대량, 즉 동질 동량의 물의 지역적 차이에 의해 해수면이 상승·하강하는 변화를 거쳐 왔다. 이런 변화에 의해 현재 거대한 사막인 사하라 또는 호

물과 건강

주의 대찬정 분지의 물이 고갈(증발)되었다.

이와 같은 현상은 강우량보다 증발량이 연중 더 많기 때문이다. 그러나 미래에는 이와 같은 곳이 호수로 변할 수도 있을 것이라고 생각한다면, 물은 기후와 깊은 관계 속에 움직여 가고 있다고 확신할 수 있을 것이다.

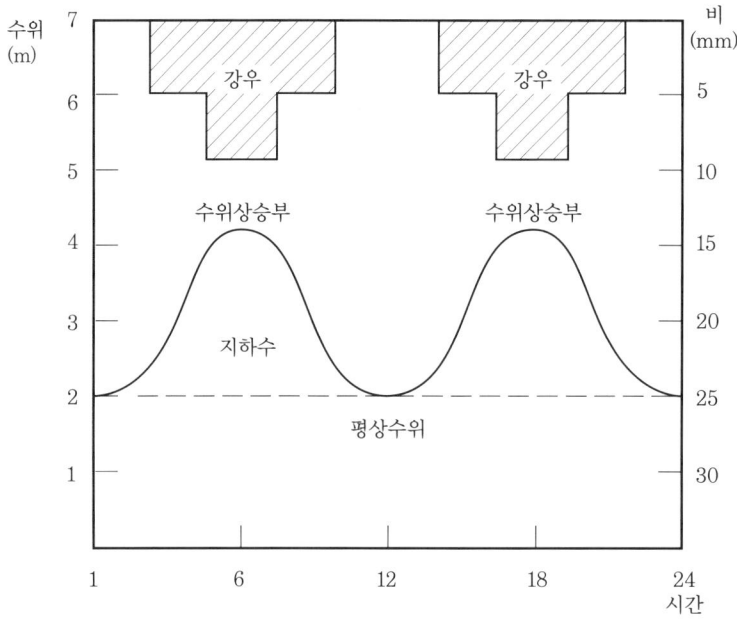

지하 수위와 우량과의 관계

문05 물의 지화학적 성질은

답 물의 존재에 대해서는 첫머리 부분에서 언급하였기 때문에, 생성에 관한 기본적 원리는 제외하고 이미 지구상에 존재한 물의 순환과정을 통하여 지표면 및 지층에 침투·유출되는 시간적 지체에 의해 물속에 어떤 화학적 성분을 함유하는가에 대하여 중점적으로 기술하고자 한다. 더 첨가하여 일정 기준치 이상의 수질이 될 때의 문제, 즉 수질 오염이란 말로 표현되는 문제와 그에 따른 영향들을 설명하려 한다.

천연수의 수질이란 순환과정을 거치면서 자연적으로 물속에 존재하는 물리적·화학적 성질을 말한다. 일반적으로는 물이 지니고 있는 양·위치·운동과 관계없이 속성으로 나타나며, 그 지표는 지구물리학·지화학·생물학적으로 나타내는 것이다.

물속에 포함되어 있는 화학 성분의 양을 알기 위해 시료를 채취하여 전문적 분석기관에 의뢰했을 경우, 며칠 후면 결과표를 받아볼 수 있을 것이다. 이때 8개 항목(색도, 탁도, 냄새, 맛, 암모니아성 질소, 질산성 질소, 일반 세균, 대장균 MPN)과 28개 항목(색도, 탁도, 냄새, 맛, 암모니아성 질소, 질산성 질소, pH, 염소 이온, 과망간산칼륨 소비량, 총경도, 황산 이온, 증발 잔유물, 세제, 비소, 시안, 수은, 유기인, 불소, 페놀, 철, 망간, 6가 크롬, 아연, 동, 납, 카드뮴, 일반 세균, 대장균 MPN)이 식수 판정일 경우 정해진 항목이다.

이 항목의 분석 결과를 표시할 때는 중량, 체적을 이용하여 단위는

mg/L와 ppm 또는 me/L, mmol/L, epm으로 표시된다.

　일반적으로 체적 단위는 L, m³이며 중량 단위는 kg, ton이 사용된다. 체적은 온도 변화에 따라 다르므로 물 온도 20℃를 표준 온도로 설정하고 있다. 또 담수의 비중은 1에 가까우므로 1L=1kg, 1m³≒1ton이라고 할 수 있다.

　그러나 해수는 염분을 많이 함유하고 있는 물로써 비중이(해수≒1.03) 크므로 체적 단위와 중량 단위를 일치시키기가 어렵다.

체적 단위와 중량 단위의 차이

	체 적(L)20℃	중 량(kg)
순 수	1,000	0.998229
해 수(19‰)	1,000	1.02427
담 수	1,000	0.9985

물에 포함되어 있는 물질량의 표현은 다음과 같다.

중량/체적은 $10^{-3}\mu g/L$, $\mu g/L$, mg/L, g/L
　　　　　$\mu g/m^3$, mg/m^3, g/m^3, kg/m^3이며
중량/중량은 $10^{-3}\mu g/kg$, $\mu g/kg$, mg/kg, g/kg
　　　　　$\mu g/ton$, mg/ton, g/ton, kg/ton과
체적/체적은 mL/L, mL/mL, L/m^3이며
체적/중량은 mL/g, mL/kg 등이다.

　앞에서 언급한 바와 같이 중량/중량, 체적/체적은 분모, 분자가 같은 단위로 표시되기 때문에 비교 의미가 없다. 따라서 중량비, 체적비로 표현이 가능할 것이다.

　즉 %나 수질 분석에는 사용하지 않는다. ‰(천분율)은 해수의 염소

량이나 염분량 표현에만 사용한다. ppm(백만분율)은 담수의 성분 농도를 나타내는 단위로 쓰고 있다. ppb(십억분율)는 그렇게 많이 쓰지는 않으나 특수 성분의 함량이 극히 미량일 경우에 사용한다.

입자수나 당량수 표현은 화학의 기초적 문제를 이해하지 못하면 사용하기 어려우나 물분석값 표현에는 불가결한 단위이다.

me/L, mmol/L, me/kg, mmol/kg
mg atom/L, mg atom/kg
μg/L, μmol/L, μe/kg, μmol/kg
μg atom/L, μg atom/kg
epm(equivalent per million) = me/kg ≒ me/L

중량(체적) 단위와 입자수(반응) 단위와의 비교에서 중량 단위, 즉 mg/L, ppm으로 표시한다. 따라서 일반적으로 용액의 이론을 취급할 경우 모든 입자수 단위를 이용하고 있다.

중량 단위와 입자수 단위의 근본적 상위점을 통속적 예로 들어 보면, 버스에 손님이 타고 있을 때 그 중 남자·여자·아이들 등의 각각의 숫자가 입자수 단위이며, 남자·여자·아이들 등의 각각의 kg은 중량의 단위이다.

지금까지는 물을 분석하였을 경우, 그 양과 질을 표현하는 지표의 단위에 대하여 언급했다. 실제로 자연수 중의 화학적 성분은 세계 어느 곳이라도 거의 비슷한 수치를 갖고 있다. 이와 같은 현상을 지구 본래의 수질이라는 지표를 설정한 후 그보다 작거나 클 경우에 관하여 수질의 문제를 거론하게 된다.

1963년 리빙스톤(Livingstone)에 의해 조사된 세계 하천의 평균 화학적 조성은 다음과 같다.

세계 하천의 평균 수질

지 역	HCO_3^-	SO_4^{2-}	Cl^-	NO_3^-	Ca^{2+}	Mg^{2+}	Na^+	K^+	Fe^{3+}	SiO_2	합계
북 미	68	20	8	1	21	5	9	1.4	0.16	9	142
남 미	31	4.8	4.9	0.7	7.2	1.5	4	2	1.4	11.9	69
유 럽	95	21	6.9	3.7	31.1	5.6	5.4	1.7	0.8	7.5	182
아시아	79	8.4	8.7	0.7	18.4	5.6	9.3		0.1	11.7	142
아프리카	43	13.5	12.1	0.8	12.5	3.8	11	1.4	1.3	23.2	121
호 주	31.6	2.6	10	0.5	3.9	2.7	2.9	1.4	0.3	3.9	59
세계평균	58.4	11.2	7.9	1	15	4.1	6.3	2.3	0.67	13.1	120

물속에 용해되어 있는 화학 성분 중 다량 함유된 항목만을 우리는 물의 주성분이라고 한다. 이 주성분을 양이온과 음이온으로 나누어 보면 다음과 같다.

양이온 Ca^{2+}, Mg^{2+}, K^+, Na^+, Fe^{3+}, NH_4^+, Mn^{2+}
음이온 HCO_3^-, SO_4^{2-}, Cl^-, NO_3^-, NO_2^-, PO_4^{3-}

천연수의 pH 농도

천연수	pH	특 징
비·눈	4~6	대기 중의 CO_2, 석유를 연료로 사용했을 경우 나오는 SO_2 때문에 약산성
지하수 하천수 호 수	5.6~7.8	pH 7 이하에서는 CO_2를 다량 함유할 경우도 있음 하천수는 pH 6.6~7.2, 얕은 지하수는 pH 5.6~6.6
온 천	0.1~10	pH 0 이하의 강산성도 많다
해 수	8.2~8.4	pH 7.8~8.8 범위
부식산성수	4	부식산을 많이 포함한 물이 존재함

산도를 측정하는 지표 단위는 pH이며, 수소 이온 농도 7을 기준으로 하여 pH=7을 중성으로, 보다 낮으면 산성, 높으면 알칼리성으로 구분한다. 산도는 지표면의 암석들을 풍화하는 척도일 수도 있으며, 수질의 척도이기도 하다.

일반적 수질 항목을 분석하여 수질 변화 및 수질형을 알아보기 위해 파이퍼 다이어그램으로 판정한다.

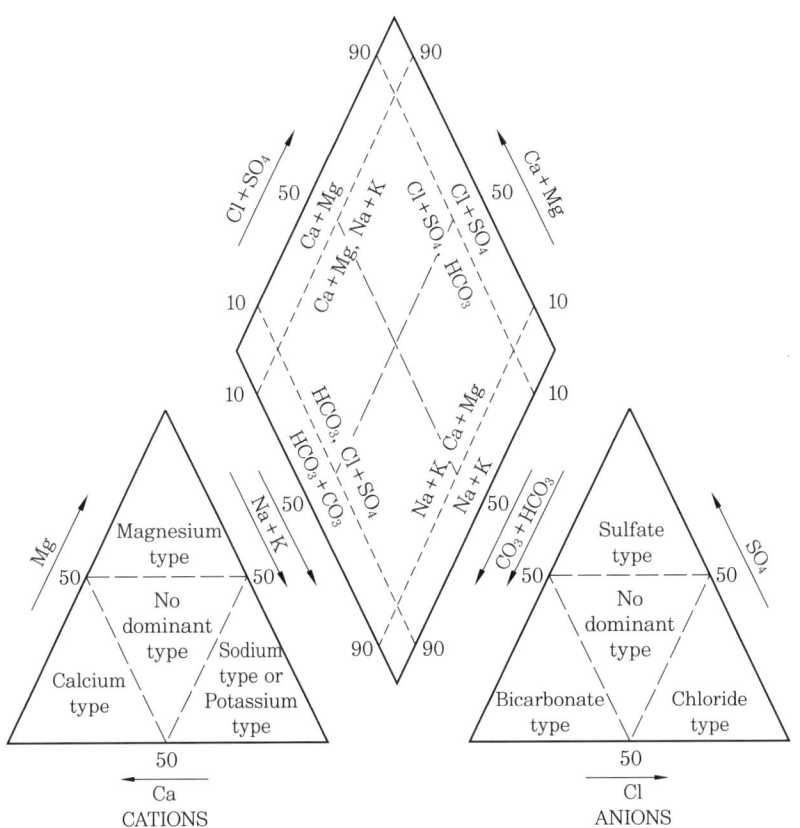

파이퍼 다이어그램에 의한 수질형 구분

• • • 물과 건강

문06 한발(가뭄)이란 무엇인가

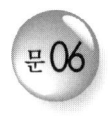 **가끔** '올해 농사는 흉년이야' 라는 말을 들어 왔다. 1차 물결인 농업에서는 작물 재배를 위하여 물이 절대적으로 필요하기 때문에, 물이 불충분할 경우 우리들은 흉년이라는 말로 표현한다. 이것은 물론 지역적 차이는 있으나 크게는 기후 및 기상적 현상에 기인한다. 다른 말로 바꾸면, 비오는 양보다 증발량(없어지는)이 더 많은 현상, 즉 비가 오지 않는 일수가 계속되어 농작물이 시들어 소생할 수 없는 상태가 계속됨을 말한다.

농작물이 그러하다면 농작물을 주식으로 하는 모든 동물들은 연쇄적으로 생명을 유지하기 어려운 환경에 처할 것이다. 이와 같은 일은 과거 역사 시대를 통하여 주기적으로 발생했다는 기록들을 통해서도 알 수 있다. 제 3 혹은 제 4의 물결에서는 '한발' 이라는 단어가 없는 시대가 도래할 것임에 틀림없다.

그러나 한발은 지구 환경 변화에 가장 큰 몫을 담당하고 있다고 생각된다. 특히 생명을 가진 모든 물체가 한발에는 속수무책으로 쓰러진다는 사실들을 지구 역사를 통하여 알 수 있다.

현재 지구 온난화 현상에 의해 사막이 점점 확대되어 가고 있는 현상을 가볍게 보아 넘길 일은 아니다. 기상 관측 이래 매년 같은 현상이 조금씩 바뀌어가고 있다. 물이 풍족하던 곳의 한발과 물이 없던 곳에 풍부한 물을 갖지 못하고 있는 것이 큰 문제이다. 이로 인해 먹거리 푸드 체인에 변화가 일어나고 있다.

문 07 어떤 곳에 한발이 일어나는가

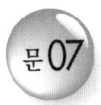 **지구** 표면에는 물 분포에 있어서 불공평한 부분이 있다. 여러 가지 측면에서 생각할 수 있으나 그 중에서 물(수자원)만을 생각하면 도처에 사막이 존재해 있는 곳을 우리들은 지도 상에서 쉽게 찾아볼 수 있다.

이러한 사막은 한발 지역이며, 적어도 수백 년 아니 수천 년 간 계속되어 왔을 것이다. 이와 반대로 일시적인 한발은 지구 표면 어느 곳에서나 발생한다. 물론 이것도 자연적 현상이다.

최근 빅뱅이론 및 CO_2 가스량 증가 등의 현상으로 대기 대순환 과정에 이변적 현상이 발생하여, 어느 지역은 너무 춥거나 따뜻하며, 비가 예기치 않게 온다거나 하는 등의 현상이 발생한다.

또 다른 지방에서는 비의 현상이 전혀 없어 건조한 상태가 영구적 혹은 일시적으로 일어난다. 이런 지역들을 사막이나 한발 지역이라고 말한다. 한발이 발생하는 지역은 기후적으로 볼 때 대략 정해져 있기는 하지만 다른 측면으로 본다면 그 지역에 생태계를 유지할 수 있는 정도의 비가 와야 하는데 그 수치에 못 미치는 주, 월, 년이 있을 때 한발 지역이 발생한다.

이와 같은 지역은 각 대륙마다 명성을 떨치고 있는 사막이다. 매년 4월이면 황사가 하늘을 벌겋게 덮는 현상이 사막에서 일어난다. 물 순환 과정의 균형이 깨진 상태의 지역, 즉 비오는 양보다 증발하는 양이 많은 지역이다. 사막과 한발은 모두 물이 만든 현상이다.

• • • 물과 건강

문08 홍수란 무엇인가

여름철만 되면 연례 행사와도 같이 매년 물난리로 많은 피해를 입고 있다. 이와 같은 현상은 자연적으로 발생하는 하나의 현상이라고 말할 수 있다.

홍수는 평상시 하천에서 일정하게 흐르던 수량이 강수 현상에 의해 물이 넘쳐 인근지역으로 확산되어 농작물 및 주거 지역이 물바다를 이루는 것을 말한다.

예를 들면, 정원에서 물이 배수되도록 설치한 파이프가 있을 경우, 시간당 10mm 정도의 강우에는 정원에 물이 고이지 않으나 만약 50mm의 비가 내리면 정원에 설치된 배수관이 감당할 수 없는 양이므로 정원 전체가 일시적이나마 물로 뒤덮히게 된다.

이런 것을 홍수 현상이라고 말할 수 있듯이, 한강 유역에 비가 내리면 주변에서 한강을 중심으로 물이 모여들어 평상시 흐르는 강물의 몇 배의 물이 흐르게 되며, 강은 파이프와 같이 물을 전부 통과시킬 수 없어 상류지역이나 하류 지역이 물바다를 이루게 된다.

이와 같은 현상은 전국 각지의 크고 작은 하천 유역에서 발생하고 있다. 이런 현상이 생태계에 큰 충격을 가한다는 것은 이미 잘 알려진 일이다. 홍수에 의해서나 지진·해일 등에 의해 하구의 수위가 상승하면 하천수는 배수되지 못하고 역류하여 하천의 중상류 지역에서 범람하기도 한다.

이런 현상으로 홍수 조절 목적의 댐이 파괴되어 일시적으로 다량의 물이 유출될 경우에도 예기치 못한 홍수 현상이 일어난다. 또한 상류 지역에 겨울 동안 쌓여 있던 눈이 봄이 되어 녹으면서 하천 유량을 증가시켰던 예는 북미 지역에서 자주 일어나는 홍수 현상이다.

위에서 언급한 바와 같이 물이 많으면 홍수, 적으면 한발이란 말로 표현하며, 인간 환경에 큰 영향을 주고 있다.

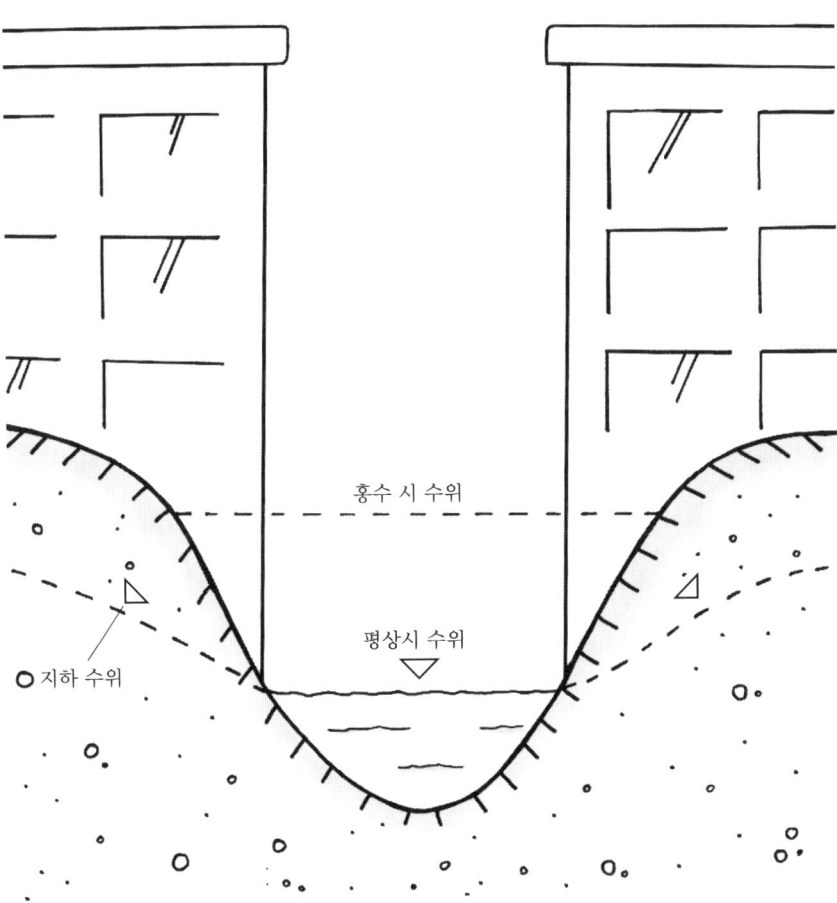

평상시보다 높은 하천 수위로 인한 홍수의 피해

• • • 물과 건강

문09 건축은 어떠한 곳을 택해야 하나

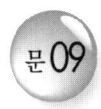 **몇** 년 전 여름 휴가를 즐기기 위해 하천변에서 천막을 치고 즐겁게 놀던 중, 소낙비로 인해 갑자기 불어난 하천 유량에 의해 천막 속에서 잠자던 피서객들이 미처 피하지 못하고 탁류에 휩쓸려 사라진 참상을 생생히 기억한다. 그들은 입지(천막 설치 장소) 선정이 잘못된 결과로 그런 참변을 당한 것이다.

잘못된 결과는 무지에서부터 출발했을 것이다. 이와 같은 현상은 일시적이나, 만약 우리들이 영구 주택 및 공장, 공공 건물을 건설한다면 아마도 이와 같은 위험성, 즉 홍수 피해 지역은 피해서 선정해야 한다.

우리 나라에는 옛부터 주택 입지 선정 조건으로 배산임수라는 풍수 사상에 입각한 선정 방법이 있었으나, 과학 문명이 발달되면서 사람들은 자연을 극복할 수 있다는 착각으로 수해 가능 지역에도 마구잡이로 건물을 세우는 사례가 빈번하여, 홍수의 강도와는 상관없이 매년 피해를 입고 있다. 이런 피해는 인명·재산 상의 피해뿐만 아니라 토지 및 자연 환경의 피해도 매우 심각하다.

'왜 당신은 매년 수해를 입는 지역에서 사는가'라고 질문한다면 무엇이라고 대답할까?

어떤 사람은 조상 대대로 살아왔기 때문에 혹은 정들었기 때문에 등등의 이유를 댈 것이다. 이런 이유가 수해의 근본적 대책과는 무관한 것이라는 것을 내면적으로 엿볼 수 있으며, 또 무지의 소행이라고

도 말할 수 있다.

홍수 발생 예상 지역 주변에서는 어떠한 도시적 건축 행위도 삼가야 한다. 만약 이를 무시한다면 죽기를 작정하고, 아니 물귀신이 되고자 기도하는 행위라고 말할 수 있을 것이다.

건축물을 세우고자 할 때, 모래·자갈(하천 자갈)이 있거나 하천 영력의 힘을 받아 홍수의 가능성이 있는 지역은 주택 입지로 부적합하다. 이는 그곳까지 필히 홍수가 일어날 것이기 때문에 입지를 잘 선택해야 한다.

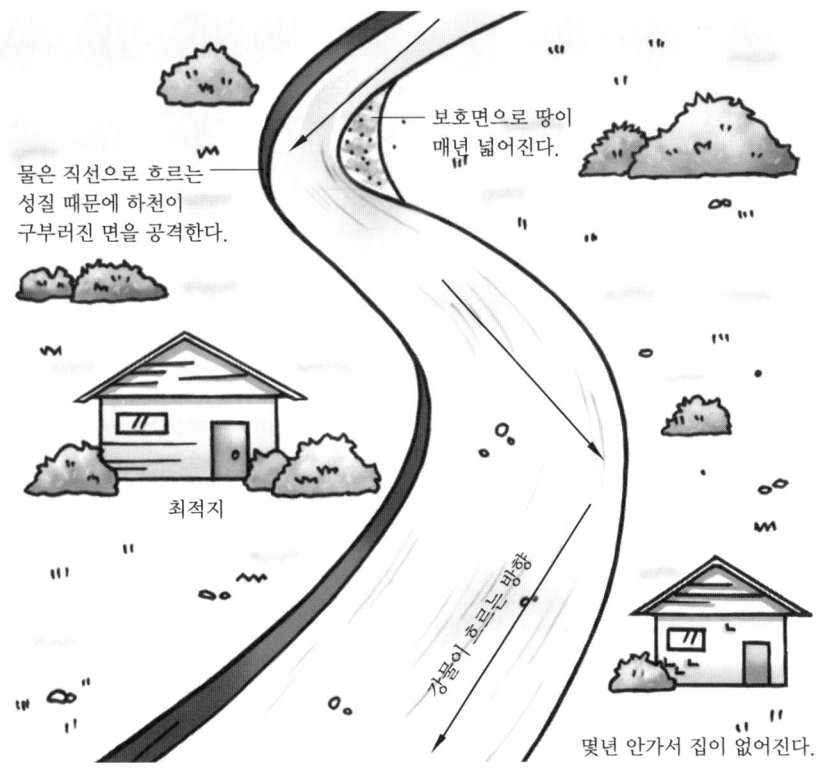

물은 직선으로 흐르는 성질때문에 하천의 구부러진 면을 공격한다

• • • 물과 건강

문 10 수자원에서 눈은 왜 중요한가

일반적으로 눈, 비, 서리, 이슬, 안개 등을 종합하여 '강수'라 하며, 비 하나만으로는 '강우'라고 한다. 눈은 대기 중의 수증기가 온도 변화에 따라서 상태 변화를 일으킨 결과인 결정체, 즉 얼음의 결정으로 된 것이 하강하는 현상이다. 눈이 내리면 지표면의 기온에 의해 녹지 않고 계속하여 쌓여 수미터씩 쌓이는 것을 우리는 본 적이 있다.

우리 나라와 같은 기후 조건하에서는 눈이 겨울철에만 오며 그것도 그리 많이 오는 편은 아니다. 강수량 중 약 10% 정도에 지나지 않는 상태이므로, 다른 나라와 같이 계속 쌓이는 일은 없어 눈으로 인해 만들어지는 특수성이 잘 나타나지 않고 있다.

눈은 비에 비하여 증발량이 아주 낮으며 오랫동안 보관되었다가 서서히 녹아 수자원의 주 공급원으로 되고 있어, 수력 발전 및 농업적 관계 등 수자원 이용에 큰 몫을 차지하고 있다. 또 이와 같은 결과로 눈 녹은 물은 다양한 지표면의 변화를 일으키는 역할도 담당하고 있다.

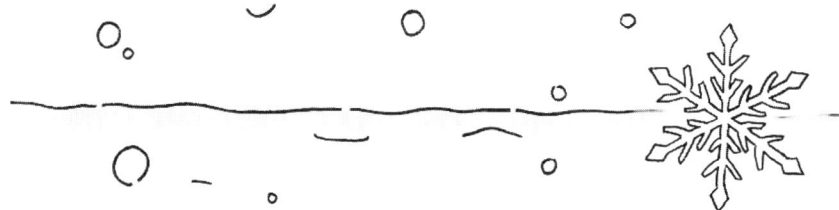

아름다운 눈의 결정구조

문11 어떤 곳이 홍수 피해를 입지 않는가

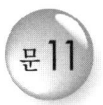 **토지를** 매입하고자 할 때는 지형도를 구입하여 그 지역의 지형 형태를 파악한 후, 등기소에서 등기부 대장을 떼어 보고 그 다음 위치를 확인하여 가격을 조정해야 한다.

그런데 땅을 매입했을 경우 매년 땅이 조금씩 줄어드는 예가 있을 것이며 이와는 반대로 조금씩 넓어지는 예도 있을 것이다. 전자는 땅의 선택을 잘못한 것이고 후자는 잘한 것이다.

그러나 이 두 사람 모두 입지 선정이 잘못된 것만은 틀림없다. 왜냐하면 홍수 피해를 받는 지역이기 때문에 표면적의 증감이 나타나는 것이다.

이를 방지하기 위해서는 주변 동네의 어른들에게 문의하거나 시도군에 비치되어 있는 홍수 지도를 참고하여야 한다. 좀 더 다른 말로 바꾸어 보면 낮은 지대는 곤란하다. 토지도 문제지만 그런 곳에 집을 짓고 삶을 영위한다 해도 저기압이 될 경우 가스가 모여 다른 지역, 즉 고지대보다 불순 가스의 양이 많아 인체에 해를 준다. 아직 연탄에 의존하는 낙후된 저지대는 가스 중독이 많이 발생한다는 것도 무시할 수 없다.

그러므로 토지를 구입하여 어떤 목적으로 이용하든지 간에, 하천수의 영역 내에 있는 토지는 될 수 있는 한 피하여야 한다. 왜냐하면 인명과 재산의 피해가 자주 발생하는 상습적 홍수 범람원이기 때문이다.

• • • 물과 건강

문 12 지하수란 무엇인가

답 **세계의** 담수 중 2/3가 땅속에서 얻는 물이다. 우리나라에 있어서도 예외는 아니기 때문에 대부분의 물은 지하수가 더 많다. 물은 지하의 대수층이란 곳으로부터 샘이나 하천을 통하여 나타난다. 물론 호수와도 연결되어 있다.

지하수는 땅 표면을 덮고 있는 토양의 입자와 입자 사이의 빈 공간이 물로 차 있어, 이것이 모여 지하수가 된다. 물론 흙 아래의 모암(암석)에도 물은 포함되어 있다.

위에서 언급한 바와 같이 지하에 물을 다량 포함하고 있는 물이 움직이는 통로를 '대수층'이라 한다. 대수층은 지하수가 용출되는 샘 또는 용천 등의 원천이며, 지하수의 수위를 나타내기도 한다.

지하수를 포함한 대수층의 상태는 다공질, 즉 물을 잘 통과시킬 수 있는 능력을 갖추어야 하며 일반적으로는 모래와 자갈이 섞인 층을 말한다. 이와 같은 대수층은 옛날의 하천이거나 하천에 의해 운반된 물질이 퇴적된 지층이어야만 그 역할을 충분히 발휘할 수 있다.

우리나라에서 이런 층이 잘 발달된 곳은 한강, 영산강, 금강, 낙동강 유역 등이다.

대수층은 지표에서 물의 공급이 중단되면 그 수량이 적어진다. 그러므로 지하수는 기상의 영향을 받는다고 말할 수 있을 것이다.

지하수는 지층 속에서 장기간 머무르고 있으므로 수질이 좋고, 온도가 일정하며, 일정한 광물질을 포함하고 있다. 또한 일정량의 물을

제1장 지구촌의 물은 영원히 움직이는가

언제든지 공급할 수 있는 특징을 지니고 있다.

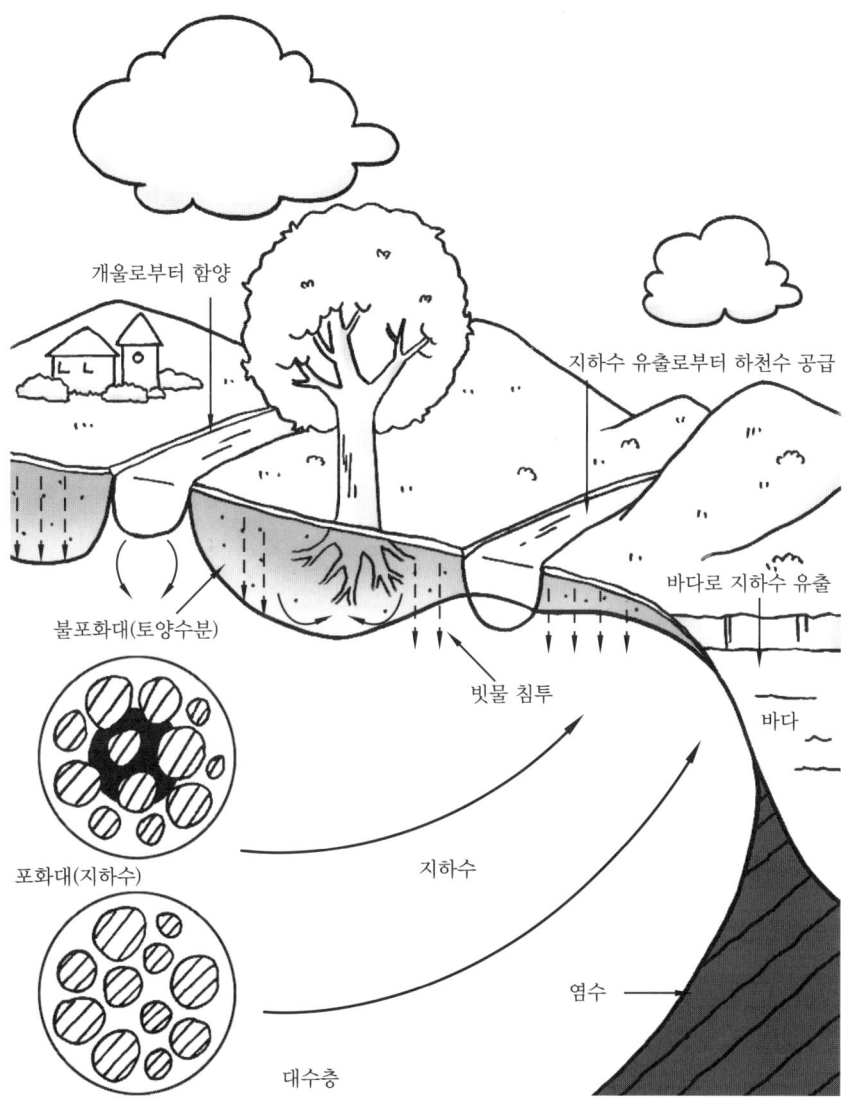

지하수 시스템

문 13 대수층은 완전히 마르는가

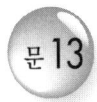 **대수층**(지하수가 있는 지층)은 지표의 지질적 여건에 따라 크게 변동되고 있다. 즉 풍화층이 두껍거나 하천 충적층이 많이 쌓여 있고 공급원이 충분한 대수층으로 이루어진 지역도 있다.

이와 같은 대수층들의 자연 상태에는 지하수가 마르지 않는다고 하는 것이 타당할 것이나, 공급원이 적고 대수층 규모가 더욱 적은 지역은 장기적 한발에 의해 크게 영향을 받는다.

만약 대수층에서 인위적으로 지하수를 퍼올리는 일을 할 경우(펌핑), 대수층에 일정량으로 일정 수로를 따라 흐르는 지하수가 무리하게 뽑아 올리는 양을 따라가지 못하므로 대수층은 고갈될 것이며, 자연적으로는 대수층으로부터의 함양(침투)이 점점 적어질 경우에도 대수층은 고갈될 것이다.

이것이 위에서 언급한 바와 같이 지질·지형적 조건에 따른 양수와 함양의 관계이다.

그러나 우리들은 일반적으로 대수층이 고갈되면 더 깊게 우물을 파서 해결하고자 노력한다. 이와 같은 행위는 피압 지하수를 얻고자 하는 방법이다. 피압 지하수는 지표와 가까운 대부분의 대수층과는 다른 구조를 지니고 있기 때문에 지하수를 사계절 얻을 수 있으며, 대수층 역시 쉽게 고갈되지 않는다.

대수층의 고갈 문제는 지하수 순환 과정이 잘 이루어지지 않았을 경우 발생하는 현상이다. 그러므로 지하수는 지표에서 침투한 물이

기 때문에 그 공급이 중단되면 고갈되므로, 지하수의 함양을 지하수 유출이라고 생각한다면 대수층의 문제를 충분히 이해할 수 있을 것이다.

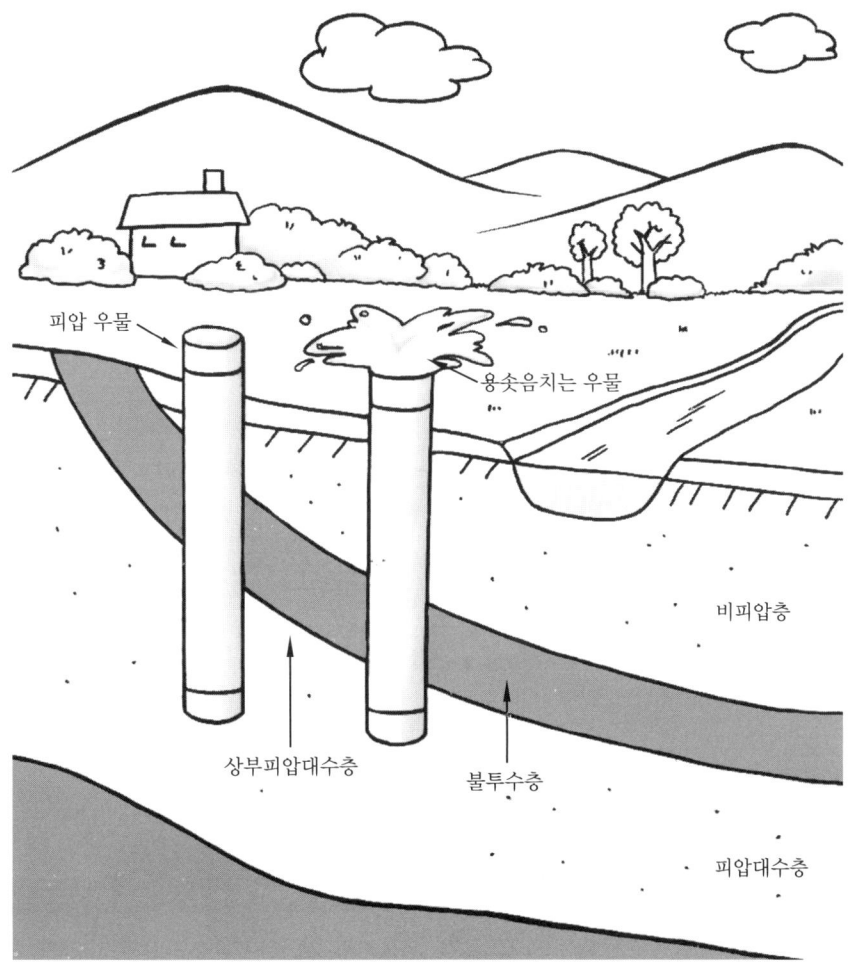

지하수 대수층의 구조

문14 지하수는 어떻게 만들어지는가

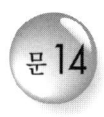 **우리들이** 눈으로 볼 수 있는 물은 땅속으로 들어가서 물이 많이 고여 있을 수 있는 곳(대수층)에 존재하는 것이다. 즉 물이 자리바꿈을 한다고 할 수 있다. 이것은 물순환 과정을 생각하면 알 수 있으며, 지하수는 물순환 과정 속을 거쳐가는 하나의 과정이다.

지하에 저장되었던 물은 지층의 경사나 지질 여건에 따라 땅 표면으로 흘러나와서 하천이나 강, 호수 등으로 유입되었다가 이보다 더 낮은 바다로 흘러들어가 다시 증발을 일으켜 비가 되고, 비가 오면 일부는 땅속으로 일부는 지표면으로 흘러내리게 된다.

지하수는 땅속에 함양되어 며칠 동안 지하에 체류하거나 혹은 몇 달, 몇 년, 수십 년 동안 머무르기도 한다. 우리들이 마시는 우물물이 그 우물의 지질 조건에 따라서 10~20년 묵은 물일 수도 있다.

이와 같은 지하수의 연대를 알기 위해서는 트리튬(방사능 동위 원소, ^3H)을 분석함으로써 물의 나이를 추정한다. 이는 지표수가 땅속으로 침투하여 지하수로 함양되었다는 증거이며, 또 하나는 건조 습윤기에 지하수의 수위가 변화되는 것으로도 증명할 수 있다.

우리나라 수자원 이용현황 (단위 : 억 m³/년)

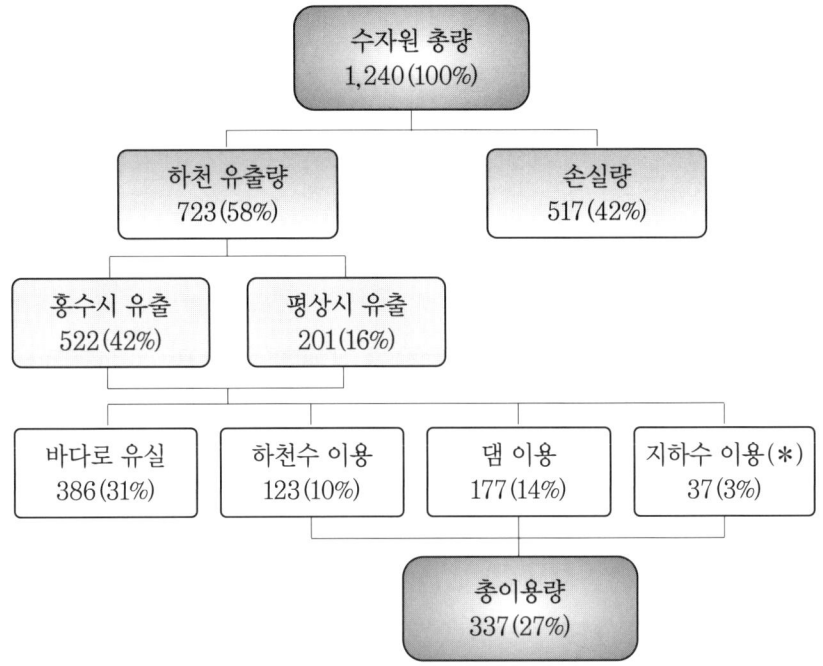

※ 〈주〉지하수 이용(*) : 제주도 지하염수 이용량 1,472백만 m³이 제외된 양임

수자원 부존량 및 이용현황 변화 (단위 : 억 m³/년)

구분 \ 연도	1965년	1980년	1990년	1994년	1998년	2003년
수자원 총량	1,100	1,140	1,267	1,267	1,276	1,240
총 이용량	51.2(100%)	153(100%)	249(100%)	301(100%)	331(100%)	337(100%)
생활용수	2.3(4%)	19(12%)	42(17%)	62(21%)	73(22%)	76(23%)
공업용수	4.1(8%)	7(5%)	24(10%)	26(8%)	29(9%)	26(8%)
농업용수	44.8(88%)	102(67%)	147(59%)	149(50%)	158(48%)	160(47%)
유지용수	-	25(16%)	36(14%)	64(21%)	71(21%)	75(22%)

• **자료** : 수자원장기종합계획(건설교통부, 2006. 7)

문 15 우리나라 어디에 있는 대수층이 고갈되는가

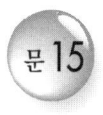 **한국은** 대부분 지표수를 이용하여 음용, 농업용수, 공업용수 등으로 사용하고 있는 실정이라서, 대수층의 지하수 이용은 그 비율이 낮다.

이와 같은 현상은 지질 및 지형적 조건에 의한 것으로 우리나라의 평균 대수층 깊이는 약 7m에 지나지 않기 때문이다.

얕은 대수층은 기상 조건에 따라서 변화하므로 지하수의 양 또한 크게 변동되며 때로는 고갈되기도 한다. 그러나 굴착 기술이 발달하여 깊은 곳까지 뚫을 수 있기 때문에, 최근에는 지하 500m까지 우물을 파서 음용으로 사용하고 있으며 더욱 깊게 우물을 파도록 유도하고 있다.

앞으로는 더욱 깊은 우물에서 음용수를 얻을 수 있을 것이다. 이와 같은 추세는 산업화와 더불어 지하 수십 m까지 오염되었기에 얕은 곳에서의 지하수는 이용할 수 없기 때문이다.

반면에 깊은 곳의 대수층, 즉 암장 지하수는 어떠한 기후·기상 조건하에서도 수량과 수질이 변하지 않는다고 생각하기 때문에 암반 대수층으로 눈을 돌리고 있다.

지하수는 깊이에 따라 천층 지하수와 심층 지하수로 구분된다. 천층 지하수는 지표면의 기상·기후에 따라 쉽게 변화하기 때문에 자주 고갈되는 대수층이다. 이와 더불어 과다한 양수로 인해 대수층의 고갈 문제는 더욱 가중되고 있다.

문16 지표수와 지하수 중 어떤 물이 인체에 유익한가

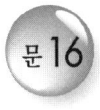 **지하수는** 지표수보다 일반적으로 음용하기에 좋은 수질을 지니고 있다. 왜냐하면 지하수는 자연적으로 지층 필터를 통과하였기 때문이다. 지하수는 유익한 미네랄 성분을 충분히 포함하고 미생물을 함유하고 있지 않기 때문에 인체가 요구하는 좋은 물이다.

그러나 지표수는 대기와 접하고 있어 많은 균류에 의해 오염되어 있다. 처리되지 않은 하수도물, 공장 오폐수 등등의 물이 직접 호수나 하천으로 흘러가기 때문에 수질 상태가 무척 좋지 않다.

최근과 같이 대기오염이 심각한 경우에는 대기 중을 통과하는 빗물도 강산성이기 때문에 지표수는 그 수질이 오염되고 있다. 그러므로 지하수는 지표수보다 음용수로써의 장점을 지니고 있다.

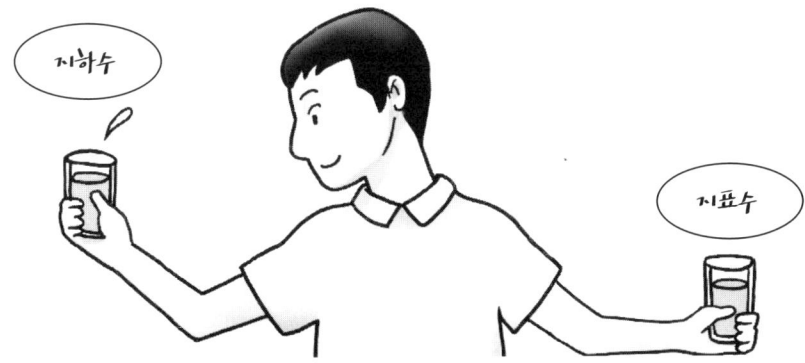

물을 적당히 마시면 건강한 삶을 유지함

• • • 물과 건강

문17 얼마나 많은 양의 지하수를 우리나라는 사용하는가

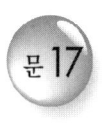 **지하수의** 사용량 통계를 정확히 알기는 대단히 어렵다. 왜냐하면 우물 등록제가 실시되고 있지 않기 때문이다. 그러나 정부 주도로 굴착된 우물은 약 4만 개이며, 민간 즉 개인이 굴착한 것도 이와 비슷한 숫자라고 추정한다면 약 8만 개 정도라고 할 수 있다.

우리나라의 수자원 총량 1140억 톤 중, 손실률 42%(478억 톤) 중에서 지하수로 이용할 수 있는 양은 12억 톤으로 수자원 총량의 약 2%에 지나지 않는다. 이를 환산하면 95.6억 톤이 우물 8만 개에서 퍼올려지는 양이 된다. 그러나 이보다 더 많은 양의 지하수가 해를 거듭할수록 증가 추세에 놓여 있다.

최근 지표수 오염으로 지하수를 선호하는 사례가 많다. 1995년 지하수 법의 공포로 인해 음성적으로 지하수를 개발·판매하던 것이 양성화되었다. 이로 인해 생산 관리 및 지하수 양수로 인한 주변환경 변화와 지하수 장애 등을 고려하여 생산 허가 및 기한 연장을 받은 샘물 업체는 2006년 말 70개소이다.

먹는샘물의 시판 초기에는 판매가 저조했으나 건강에 관한 생각이 바뀌면서 PET 병에 들어있는 물의 판매가 청량음료보다 많은 양이 시판되고 있다.

문18 우리나라에서 지하수 공급이 차지하는 위치는

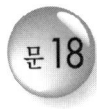 **우리나라는** 우물 문화권이다. 과거에는 우물을 파서 음용으로 사용하고 기타 세탁, 목욕, 농업용수 등에 이용했으나, 다량의 물을 필요로 하는 사회에 접어들면서 지하수가 아닌 지표수의 비중이 증가되었다.

우리들이 매일 마시는 물도 거의 지표수이다. 그러나 저수할 수 없는 지형, 지질적 여건을 가진 지역에서는 여전히 지하수에 음용과 공업용을 의존하고 있다. 제주도는 모든 물 공급이 지하수에 의해 이루어지고 있는 좋은 예이다. 환경 오염으로 인하여 지표수의 수질이 급격히 변화하므로, 수질이 좋은 지하수를 음용으로 선호하는 추세이다.

물 수요가 증가하는 계절이 되면 수돗물과 먹는샘물의 생산량이 많아진다. 아침에 서울 근교 야산에 물을 뜨러 가는 행렬들을 보면, 지하수가 차지하는 위치의 중요성을 더욱 실감하게 된다.

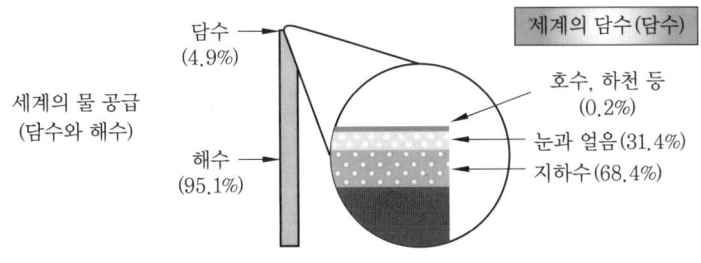

세계의 물 구분과 담수의 구분

문19 용천은 왜 존재하며 그것도 지하수인가

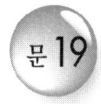
지표면에서 물이 스스로 펑펑 솟구치는 우물을 우리들은 '용천'이라고 한다. 이렇게 물이 자연적으로 솟는 것은 지질·지형적 여건 때문이다.

지하에 있는 대수층이 어느 토지보다 높은 위치에 있을 경우 낮은 곳에서는 물이 솟구치는데, 이는 지하수의 압력에 의해서이다.

이것 역시 지표면에서 지하로 침투한 물이 일정한 기간 동안 머물다 흘러가다가, 대수층이 터진 곳으로 용솟음쳐 나오는 물이므로 용천은 피압 지하수이다.

그러므로 물이 지표면보다 높게 솟구치는 우물을 용천이라고 일컫는다.

우리나라는 이와 비슷한 우물들이 많았으나 물의 사용량 증가와 동시에 점차 솟구치는 양이 줄어들었다. 그러나 일본, 호주 등에서는 2~5m 높이로 솟구치는 용천들이 무수히 산재하고 있다.

조금 더 구체적으로 언급하면, 지층의 물이 통과하기 어려운 층, 즉 불투수층이 있고 그 아래에 피압 대수층이 있을 경우 지층의 압력 때문에 우물을 파면 지하수가 받은 압력만큼 물이 솟구친다.

제1장 지구촌의 물은 영원히 움직이는가

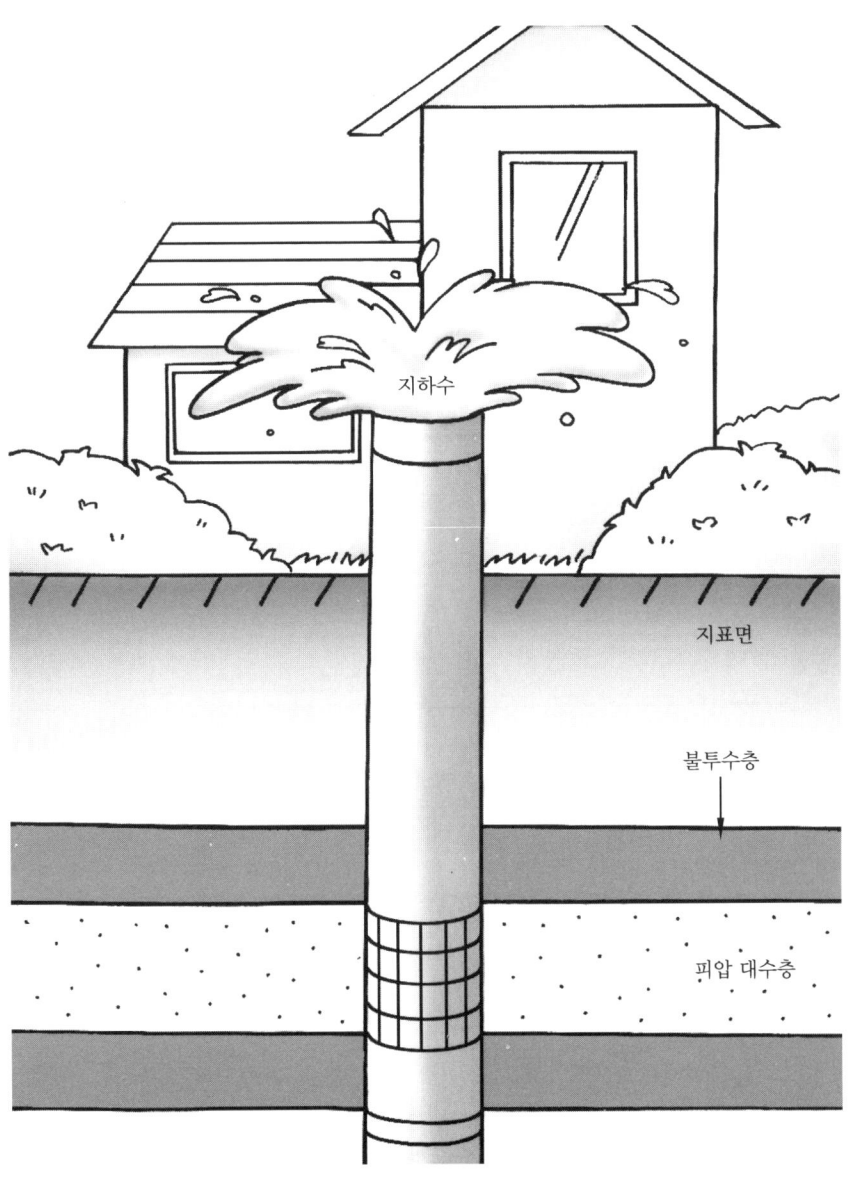

지하수의 용천

● ● ● 물과 건강

문 20 지하수는 어디로부터 오염되는가

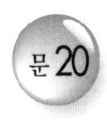 **지하수는** 지구가 생성되어 진화하는 과정 속에서 자연적으로 오염되었다고 우선 생각해 보아야 할 것 같다. 왜냐하면 지구 표면에 있는 물의 수질이 어느 곳이나 거의 일정한 값을 갖고 있기 때문이다.

그러나 인간 활동에 의해서, 즉 농업에 사용되는 비료와 농약, 제품 생산을 위해서 공장에서 내보내는 폐수와 대기 오염·분진의 발생, 지하자원을 얻기 위한 광산 개발로 일어나는 오염, 축산을 위한 분뇨 방출 등이 지표수를 오염시키고 있다.

이와 같이 오염된 물이 지하에 침투되면 지하수는 원래 갖고 있던 수질 이외에 더 많은 화학 성분을 포함하게 되어 계속적으로 오염을 일으킨다. 이 외에도 바닷물에 의해 민물이 약간 짠맛을 내는 것도 지하수의 오염원들이다.

위에서 언급한 바와 같이 지하수는 물순환 과정 중의 하나의 요소이므로 지표수가 오염된다면 지하수도 그 영향을 받게 된다는 사실을 잊어서는 안된다.

오염된 물은 지표면에서는 비교적 쉽게 정화 처리할 수 있으나, 지하수가 오염되면 그 처리 기간이 매우 길다. 이는 지하수의 흐름 속도가 지표수에 비하여 대단히 느리며 지층에 오염 물질이 잔류하기 때문이다.

문21 경제 성장과 더불어 다량의 물은 어떤 목적으로 이용되고 있는가

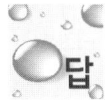 물 사용은 기본적으로 두 가지로 크게 나누어 생각할 수 있다.

① **하천수 이용** : 수력발전, 수운, 양어, 동·식물 서식, 쓰레기 처리, 작물 재배 등에 이용하고 있다.
② **지하수 이용** : 전기 발전, 농업용수, 생산, 상수도 이용, 기타 특별한 곳에 다량 사용하고 있다.

우리 나라는 온수를 이용한 발전까지는 개발되고 있지 않으나 아이슬랜드 같은 나라는 전력 생산의 60~70%를 온수로 이용하고 있다. 대체로 거대 도시는 지표수를 음용수로 사용하나 중소 도시는 지하에서 물을 뽑아 올려 이용한다.

최근에는 물 생산량 및 소비량을 그 나라의 경제적 지표로 삼을 수 있을 정도로 물 소비량이 중요한 위치를 차지하고 있다.

바꾸어 말하면, 생산활동이 활발하지 못하면 물 사용량이 줄어든다. 예를 들면, 청량음료 생산, 술 생산, 기타 식품 및 공업 제품들은 물을 주원료로 사용하거나 부원료로 이용하고 있기 때문에 경제 성장과 물은 필연적 관계를 갖고 있다.

지역별로 분포되어 있는 공단에서 매일 사용하는 공업용수로 대단히 많은 양을 사용하고 있다. 공단 내의 폐수처리시설 능력을 보면 물을 얼마나 쓰고 있는지 예측할 수 있다.

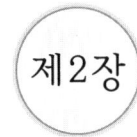

매일 마시는 물에 대한 이야기

• • • 물과 건강

문 01 어떤 경로를 통하여 물이 식탁에 오르는가

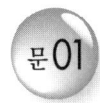 **조선 시대** 태종이 한양 천도 후 1415년에 식수 해결을 위해서 사대문 안에 거주하는 모든 사람에게 5 가구당 1개의 우물을 파도록 명령한 기록으로 미루어 볼 때, 우물에서 식탁까지 하인들이 직접 식수를 운반했음을 알 수 있다.

근대 사회에서는 물을 다량으로 사용하는 산업 기반, 도시 기반, 주거 생활의 수요 증대에 맞추기 위해 서울의 경우, 1903년 12월 9일 미국인 콜레브렌스와 보스토윅 등이 정부로부터 수도사업 경영권을 얻어 1906년 영국인이 창업한 수도 회사에 양도하였다.

이 회사는 우리나라에서 처음으로 근대식 수도 사업을 위한 취수장을 뚝섬으로 결정하고 1908년 이를 완성하였다.

그 후 구의, 노량진, 보광, 영등포, 선유, 팔당, 암사 등의 순으로 취수장이 건설되었다. 건설된 취수장의 위치를 보더라도 강 주변에 위치하고 있다. 이는 하천물을 끌어들이고자 계획된 시설임에 틀림없다.

그러나 최근에는 다목적댐에서 취수하고 있다. 취수된 물은 정수장에서 몇 단계를 거쳐 배수관을 통해 소비자에게 전달되고 있다. 그러므로 우리들은 수도꼭지만 열면 물이 좔좔 쏟아져 나오는 편리함을 만끽하고 있으나, 현재는 그 질에 불만을 표시하는 목소리가 점점 높아져 가고 있다.

서울시 취수량의 수원지별 현황

취수장소	시설용량 (t/일)	수원지별		급수지역	건설연도	비고
		한강본류	팔당호			
뚝 섬	500,000	500,000	-	종로구, 중구, 용산구, 성동구, 동대문구, 성북구(58개동), 종로구, 중구, 성동구, 동대문구	1908	-
구 의	1,130,000	1,130,000	-	성북구, 도봉구, 서대문구, 마포구(139개동)	1936	-
보광동	300,000	300,000	-	종로구, 중구, 용산구, 성동구, 은평구, 서대문구, 마포구(46개동)	1967	-
영등포	240,000	-	240,000	은평구, 서대문구, 마포구, 강서구(46개동)	1971	-
선 유	400,000	220,000	180,000	용산구, 서대문구, 마포구, 영등포구, 구로구, 강서구(55개동)	1978	-
김 포	100,000	-	100,000	강서구, 구로구(18개동), 용산구, 성동구, 동대문구, 구로구	1979	인천에서 인수
팔 당	500,000	-	1,000,000	동작구, 관악구, 강남구, 강동구(116동)	1984	-
암 사	750,000	750,000	-	용산구, 성동구, 동대문구, 구로구, 영등포구, 관악구(49개동)	1984	-

• • • 물과 건강

문02 서울 시민은 팔당호에 대하여 왜 신경을 쓰나

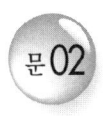 **서울** 시민의 물 요구량을 공급하기 위해 취수장이 한강변에 설치되어 있다. 그 중 팔당 취수장만이 팔당호에서 취수하고 있기 때문에, 팔당호 물의 수질과 직접 관계가 있으므로 너나 없이 신경쓰고 있다.

그러나 이와 같은 신경도 매스컴에서 목청을 높일 때 뿐이다. 이곳에 오염원을 제공하는 사람들이 대부분 서울에 거주하는 사람이란 사실을 그들은 아마 잠시 잊었을 것이다.

팔당호로 유입되는 퇴적물로 저수량이 줄어들기 때문에 준설하여야 한다는 명분으로 골재 채취를 하느냐 못하느냐의 문제를 놓고 찬반을 벌이는 단체가 많아졌다.

골재 채취를 하고자 하는 측은 상류에서 실시하기 때문에 수질에는 영향이 없다고 한다. 그러나 반대측은 저니층을 교란시켜 수질을 악화시킨다는 이유를 들고 있다. 모두 틀린 주장은 아니나 근본 대책을 허술하게 진행해 온 지금에는 서로 피장파장이 되어 버렸다.

더구나 서울 시민의 식탁에 오르는 물은 대부분 춘천 시민들이 쓰고 버린 물을 다시 쓴다는 사실 또한 명심해야 한다.

한강 수계의 물을 누가 더럽게 만들기에 팔당물의 수질 문제를 거론하는지 우리 다 같이 생각해 보고, 맑은 물 아니 깨끗한 물을 만들어야 한다는 데만 신경을 써야 한다.

문03 마음 놓고 마실 수 있는 물은

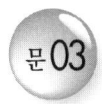 **1970년대만** 해도 우리나라 어느 곳에서나 시냇물을 그대로 마셔도 별 탈이 없었다. 그러나 지금은 냇물을 그대로 마시는 사람은 아무도 없을 것이다.

개발, 도시화, 산업화의 영향으로 험하디 험한 심산유곡의 물도 께름칙한 마음이 들어 여기 저기 살펴본 후 물을 마셔 본 경험이 있을 것이다.

우리의 변한 산하를 단적으로 표현한 말인 '물도 마음 놓고 못 마시는 시대'에 살고 있는 동물들을 볼 때 왜 이리 되었는가는 우리가 너무도 잘 알고 있다.

냇물을 왜 마음 놓고 못 마시게 되었느냐고 설명하라면 아마도 긴 설명이 필요 없을 것이다. 아름다운 금수강산의 골짜기에 산업화의 물결이 몇 번이고 파도친 그 후유증일 것이다. 또 강물은 공기에 노출되어 있으므로 대기 중의 잡균으로부터 무방비한 상태인 취약점을 지니고 있기 때문이다.

좀 더 대기 중으로부터 보호되어 있는 물은 지하수이다. 심산유곡의 지하수만이 마음놓고 한 모금 마신 후 기지개를 켤 수 있다. 그렇다면 서울 주변의 약수터에서 나오는 물도 지하수이므로 마음 놓고 마실 수 있느냐는 질문에는 심히 대답하기 어려운 입장이다.

•••• 물과 건강

문 04 발암성 트리할로메탄(THM)은 왜 생성되나

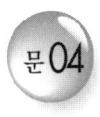 **요즘** 삼다도 제주의 물이 인기있는 상품으로 등장했다. 농업기반공사에서 제주에 많은 우물을 뚫어 식수, 농업용수 등으로 이용하고 있다.

그러나 그곳의 지하수를 몇 년 동안 조사해 본 결과, 식수로 사용하는 우물에 대부분 염소(Cl) 소독을 자동으로 할 수 있도록 장치되어 있는 것을 보고, 이곳도 안심할 수 있는 물은 아니로구나 하는 생각이 들었다. 물론 안심할 수 있는 물도 염소 소독이 필수이기는 하나, 이런 방법으로 살균할 때에 물속의 성분과 작용하여 THM이 형성된다.

THM이 발암성 물질이라고 우리가 안 것은 그리 오래된 일이 아니다. 그전에는 모른 채 그대로 마셨을 것을 생각하니 참으로 불안한 일이다. 필자는 몇 년 전 매일경제신문에 THM의 방지에 대한 약간의 의견을 제시한 적이 있다. 그 방법은 THM의 성질상 물을 끓이면 휘발하기 때문에 발암을 쉽게 방지할 수 있는 것이다.

아마 수질이 나쁜 지역 주민이 나쁜 수질 때문에 매일 물을 끓여 마셨다면 THM에서 해방되었을 것이며, 우연이 필연을 만든 기분 좋은 일이 아닐 수 없다.

이제 우리는 인위적으로 화학 성분을 첨가하는 일을 삼가고, 건강을 위해 물리적으로 물을 정화시켜 마시는 방법을 마련해야 한다.

① **물을 받아 놓았다 마시는 방법** : 수돗물을 넓은 그릇에 받아 하룻밤을 지낸 후 마시면 효과적이다. 왜냐하면 물을 받아 놓으면 염소의 일부는 날아

가고 나머지는 물속에서 THM을 만든다. 이때 바가지를 이용하여 몇 번이고 퍼올렸다 내렸다 하면, 기포 작용으로 물속에 있는 물질이 휘발된다.

② **흡착법** : 흡착하기 쉬운 물질을 용기에 넣어 염소를 제거한다. 이때 숯이나 돌 등이 이용된다.

③ **끓이는 법** : 물을 여름에 2~3분, 겨울에는 5~7분 끓인 뒤 식혀 마신다.

④ **냉동법** : 물을 얼릴 때 순수한 물부터 어는 원리를 이용하여 용기에 수돗물을 넣고 냉동하면 70% 정도가 얼었을 때 얼지 않은 30%를 버린다. 그러면 순수물을 얻을 수 있다.

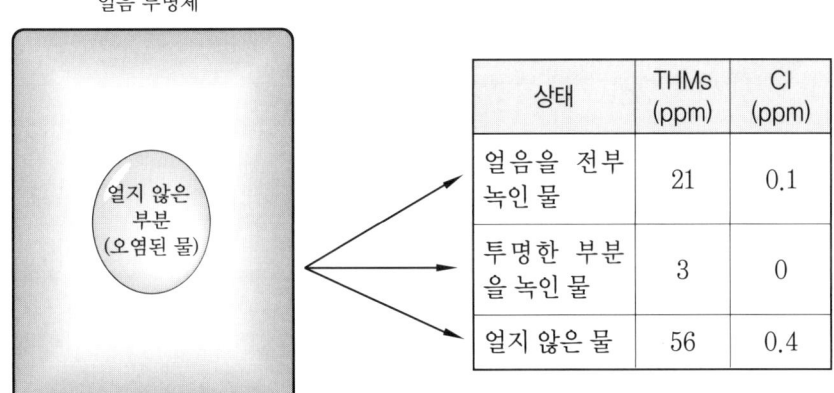

물을 얼리면서 수질 분석한 결과의 차이

문05 물의 안전값은 어디까지인가

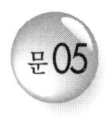 **국제연합의** 전문 기관 중의 하나로 WHO(세계보건기구)가 있다. WHO는 지구에 존재하는 국가들의 모든 사람들이 건강을 지키고 병으로부터 해방되기 위한 목적으로 설립된 것이다.

이 WHO는 음용수의 수질에 대하여 국제 기준을 정하고 있다. 국제 기준치(가이드라인)로 정해진 화합물 27개 중에는 트리할로메탄 계통의 클로로포름도 포함되어 있다. 클로로포름의 기준은 30ppb이며, 트리클로로에틸렌은 30ppb, 테트라클로로에틸렌은 10ppb가 기준이나 우리나라는 아직 규제되고 있지 않다. 다시 말하여 음용수 수질 기준 28개 항목 중에 포함되어 있지 않다.

가이드라인은 세계 각국의 음용수의 안전 기준을 설정한 것이며, 그 기준을 정할 때 국제 간에 참고하였을 것이다. 왜냐하면 세계의 여러 나라는 각 나라의 사정에 따라서 각기 다르기 때문에 약간씩 서로 다른 기준치가 적용된다. 예를 들면 대장균이 있어도 된다든지, 독성인 다이옥신이 리스트에 들어 있지 않은 것을 들 수 있다.

WHO의 가이드라인은 발암성 물질에 대해서, 사람이 매일 2L의 물을 마신다고 했을 때 일생을 통하여 암에 걸릴 수 있는 확률은 10만분의 1이라는 확률로 표시했다. 이를 직접적으로 표현한다면 10만 인 중 1명이 암에 걸린다는 것이다.

EPA(미국환경보호청)은 WHO의 가이드라인이 설정되기 전인 1960년부터 발암성 물질의 안정 농도는 '제로'라고 발표하였다. 따라서 WHO보다 약 24배 정도 낮은 트리할로메탄의 기준치를 나타냈다. 이와 같이 WHO가 10만분의 1이라고 한 발암률을 미국은 100만분의 1이라고 했다.

위에서 언급한 바와 같이 음용수 속에 들어 있는 발암성 물질은 규제되어 있지만, 각 나라의 물은 마시기 거북한 실정이다.

우리들은 이와 같은 기준치를 이해하고 수자원 개발 시 적용은 물론, 청정구역 내의 경제활동으로 발생할 수 있는 수질 농도를 우리 스스로 규제해야 한다. 우리는 우리가 더럽다고 버린 물을 다시 우리가 마신다는 사실을 명심하여야 한다.

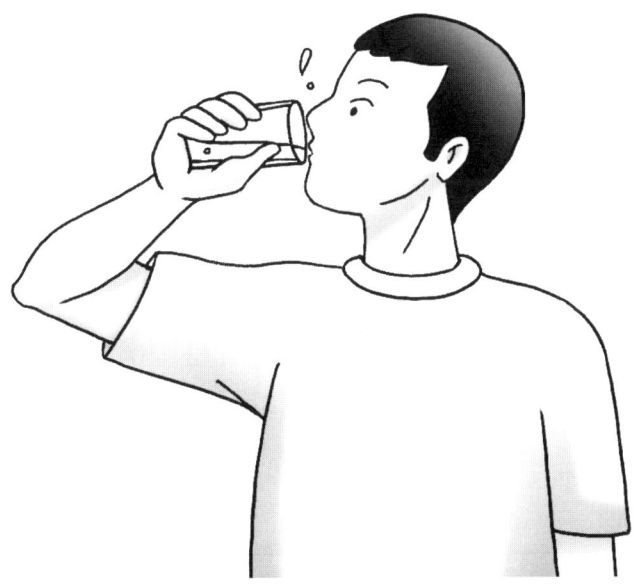

수돗물은 안전한 물

문06 발암의 메커니즘은

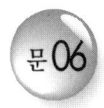 **발암성** 물질, 즉 암을 일으킬 수 있는 물질은 정말 듣기만 해도 겁나는 소리이다. 정말로 그렇게 무서운가라고 생각할지 모르지만, 최근 통계에 의하면 암은 우리 주변에서 죽어가는 사람들의 사망 원인들 중 제 1위라고 한다.

우리는 누구든 마음 속에서 '완전히 암을 퇴치할 수 없을 것인가'라고 생각한다. 그러나 아직 노벨상이 안 나온 것을 보면 연구 중인 모양이다. 그 말은 우리들이 암으로부터 해방되지 못했다는 의미이다.

의학책을 보면, '암은 암화된 세포가 이상으로 증식되어 정상적 생태 기능을 파괴하고, 살아있는 물질이 살아있지 못하도록 하는 것'이라고 적혀 있다. 세포가 이상해진다는 것이 다른 병과 다른 점이다.

우리가 일상생활 속에서 자의든 타의든 술을 마실 때, 처음에는 기분이 대단히 좋아지고 혈액순환도 잘 되어 예상 외로 많은 양을 먹었던 기억이 있을 것이다. 이때 술을 과다하게 마시면 숙취로 토하거나 위에 부담을 주어 급성 알코올 중독 증세가 나타난다. 이럴 때 해독제를 먹고 효과가 있었던 경험 또한 있을 것이다. 그러나 이럴 때의 물은 독약임에 틀림없다.

그러므로 발암성 물질이라고 하는 독물은 아주 적은 양이 체내에 들어가더라도 그것이 한 개의 세포를 암으로 변하도록 하게 하여 암에 걸리게 한다. 이와 같은 발암성 물질은 안전한 농도값이 없다. 다만 그 농도가 0이어야만 위험하지 않다.

발암성 물질은 지구촌 어느 곳에나 널려 있다. 2006년도에 밝혀진 600만 종류의 화학 물질 외에도 매년 35만 종류가 계속 늘어나고 있다. 음용수 속에 함유되어 있는 화학 물질은 750종류, 그 중 발암성 물질은 34종류, 프로모터라고 말할 수 있는 물질은 18종류, 변이원성 물질은 56종류 정도이다.

UN 환경 계획에 의하면, 세계의 인류가 죽고 사는 것은 전쟁보다도 증가하는 화학 물질에 의한 암 발생의 영향이 더 크다고 본다. 그렇다면 우리들이 이런 물질 문화 속에서 산다는 것은 지옥에서 살고 있는 것과 다를 바 없다고 생각한다.

또한 순환하는 물질 속에서 그 일부분만을 방어한다고 해도 우리들은 그 효과를 얻을 수 없을 것이다. 왜냐하면 그와 같은 이상한 물질을 원천적으로 만들지 말아야 하기 때문이다.

이제 우리는 연구를 통하여 만들어진 헤아릴 수 없는 화학 물질을 대기 중에서 자연적으로 분해되는 새로운 물질로 만들어 발암으로부터 해방되어야 한다.

음용수로부터 취한 물질이 발암 물질의 1차적인 원인이 된다고 생각한다. 그러므로 물순환 과정에 따라 발암 물질도 그 순환 메커니즘을 이루고 있다고 보아야 한다.

위에서 말한 것과 같이 물만 오염되어 문제가 되는 것은 아니다. 그 오염된 물에 의해 성장된 작물이나 우리의 먹거리인 어패류 등도 안전하지 못한 것이다.

이런 이유로 일본은 30~40년 전 일을 아직도 법정에서 투쟁하고 있다.

• • • 물과 건강

문07 당신이 살고 있는 마을의 식수는

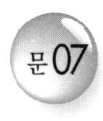 **광역** 지역과 농촌 지역의 물 공급원이 다르기 때문에 농촌 지역에 초점을 맞추어 이야기를 진행하고자 한다.

우리나라 농촌의 촌락 입지는 배산임수형이므로, 집의 위치와 같거나 낮은 곳에 우물을 파놓았다. 그러므로 위쪽에서 침투한 물이나 집 주변에서 침투한 물이 우물로 들어올 확률은 대단히 높다.

특히 농촌의 화장실 주변에 가축의 분뇨, 밭에 뿌린 비료나 농약 등이 침투하여 우물로 들어온다는 사실을 그리 중요하게 생각하지 않고, 예로부터 마시던 물이니까 별 탈 없을 것으로 믿고 있는 것이다.

실제로 재래식 화장실이 집에서 50m 이내에 있는 농촌 가구의 우물은 TDS가 200ppm을 넘으며, 대장균 및 일반 세균은 이루 말할 수 없이 많다. 그 외에 보이지 않는 중금속류도 지역에 따라 다양하게 나타나고 있다.

농촌 지역의 수도야말로 살균을 위해 염소를 사용하거나 느린 속도로 모래를 통과하는 여과 장치를 사용해야 안전한 식수를 얻을 수 있다.

문08 합성 세제에 발암 물질이 포함되어 있는가

답 **우리들이** 신경쓰는 것은 발암성 물질인 THM이다. 이것은 정수 과정에서 살균 작용을 위해 사용했던 염소 때문에 생성된 물질이다. 그러나 물에서 이들은 그리 무서운 존재가 아니다. 먼저 언급한 바와 같이 끓이면 안전하기 때문이다.

우리 생활에 필수 불가결해진 비누는 세탁이나 용기 세척, 목욕하는 데 큰 효과를 나타내고 있다.

합성 세제 중에서도 세탁용의 세정 성분인 합성계면활성제에 규산염, 형광표백제, 향료 등이 포함되어 있으며, 양을 더욱 증가시키기 위해서 기타 물질을 넣고 있다. 이 중에서 발암성이라고 말할 수 있는 것은 형광표백제, 합성계면활성제 등이다.

합성 세제는 세탁, 설거지, 샤워, 칫솔질 등의 후에 물을 직접 흘려 버리므로 사용 후 하천으로 배수된다.

서울시 경계 내에 유입되는 하천들의 비누 거품을 눈여겨보면 다음과 같다. 하남시에서 미사리 쪽으로 흐르는 왕숙천, 대치동 쪽에서 흐르는 탄천 등의 하천은 비누 거품으로 뒤덮여 물이 보이지 않는다. 본류로 유입되는 곳에 거품이 들어가지 못하도록 부표를 띄워 놓았으나 별 효과가 없는 듯싶다.

어떤 하천은 비누 거품이 전혀 없이 맑은 물처럼 흘러나오지만 알고보면 무서운 물도 있다.

• • • 물과 건강

문09 우리들은 농약을 마시고 있지는 않은가

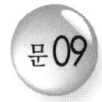 **비료**(퇴비) 증산의 플래카드를 걸고 산과 들에서 베어 온 잡풀을 쌓아 놓은 상태로 면사무소 직원들로부터 검사를 받던 생각이 난다. 그때는 논에 가면 붕어, 우렁이, 민물게 등을 손쉽게 잡을 수 있었다.

삼복더위에 논에 들어가 논의 풀을 제거하노라면 아주 지긋지긋해 좀 더 좋은 방법은 없을까 하고 생각했던 적이 있다.

그러나 요즘 농촌을 보면 위에 언급한 이야기들이 태곳적 일이라서 지금의 사람들은 이해할 수도 없을 것이다.

제초용 농약을 뿌리면 깨끗해지고, 퇴비 대신 적당하게 배합된 배합 비료를 뿌리면 무럭무럭 소담스럽게 성장하며, 병충해를 막기 위해 갖가지 약을 뿌리다 못해 근본적으로 땅에 뿌리는 농약도 있다. 이 외에 과수원을 예로 들어 보면, 사과나무에 꽃이 피기 전부터 열매를 맺을 때까지, 그리고 사과가 성장할 때까지 농약으로 목욕을 시켜 벌레들이 침범을 못하게 한다.

이와 같은 농약의 일부는 토양에서 분해되기도 하나 비와 더불어 흘러 강으로 유입되고 또 토양에 오래 잔류한다. 이와 같은 곳에서 나는 목초를 먹고 자란 가축들이 농약에 중독되어 DNA, RNA 등이 변하여 기형아를 생산하게 되는 일은 새삼스러운 일이 아니다.

이렇게 직·간접적으로 사람 아닌 동물계에 영향을 주고 있다면 어찌 사람들은 괜찮을 수 있을까, 하여튼 신기하고 묘한 일이 아닐 수 없다. 강물로 흘러들어간 농약은 강물의 자정 능력으로 없어지는 한계를 벗어나 강물은 고농도의 농약 성분을 함유하고 있다.

우리들의 상수원 수질로써 3급수의 기준은 pH 6.5~8.5, BOD 6 이하, COD 6 이하, 부유 물질량(SS) 25 이하, DO(용존산소) 5 이상, 대장균(MPN/100mL) 5,000 이하라는 규정이 있다. 그 외에 농약 성분을 규제하는 규정을 찾아보기 힘들다.

그렇다면 우리들이 매일 마시는 물 중에 이와 같은 성분이 아직 많이 남아 있을 것이 아니겠는가 하는 의문이 생긴다. 가까운 일본의 이타이이타이병, 미나마타병 등이 그 대표적인 예이다. 가끔 명승지를 찾아가면 이상한 동물 전시회가 있다. 아마 그런 것이 모두 농약의 피해일 것이다.

또 일본에서는 DDT나 BH와 같은 농약을 10년 전에 이미 금지시켰으나 지금도 물에서 이들의 성분이 가끔 검출된다는 연구 보고가 있다. 그러므로 농약은 우리들의 건강에는 적이라고 말할 수 있다.

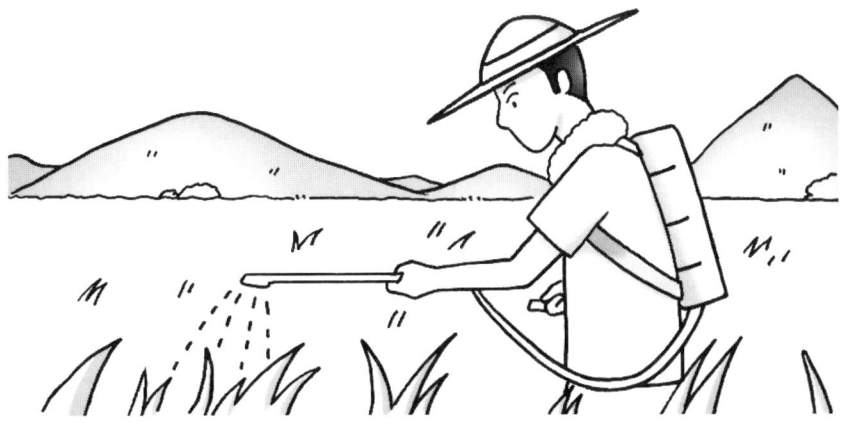

논에 농약을 뿌리는 농부

문 10 축산 폐수는 어떠한가

예전의 농촌은 소 한 마리와 돼지 두 마리, 개 두서너 마리가 있으면 꽤나 부농에 속하는 집이었다. 이와 같은 농촌 생활을 하던 시기에는 가축들의 분뇨가 농토를 비옥화하는 데 절대적 역할을 담당했다.

그러나 지금의 현실은 모든 것이 기계화되어 이들로부터 나오는 폐수가 심각한 공해 물질로 되었다.

삼천리 금수강산이 아니라 삼천리 오물강산이라고 표현하는 편이 오히려 더 적당한 표현일 것이다.

오늘의 농촌은 어느 곳을 가더라도 악취가 나며, 가축의 분뇨로 하천은 시궁창으로 변해있다. 하천의 상류는 시궁창으로, 중류는 공장 폐수로, 하류는 도시 하수로 되어 있으니, 강물은 더 이상 그 자정 능력을 잃고 하수 파이프와 같은 역할을 하고 있다.

이런 하수구에서 물을 끌어올려 정수하여 매일 우리 가정에 공급하고 있는 것이다. 정수한다고는 하지만 어쩐지 믿을 수 없는 것이 현실이 아닌가.

우리는 보다 냉정한 입장에서 WTO, FTA에 대처해야만 금수강산을 영원히 지킬 수 있을 것이며, 우리의 후손들에게 좋은 환경을 물려 줄 수 있을 것이다. 하천 상류에 주거하면서 가축을 사육하는 사람들이 투철한 환경관을 갖길 바랄 뿐이다.

문11 잡탕물이란

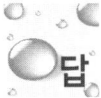 1991년 9월 20일자 한국경제신문 수도권 면을 보면 다음과 같다.

서울 시내 하수 발생량이 하수의 처리 능력을 초과, 처리가 안 된 생활 하수가 한강에 그대로 유입되어 한강 수질을 크게 오염시키고 있는 것으로 나타났다.

서울시가 국회보사위에 제출한 자료에 따르면, 중랑 처리장 등 4개의 하수 처리장의 하루 처리 능력은 3백 21만 톤이나 하수량은 3백 66만 톤에 이른다는 것이다.

하수 처리장별로는 중랑이 처리 용량 1백 21만 톤보다 9만톤 많은 1백 30만 톤이 흘러들고 있으며, 안양처리장은 1백만 톤 처리 능력에 1백 26만 톤이, 50만 톤을 처리할 수 있는 난지처리장엔 61만 톤이 흘러들고 있다.

이 때문에 한강 수질이 오염될 뿐 아니라 영등포, 선유수원지 등 한강물을 상수원으로 사용하는 수원지의 수질이 크게 악화되고 있다는 지적이다.

이처럼 하수 발생량이 크게 늘고 있는 것은 신시가지 개발에 따른 인구 증가와 함께, 호텔·백화점 등 시내 대형 건물에서 배출되는 하수량이 많기 때문인 것으로 밝혀졌다.

서울 시내에 하루 하수 8백 50톤 이상을 배출하는 업체는 모두 20개 소로, 롯데월드 4천 2백 91톤, 농수산물 도매시장 관리공사 3천 5

백 35톤, 호텔 롯데 3천 1백 82톤, 뉴월드 호텔 2천 2백 38톤, 쉐라톤 워커힐 호텔 2천 1백 67톤, 르네상스 호텔 2천 50톤 등이다.

한편 시의 하수도세는 5백톤 이하 수용가에 누진세율이 적용되어 이들 대형 하수 배출 업소에 사실상의 혜택을 주고 있다.

그러나 이렇게 많은 생활 잡수가 한강 수위에 영향을 주고 있다는 것을 좀 더 깊이 생각해 보아야 할 것이다.

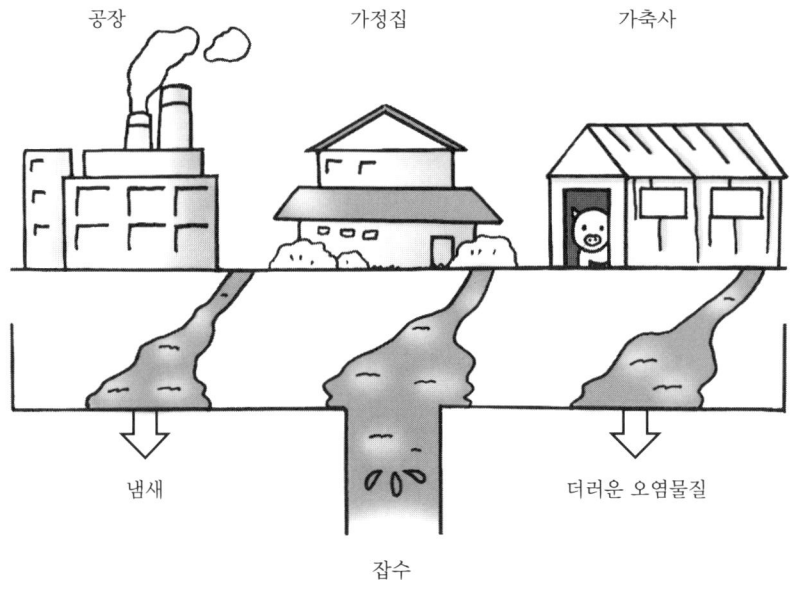

공장, 목장 및 가정집 등에서 흘러나오는 잡수는 오염의 주요 원인이다

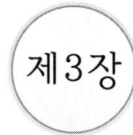

물은 생명을 유지시킨다

• • • 물과 건강

문01 천냥을 주고도 구하지 못하는 맛 좋은 물이란

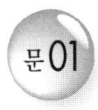
깨끗하고 맛있는 물은 시중에서 파는 살균된 물이라고 말할 수 있다. 물론 시중에서 파는 물이라고 무조건 좋은 것만은 아니다.

요즘 소비자보호원에서 발표된 수치를 보면, 기존 60개 업체의 물은 일반 세균이 기준치보다 만 배나 더 있다고 경고했다. 그리고 시중에서 팔고 있는 것 중 1.8L 이하의 것만 안심하고 마실 수 있다.

그러나 이와 같은 물이 정말로 맛있는 물이라고는 말할 수 없다. 이렇게 말할 수 있는 이유는 병에 담겨진 물은 법률적으로 먹는샘물로 분류되고 있어 내용물은 물임에 틀림없으나 시중에서 팔고 있는 것 그대로 마시면 그렇게 맛있다고 느끼지 못하는 경우가 많기 때문이다.

시중에서 파는 물은 살균되었기 때문에, 앞서 말한 바와 같이 먹는물 기준에 따라 처리되었으므로, 자연의 물맛과는 약간 다른 면이 있다.

만약 병에 담아서 파는 물과 수돗물의 맛을 비교하면, 그 기준을 10으로 할 때 당연히 수돗물이 병에 포장된 물보다 맛이 좋다는 것을 느끼며, 즉 점수 10에 가깝게 나타날 것이다.

이와 같은 이유는 물의 성분이 수돗물과 먹는샘물이 서로 다르기 때문이다. 그 중에 무엇보다 중요한 문제는 기체가 얼마나 녹아 있느냐이다.

제3장 물은 생명을 유지시킨다

우리들은 가끔 타 지방을 여행할 때 그곳의 유명 약수란 것을 한 모금 마셔 봤을 것이다. 각각 특이한 맛을 내는 것도 아마 경험했을 것이다.

그러므로 기체란 특별한 것이 아니라 단지 공기 중에 포함되어 있는 이산화탄소이다. 이것이 물속에 다량 녹아 들어가면 물맛이 달라진다.

그러나 그것은 무제한 녹아 들어가지 않는다. 왜냐하면 대기압에 의해서 공기 중의 농도와 물속의 농도가 평형을 이룰 때까지만 녹아 들어가기 때문이다. 그래서 물맛은 기상 조건에 따라 좌우된다고 말할 수 있다.

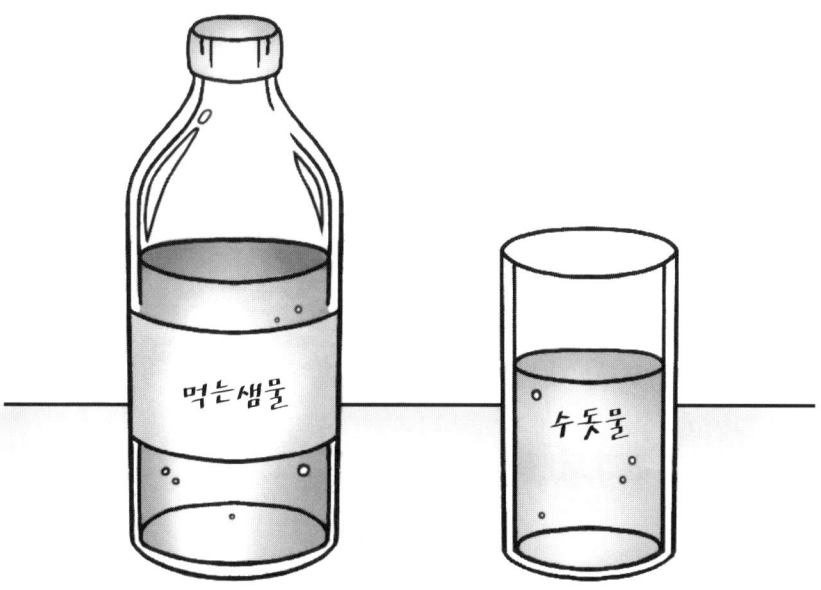

어떤 물이 맛있는지 비교해 보자

예를 들면, 수질이 나쁜 지역의 주민들은 물을 끓여서 마신다. 그 비용을 우리나라 전체에 적용하면 4~5인 가족이 하루 평균 4L의 물을 끓여 마신다고 했을 때 만만치 않은 비용의 에너지 소비를 초래한다.

끓이는 물에 대하여 말이 나왔으니 다시 한 번 그 물맛에 대하여 초점을 맞추어 보면 다음과 같이 말할 수 있다.

아주 맛있는 물이라도 일단 끓여서 차게 하여 마시면 어쩐지 신선하고 상쾌한 맛이 없어진 듯한 기분이 들 것이다. 이런 맛은 물속에 녹아 있던 공기가 끓일 때 날라가 버렸기 때문이다.

일단 사라진 공기는 빠른 시간 내에 다시 돌아오지 않으며, 물속에 있던 다른 성분도 약간 변형이 되었기 때문에 물맛이 다르게 되는 것이다.

물은 수소 원자 2개와 산소 원자 1개가 결합하고 있으나 물을 끓이게 되면 온도가 높아지면서 그 결합 상태가 느슨하게 되어 O_2, O_3 분자들이 쉽게 휘발하게 된다. 그 외에 물맛을 좌우하는 타 성분 HCO_3^- 등이 파괴되어 버리기 때문이다.

그러나 끓인 물이라도 대기 중에 10~30분 정도 방치하면 대기압과의 평형으로 물속에 공기를 포함하게 된다. 그러므로 자연 속에서 물이 지하에 침투할 때는 모래, 흙, 자갈, 돌 등의 틈을 통과하면서 얻는 공기와 미네랄 때문에 지하수의 맛이 좋은 것이다.

그러나 이와 같은 물을 돈 주고서야 살 수 있는 시대가 된 것이 안타까울 뿐이다.

문 02 맛있는 물이란

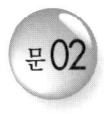 **물맛이** 좋은 물은 어떠한 물인가?
이와 같은 질문에 대한 대답은 상당히 어렵다고 생각한다. 왜냐하면 물 마시는 사람의 그 당시 몸의 컨디션, 그리고 그 사람이 살고 있는 곳의 물맛과 마셨던 습관 때문에, 같은 물을 동시에 마셔도 각자 다르게 표현하기 때문이다. 어떤 사람은 약수를 마시면서 물이 싱겁다, 또 한 사람은 물이 맵다, 또 다른 사람은 물에서 흙내가 난다 등 천차만별의 맛으로 표현한다. 이것만 보더라도 각자가 어떤 물에 길들여져 있는가가 문제시될 것이다. 그러나 누구든 동일하게 물맛이 이상하다고 느끼는 것은 물속에 포함된 특정 성분의 농도 때문일 것이다. 예를 들면, 염분이 섞인 물의 맛은 누구든 찝찔하다고 느끼듯이, 물속의 미네랄이 물맛을 좌우한다고 본다.

그렇다면 아주 맛있는 물이라도 불소 같은 물질이 다량 함유되어 있는 물을 장기간 마시면 치아가 푸석푸석하게 되어 나중에는 호호할머니가 될 것이다.

예를 들어, 오색 약수터의 물은 철분이 다량 함유되어 있고 강릉 약수는 시고 떫은 맛이 난다. 이와 같은 물을 장기간 복용한다면 예기치 않은 병에 걸려 급기야는 생명을 잃게 된다. 다시 말하면, 인체 속의 성분보다 고농도의 물은 독약이다.

그러므로 맛있는 물이란 오염원이 존재하지 않는 지하 깊은 곳에서 퍼올린 물이다.

• • • 물과 건강

문03 맛있는 물과 안전한 물이란

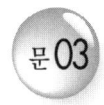 맛있는 물은 자연 상태에서 나온 물이라고 앞서 말했다. 그리고 그 맛은 물속에 녹아 있는 가스(기체)의 맛이며 또한 약간의 미네랄 성분의 차이도 있다. 그러나 맛있는 물을 안심하고 마실 수 있는지는 알 수 없다. 왜냐하면 맛과 수질은 너무나도 차이가 있기 때문이다. 맛있는 물이라고 고농도의 철, 또는 칼슘 성분을 마시면 급기야는 병을 얻게 된다. 그러므로 맛있는 물이 좋은 물이라고는 단정할 수 없다. 반면 먹는물 수질기준 이하의 수질 성분을 갖는 물이어야만 안전한 물이라고 말할 수 있다. 때로는 먹는물의 수질기준 이하라 하더라도 조사대상 항목 외의 위험 물질이 들어 있을 때는 안전한 물이라고 말할 수 없다.

최근 한국의 먹는물 시장이 7조 원 시장이라고 말한다. 왜 이렇게 물이 잘 팔리는가를 우리는 다시 한 번 생각해 봐야 한다.

정부가 공급하는 수돗물은 음용수 기준에 하등의 하자가 없다. 그러나 모든 사람들이 수돗물을 신뢰하지 못한다. 왜냐하면 먹는물 기준 항목 외의 중금속 또는 다른 발암성 물질이 체크되어 있지 않기 때문이다. 신뢰한다 하더라도 그들이 마셔야 할 원수의 상태가 가시적으로 나쁘다고 느끼면 그 또한 불신의 소재가 되어 악영향을 주기 때문이다. 또 심리적 영향도 자못 크다. 우리가 목이 마를 때는 우선 물을 마시고 싶기 때문에 물속에 무엇이 있든 관계치 않는다. 그러나 갈증을 해소한 후에는 좋은 물인지 안전한 물인지 생각해 보게 된다.

제3장 물은 생명을 유지시킨다

우리도 국민소득이 높아져서 물에 대해 관심을 가질 수 있는 여유가 생겼기 때문이다. 또 병에 넣어 시판되는 물을 국민간의 위화감을 조성한다는 이유로 시판을 금지시켰던 일도 있었다. 무엇이 위화감인가, 좋은 물, 안전한 물을 마시고 건강하여 경제 발전에 이바지하고자 하는 생각이 왜 위화감을 조성한다는 말인가.

 그것은 발상이 잘못되어도 한참 잘못된 것이다. 그렇게 생각하는 사람들의 집에 만약 부모님이 병환으로 누워 있을 때 그들은 나쁜 물을 부모님께 드릴 것인지, 아마 그렇지 않을 것이다.

 그럼 왜 위화감을 조성한다고 올가미를 씌워 국민 건강을 해롭게 유도하고자 했던가 우리 모두 생각해 보아야 할 것이다.

 누구를 비판하는 것은 아니지만, 우리는 헌법상으로 쾌적한 환경을 영위할 권리를 갖고 있다. 그러하다면 좋은 물, 맛있는 물, 안전한 물을 스스로 선택할 권리가 있다고 생각한다.

 맛있고 안전한 물은 우선 천연 상태의 지역에서 나온 물이어야 하고, 먹는물 기준 항목 52개의 기준치 이하여야 하며, 중금속, 발암물질이 포함되어 있지 않아야 한다. 또한 WHO 기준에 맞는 물이어야 맛있고 안전한 물이라고 마음 놓고 마실 수 있다.

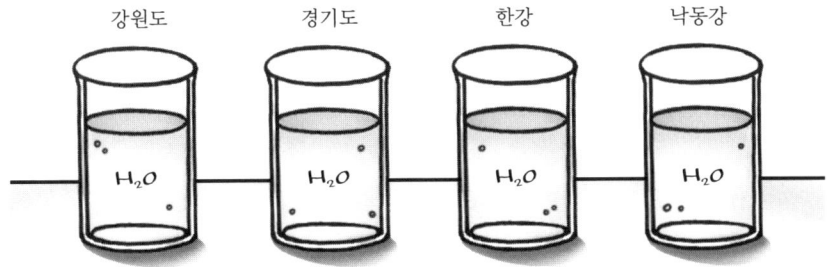

전국의 물은 서로 다른 맛을 지니고 있다

● ● ● 물과 건강

문 04 물에도 향기가 있는가

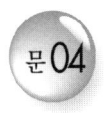 **원래** 물은 무색, 무취, 무미라는 것을 다 알고 있으면서 가끔 잊어버리고 물에 향이 있다는 등 우리 집 물은 향기가 있어 차를 끓이면 맛이 좋다는 등 이야기하는 사람들이 있다.

혹시 증류수나 이온 교환 수지를 통과한 물의 맛이 어떠했는지 기억하는가?

물의 향은 있을 수도 없고, 또 있어서도 안 된다. 만약 물에 향이 들어 있다면 그것은 먹는물 수질 기준 허용치 이상이므로 음용 불가능이라는 것을 깊이 기억해 두어야 한다.

물은 어떤 지층을 통과하여 나왔는가에 따라서 물의 향이라고 하는 착각의 맛을 내게 된다. 양수리 수종사 뒤쪽의 물은 흙내 나는 물이다. 이 물은 높은 산의 풍화로 돌과 흙이 골짜기를 메워 그 부분을 통과하는 복류수이므로 흙내가 난다. 또 어떤 물은 유기 물질을 통과하기 때문에 이상한 냄새가 난다. 이 모든 것은 물이 흘러나오는 수문 환경에 의해 좌우된다. 그러므로 우리가 물을 정수할 때 자연적인 방법을 택하면 물이 맛있고 또 향이 있다고 느끼는 것이다. 물의 정수 방법은 전통적으로 두 가지가 있다.

첫째는 약품을 타서 정수하는 방법이고, 둘째는 모래 자갈을 통과시켜 정수하는 방법이다. 최근에는 역삼투(RO : reverse osmosis) 또는 필터에 의한 정수 방법 등이 있다.

그 중 우리의 맛과 향에 맞는 정수법은 자연 여과법인 모래, 자갈,

제3장 물은 생명을 유지시킨다

숯을 통과시키는 방법이다. 왜냐하면 자갈을 통과하면서 침전되고 모래를 통과하면서 작은 입자들을 거르며 신선한 맛을 내기 때문이다. 또한 숯을 통과하면 살균의 효과가 있고 맛과 향을 내주기 때문이다. 이와 같이 아주 느린(즉 자연적 순환 시간) 방법을 택하면 물이 맛있고 향도 느껴진다. 이것이 바로 자연 여과이다. 우리들은 환경이 파괴되기 전에는 적어도 이런 물을 마셔왔기에 지금도 그런 물을 찾고 있다.

도시에는 인구 집중으로 다량의 물이 요구되므로 하천에서 많은 물을 일시에 취수하여 약품 처리한 후 공급하는 과정을 거친다. 그러므로 우리는 수돗물에서 염소 냄새가 나는 것을 느낄 수 있다.

이제 우리들은 그 냄새(향)가 나지 않으면 오히려 불안하다. 왜냐하면 살균이 안 된 불안정한 물이기 때문이다. 그러나 냄새 나는 물은 당신의 건강을 지켜주지 못한다는 것을 기억해야 한다.

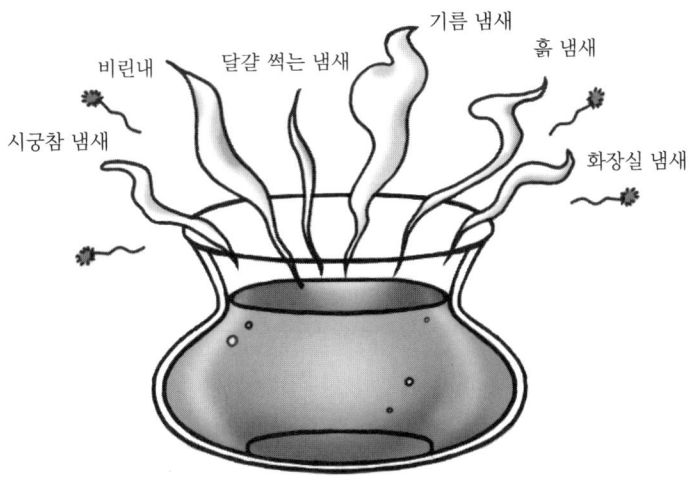

물은 여러 가지 냄새를 지니고 있다

문05 물은 온도에 따라 맛이 다른가

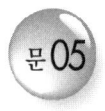 **물은** 온도에 따라 물을 구성하는 분자들의 배열 상태가 다르다고 일반적으로 말하고 있다. 즉 물속에서 물 분자와 물 분자가 결합할 때 결합 구조가 6각인지 아니면 3각인지 등의 차이는 온도에 의한다.

물 자체는 상온에서 액체이며, 온도에 따라 고체·액체·기체로 변한다. 그러므로 사람들이 물을 마실 때는 차거나 뜨거운 것 중 하나를 택하여 마신다. 대부분 뜨거운 것은 약을 마실 때(한약)이며 찰 때는 주스를 마실 때이다.

왜냐하면 뜨겁거나 차면 그 맛을 잘 모른다는 이유도 있지만 물속의 산소 구조가 불안정한 점도 있기 때문이다.

일반적으로 맹물은 찰수록 맛있다. 그것은 온도가 낮을 때 대기 중의 온도와 차이가 심하여 물속에 다량의 산소를 포함하기 때문이며, 산소의 구조가 강결합 형태의 6각형을 이루고 있기 때문이다.

더 중요한 것은 마시는 사람의 체온과 물의 온도 차이가 클수록 맛이 좋다는 것이다. 그래서 물맛이 가장 좋은 최적의 온도는 10℃라고 말할 수 있다.

제3장 물은 생명을 유지시킨다

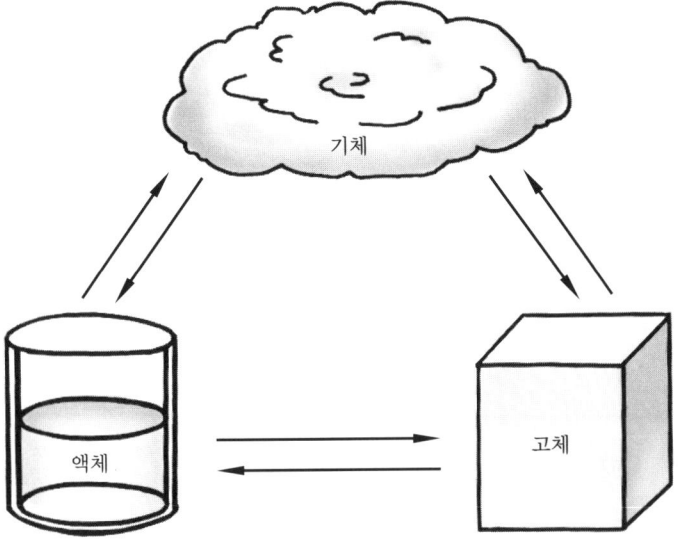

물의 특징인 3상의 상태

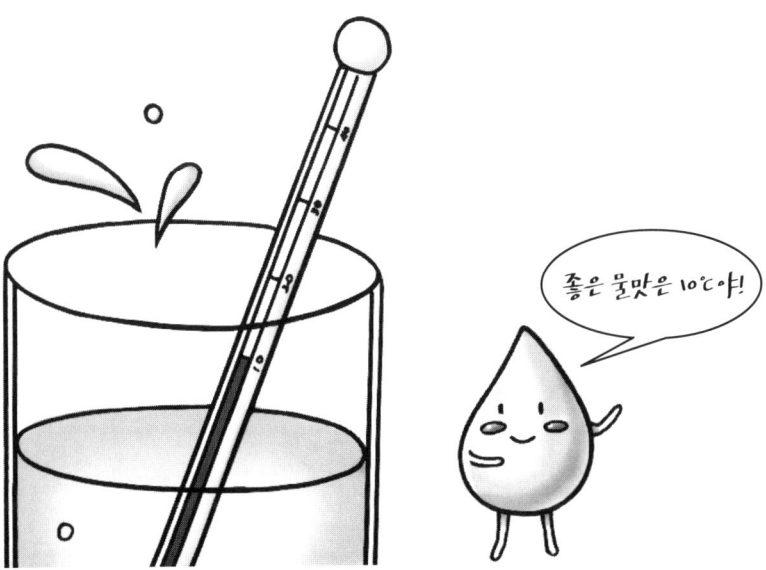

물맛은 10℃가 가장 좋다

• • • 물과 건강

문06 물맛은 녹차를 타 보면 알 수 있는가

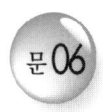 **물맛이** 좋다고 자랑하는 집의 물과 별로 맛이 없다는 물을 비교하기 위하여 같은 양의 녹차를 같은 온도에서 넣고 마셔 보면 서로 다른 맛이 난다. 녹차는 같은 것으로 같은 양을 넣었는 데도 맛이 다른 이유는 물과 관계있다.

물속에 많은 미네랄이 포함되어 있을 때와 순수한 물 중 어느 물이 녹차맛에 가까우냐고 물을 경우 누구나 순수한 물이라고 대답할 것이다.

왜냐하면 미네랄이 많은 경우, 그 미네랄이 녹차의 맛을 방해하고 있기 때문에 맛이 없고, 순수한 물은 녹차의 맛을 그대로 살려주기 때문에 맛이 있는 것이다.

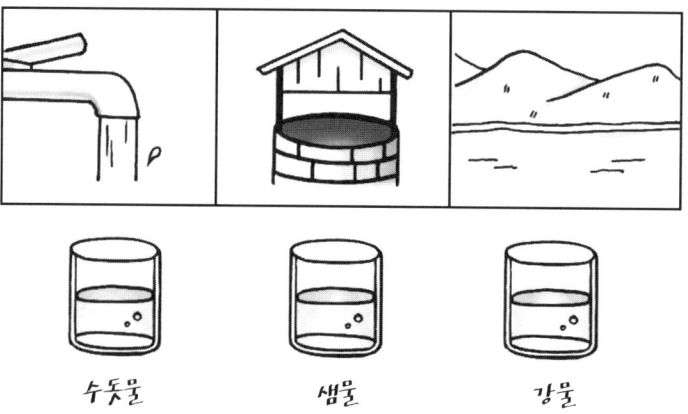

수돗물, 샘물, 강물의 물맛

문07 수돗물은 몇 초를 기다려야 맛있는 물이 되는가

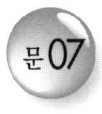 **물을** 맛있게 마시고자 할 때는 수도꼭지를 열어 놓고 약 30초 정도 물을 흘려 버린 후에 마시면 맛있는 물을 먹을 수 있다. 예를 들어, 수돗물이 온수로 나오는 아파트의 물을 대접에 받아 마시고자 입을 대면 순간 눈이 따갑다고 느낄 것이다. 이것은 물속에 들어 있는 염소가 가열될 때 기화되었다가 수증기와 함께 섞여 나오기 때문이다. 더운 물이 그럴 경우, '찬물은 어떤가' 하고 묻는다면 찬물도 마찬가지이다. 염소로 살균하는 정수법을 사용하는 곳의 상수도에서는 같은 현상이 나타난다. 그러므로 약 30초 흘려 버린 후 물을 마시는 것이 좋다.

외국에는 집안의 수도관을 동파이프로 사용하기 때문에 수도꼭지가 약간씩 샐 때는 세면대에 파란 자국이 생긴다.

그러므로 그곳에서도 수돗물을 사용할 때는 수도관 내에 있는 물을 모두 흘려 버린 다음 쓰도록 권장하고 있는 사실을 미루어 보더라도 우리의 실정을 알 수 있다.

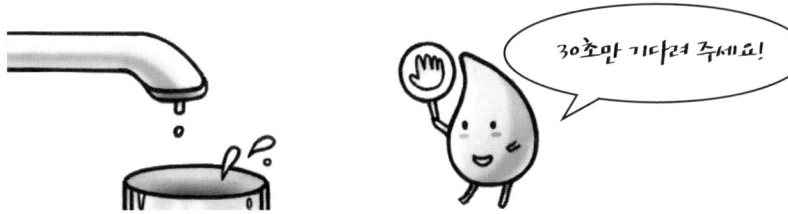

수도꼭지를 열고 30초 정도 기다리는 것이 효과적이다

문08 손쉽게 만들 수 있는 정수기는 없는가

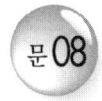 **여러분은** 간장을 담글 때, 메주를 넣고 고추를 띄우고 숯을 넣는 것을 TV에서 본 적이 있을 것이다. 그것은 살균 및 냄새를 제거하고자 하는 방법이다.

요즘 같은 첨단 사회에는 이런 말이 이해가 가지 않을지 모르나, 어떠한 첨단 학문도 과거에 기초를 두고 있다는 사실쯤은 알고 있으리라 생각한다.

어떻게 하다 보니 주제의 설명이 빗나가는 것 같아 바로잡고자 한다. 최근 이루 헤아릴 수 없을 정도로 많은 종류의 정수기가 출시되는데 왜 나오고 있는지, 아니 정수기를 왜 선호하는지에 대한 문제점은 언급하지 않고, 단지 정수기 전체에 초점을 맞추어 설명을 하기로 하겠다.

많은 정수기는 크게 4가지로 구분할 수 있다. 활성탄에 의한 여과, 역삼투(RO)에 의한 여과, 마이크로 필터에 의한 여과, 전기분해에 의한 여과 등이다. 이는 시중에서 시판되고 있는 정수기의 분류이다.

어떠한 것이 더 효과적이냐 하는 문제는 언급하지 않기로 하고, 이렇게 작은 정수기로 다량(1일 1,000L 씩) 여과한다면 어떻게 될 것인가를 미루어 생각해 볼 수 있다.

최근 가정에서 쓰고 있는 정수기 속에 많은 균이 있어 거르지 않는 것만 못하다는 신문 기사를 본 적이 있다.

정수기는 영국에서 수입된 수백만 원을 호가하는 것부터, 카다딘 방법이라고 하여 엄청나게 비싼 것들도 많다. 그러나 방법은 거의 비슷하고 그 성능도 대동소이하다.

만약 물에 대한 관심이 정말 있다면 휴일에 스스로 첨단 정수 장비를 손수 만들 수 있으며 수십만 원의 경비 절감 효과도 얻을 수 있다.

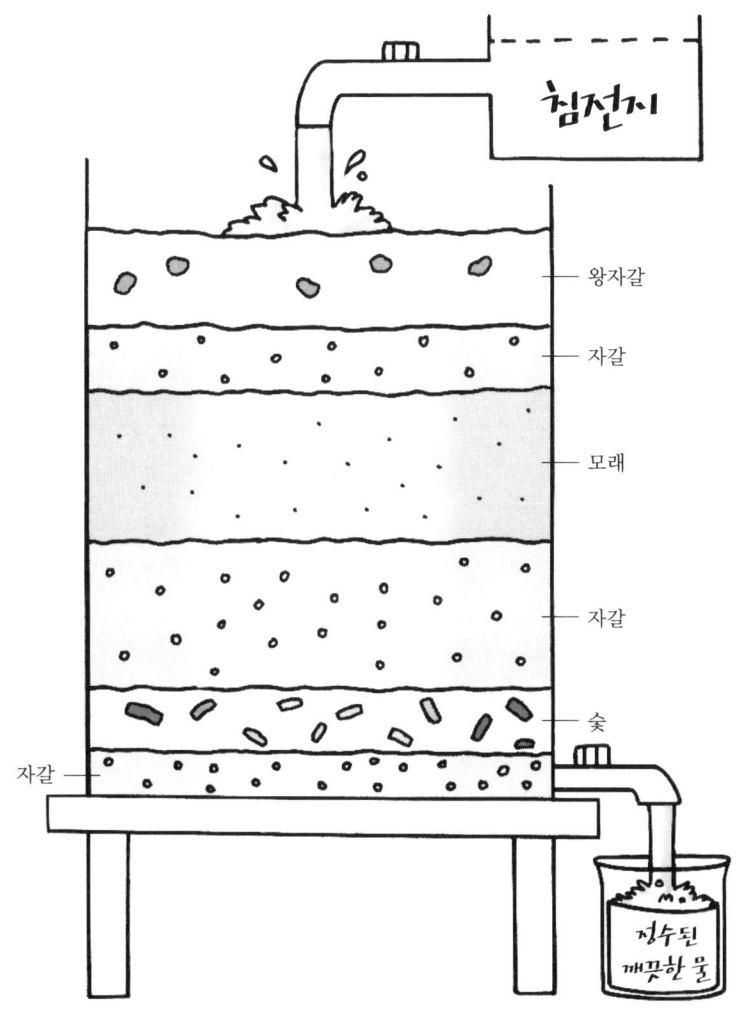

재래식으로 물을 정수하는 정수기

재래식 방법(스위스의 카다딘 방법과 동일)으로 정수기를 만들 때의 기본 재료를 소개하고자 한다.

우선 물을 받아 놓아 침전시킨다. 침전된 물을 모래, 자갈, 숯을 넣은 정수기에 부어 천천히 여과되어 나오게 하면 깨끗하고 맛있는 물을 얻을 수 있다. 거기에 사용되는 자갈과 모래의 크기는 다음과 같다.

보통 지름 2.5cm 정도의 자갈은 60cm/초 이하로 흐르는 물에서 침전시킬 수 있다. 또 지름이 1.2cm 정도 되는 자갈은 30cm/초, 가는 모래는 15cm/초, 점토는 8cm/초에서 걸러낼 수 있다. 이런 원리를 이용하여 살균 역할을 하는 숯을 통과시키면 완벽한 정수 시설로 어떠한 정수기보다 효과 만점이다.

제3장 물은 생명을 유지시킨다

문 09 물속에 왜 이상한 돌을 넣는가

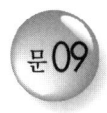 **여러분은** 다량의 물 공급을 위하여 급속히 제조하는 물에는 신선한 맛과 미네랄이 고루 들어 있지 않다는 전제하에서 탬워터(수돗물)를 생각해 볼 수 있다.

그렇기 때문에 물속에 천연석을 넣어 두었다가 물을 사용하거나, 천연석을 넣어 끓여 마시는 것이다.

예를 들면, 김치 담글 때 장기 보존하기 위해 소금을 넉넉히 넣고 그 위에 묵직한 돌로 눌러 놓는다. 그것은 김치의 숨이 죽도록 하는 것이 첫째 목적이며, 둘째는 김치의 맛내기와 소독용이다. 이런 것을 생각하면 물속에 돌을 넣는다는 것이 그리 나쁜 것은 아니라는 결론을 낼 수 있다. 그러나 돌을 잘못 선택하면 넣지 않는 것만 못하다.

우리나라와 같이 화강암이 많은 지역에서는 화강암 속에 불소가 포함되어 있기 때문에 인체에 악영향을 줄 수도 있다.

그러나 돌을 장시간 넣어 두면 돌이 갖고 있는 Fe 성분이나 기타 성분이 물에 녹아 나오게 된다. 그러므로 약간의 물 성분을 변화시킬 수 있다.

또 돌은 다공질 매체이다. 그 공극이 미세하기는 하나 물속에서 필터 또는 산소 발생 등의 역할을 하기 때문에 돌을 넣어 두는 것이 더 좋다고 생각한다.

요즘 일명 맥반석(학명으로는 석영반암)으로 물을 여과하고 전기석, 감광석, 맥반석 조각이 포장된 병의 물속에 들어 있는 것 등을 우리

생활에서 종종 볼 수 있다.

어떤 연구 보고서에 의하면, 맥반석에서 게르마늄이 나와 인체에 좋은 효과를 나타내며, 특히 장수한다는 이야기를 전하고 있는데, 게르마늄이 1~2주 간에 녹아 나올 성질의 물질이 아니며, 설령 녹아 나온다해도 그렇게 반영구적으로 사용할 수 있는가가 의문이다.

어떤 이는 이를 분석해 본 결과 효과가 없다는 결론을 얻은 사람도 있다. 단지 다공질 매체이기 때문에 여과성은 투철하다는 것이다. 이와 같다면 부석 또는 규석 종류 등을 넣는 것이 더 효과가 있지 않을까 생각한다.

위에 언급한 말은 천연적 여과 기능의 일부를 단시간에 이용하고자 하는 방법에 지나지 않는다.

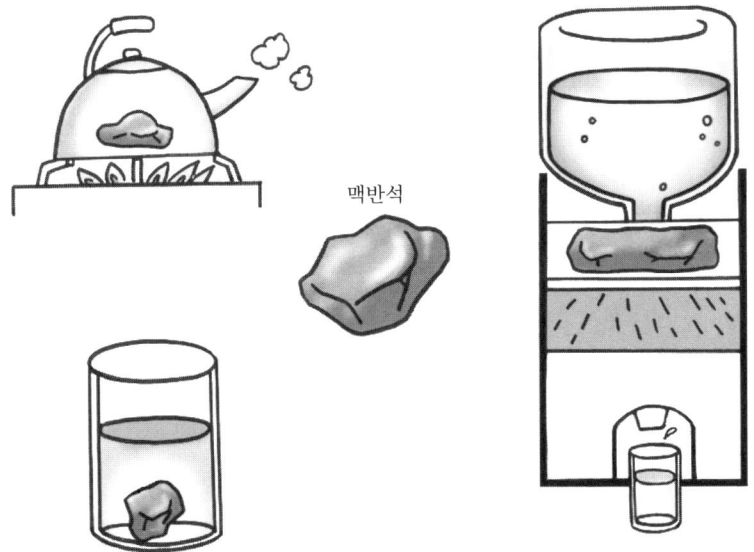

맥반석으로 물을 거르고 맥반석을 넣어 끓여 마신다

문10 맛있는 물을 찾는 방법은

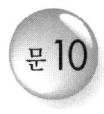 좋은 물을 찾고자 할 때는 우선 그 지방의 동네 사람들에게 물어봐야 한다. 왜냐하면 그들 나름대로 좋은 물, 맛있는 물의 기준이 있기 때문이다.

그렇다고 그것이 엉터리는 아니다. 사람들의 취향과 맛은 거의 비슷하기 때문에 동네 사람들에게 문의하는 것이 무엇보다 좋은 물을 빨리 만날 수 있는 지름길이다.

또한 그 물을 마시고 건강을 회복했다든지 등등의 여러 가지 정평이 나 있기도 하기 때문이다.

최근에는 먹지 못하는 물도 많기 때문에 주민들이 마시고 있다면 안심하고 마실 수 있기도 하다. 그러나 자칫 잘못하면 물로 인하여 수인성 병을 얻을 수도 있다는 것은 잊지 말아야 할 것이다.

지금까지 야외에서 물을 찾는 방법을 이야기 했으나, 맛있고 안전한 물은 수돗물 또는 병에 넣어 파는 생수이다.

좋은 물을 발견하여 병에 담아 와서 냉장고에 넣었다가 1주일 또는 그 이상 보관하였다 마셔도 괜찮은가라고 질문한다면, 다음과 같은 사항을 읽어 보고 스스로 판단하기를 바란다.

흐르는 물, 용천수는 물속에 유기질, 부유물질, 일반 세균, 기타 미생물의 알 등이 혼합되어 있기 때문에 일정 기간 동안 방치하면 부화하여 성장하게 된다. 또 중요한 사항은 물 그릇, 즉 유리병이나 페트병에서 이물질이 녹아 나오고 또 물속에 있는 물질이 병에 부착되는 현상이 발생하기도 한다. 그렇기 때문에 아무리 좋은 곳에서 물을 가져 왔다 해도 2~3일을 넘기지 말아야 한다.

　살균 과정을 거치고 0.002 마이크로 필터를 통과한 물은 밀봉 상태에서 1년 동안 보관할 수 있으나 샘물은 그렇지 못하다는 것을 잊지 말아야 한다. 만약 2~3일이 지난 물이라면 3분 정도 끓여서 식혀 마시면 괜찮을 것이다.

　세월이 하도 급변하여 물도 마음 놓고 마실 수 없는 환경에 도달하였다. 이제 우리들은 건강을 위하여 자나깨나 물조심을 해야 한다.

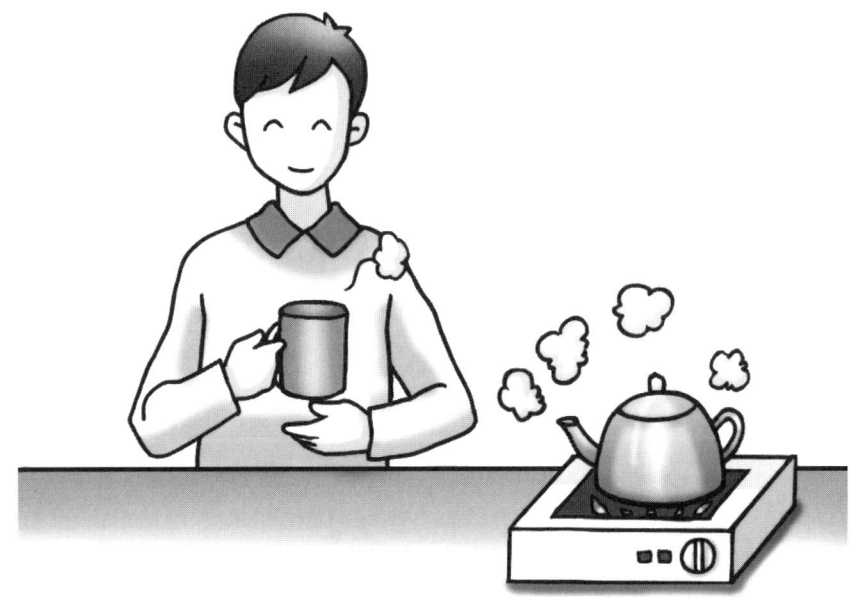

제4장

맛있는 물로 요리 만들기

문01 좋은 물이 요리의 맛을 좌우하는가

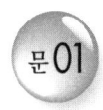 **한여름** 오이 냉채를 만들기 위해 물을 뜨러 산 넘고 고개 넘어 물 좋다고 이름난 샘까지 가서 물을 길어 오던 어린 시절이 떠오른다.

그때만 해도 우리 집의 샘물이 시원하고 양도 많은데 왜 하필이면 삼복 더위에 구태여 먼 곳까지 가서 물을 떠오라고 하셨는지 이해가 가지 않아, 놀다가 해질 무렵에 물을 가지고 나타나서 회초리를 맞았던 기억 또한 생생하다.

어머님은 오이·미역 냉채의 맛을 내기 위해 그런 방법을 택했던 것인데 철부지가 알 리 없었고, 이제야 그 마음을 이해하게 되었다.

어쨌든 순수한 물이 요리의 맛을 좌우하는 것이라 강조하고 싶다. 이렇듯 물이 순수하면 모든 요리의 제맛을 낸다.

생선을 다룰 때 물의 pH가 높은 알칼리성을 쓰면 생선 특유의 냄새가 줄어든다.

그러므로 좋은 물로 요리하면 그 맛은 재료의 맛을 내게 되므로 물이 요리의 맛을 좌우한다고 볼 수 있다.

문02 물이 막걸리에 영향을 주는가

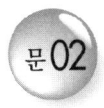 **우리의** 민속주, 즉 전통술이라고 일컫는 막걸리를 빚는 데는 물이 그 맛을 좌우한다고 알고 있다.

막걸리는 발효 식품으로 어떻게 발효되느냐의 문제보다 그렇게 되는 과정의 농도 변화가 더 중요하다고 생각한다. 그러므로 서울 근교에서 막걸리하면 이동 막걸리를 손꼽고 있는데, 그것은 두말할 여지 없이 물맛 때문이라고 이구동성으로 말하고 있다.

그 지역의 지층 구조는 철원 전곡으로부터 현무암이 화강암 위에 분포되어 있는 지질 구조이다. 그러므로 다공질 매체인 현무암을 통하여 흐르는 물은 자연 상태에서 충분히 정수 과정을 거쳐 나온다. 그런 곳에 샘을 뚫고 물을 퍼올려 술을 빚었기 때문에 막걸리의 맛이 일품이다. 막걸리 맛은 지방마다 조금씩 달라 지방색을 지니고 있다고 한다. 그것이 바로 그 지방의 물맛이라고 생각하면 된다. 막걸리도 풍부한 미네랄이 들어 있는 물보다는 저농도의 성분을 가진 물로 만들면 제맛이 난다.

최근 민속주 제품화 과정에서 순수하게 자연 상태의 물을 이용하여 술을 빚은 결과 도수는 1~2도 상승하였고 맛도 더욱 좋아졌다는 보고가 있다. 술에 넣어 마시는 얼음 역시 인공적으로 얼린 얼음보다 만년설 지역의 빙하의 얼음을 위스키에 넣어 마시면 그 맛이 더욱더 좋다는 이야기를 들은 적이 있다. 그것은 순수 그 자체에서 고유한 술맛을 그대로 내기 때문이다.

• • • 물과 건강

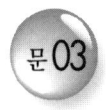

문 03 물이 두부에 영향을 주는가

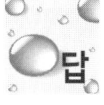

많은 사람들은 두부가 어떠한 과정을 거쳐 만들어지는지 모르고, 또한 두부가 콩으로 만들어진다는 사실 조차도 모르고 있는 사람들도 있을 것이다.

도시에서는 두부 만드는 것을 흔하게 볼 수 없을 것이다.

시골 어머니들은 명절이나 잔치 때 두부를 집에서 직접 만들었다. 그러나 두부를 성형하기 위해 간수를 넣어도 두부가 엉키지 않는 일이 종종 있다. 이것은 물이 나쁘기 때문이다.

물속에 철분, 인 등이 다량 함유되었을 때는 두부 성형이 잘 안 된다. 그래서 깨끗하고 맛있는 물을 심산유곡에서 길어 와 두부를 만든다. 따라서 두부를 만들기 위해서는 좋은 물이 필요하며, 물이 두부 생산에 크게 기여한다고 말할 수 있다.

두부를 만들 때 위에 언급한 성분 이외에도 다른 성분들이 기준치이상 들어 있을 경우에는 두부가 잘 만들어지지 않는다. 두부 성형에서 순수한 물을 사용했을 경우는 아주 적은 양의 간수로도 쉽게 두부가 성형된다.

그러므로 오염된 물을 사용하여 두부를 성형한다면 간수의 사용량이 늘어나므로 경제성이 줄어든다. 물이 수질 기준에 적합할수록 두부도 잘 만들어지는 것이다.

최근 해양심층수를 이용해서 만든 두부의 탄력성이 놀라울 정도로 큰 것을 보면 좋은 물이 두부도 맛있게 만든다는 결론을 내릴 수 있다.

제4장 맛있는 물로 요리 만들기

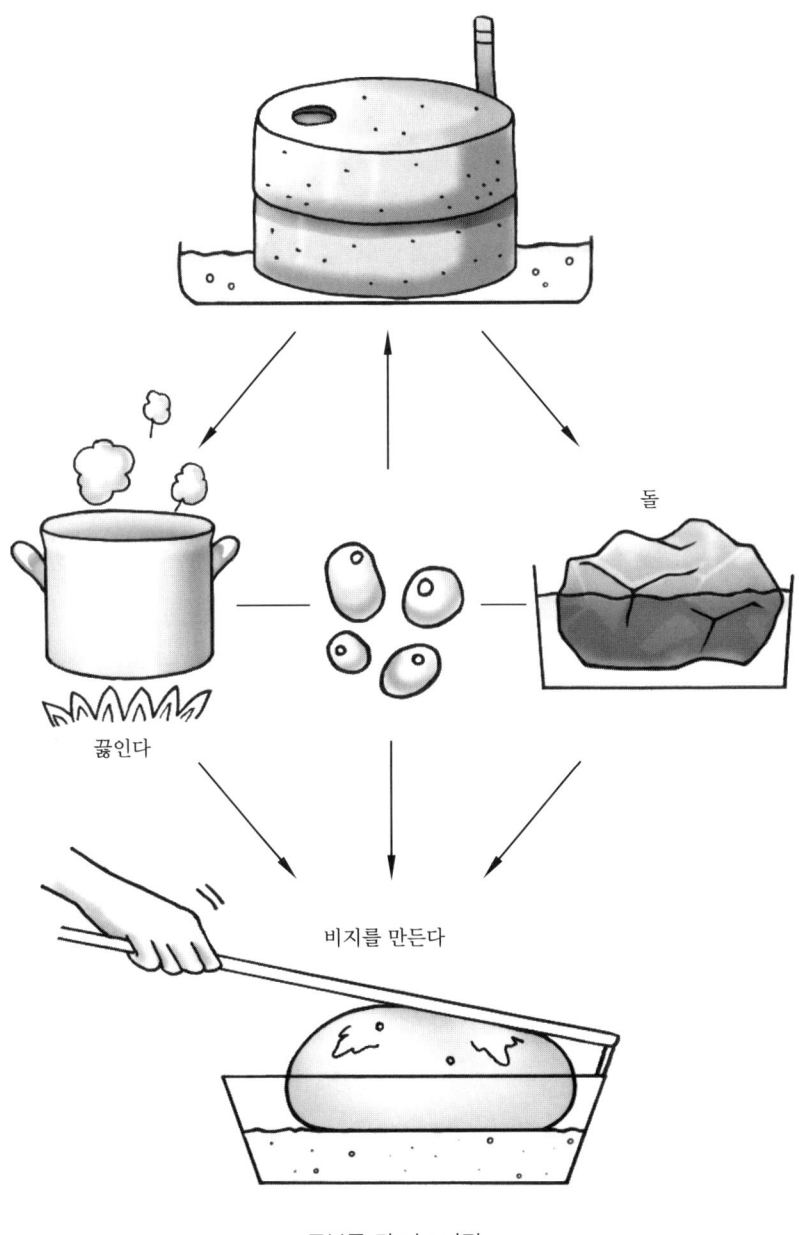

두부를 만드는 과정

문04 밥맛은 물맛과 관계있는가

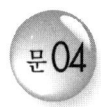
밥은 물을 다량 포함하고 있는 요리 중의 하나이다.
밥을 먹을 때 반찬이 맛있어 많이 먹는 경향도 있으나 그것보다 더 중요한 것은 밥(쌀밥)의 맛이다. 영양적으로는 이와 같은 식사법을 권장할 수 없으나, 우리나라는 전통적으로 쌀밥 문화이므로 밥 없는 식사는 생각할 수도 없다.

밥은 물을 섞어서 만들기 때문에 물의 성질에 따라 밥맛이 다르다. 밥의 65%가 물이기 때문에 만약 물이 좋지 않다면 그 밥은 맛이 없을 것이다.

이와 같은 증거는 대도시의 물, 특히 수돗물 중에서도 물맛이 좋지 않은 곳의 밥은 같은 쌀로 밥을 지어도 푸슬푸슬한 것에서 찾을 수 있다. 물맛이 좋은 곳에서 지은 밥은 기름기가 짜르르 나는 것이 먹음직스럽고 밥맛이 좋다.

예를 들면, 충북 단양 지방의 지하수는 칼슘 성분을 많이 포함하고 있다. 이런 물을 이용하여 밥을 지으면 서울의 밥과는 다른 맛을 나타낸다. 밥알이 각각 따로 놀고 있으며, 알칼리성 물이므로 쌀 속의 조직이 발색되어 흐릿한 황색의 밥이 된다.

또 칼슘은 식물 조직을 딱딱하게 하는 경향이 있다. 따라서 어떠한 점성이 있는 쌀이라도 칼슘이 많은 물로 밥을 지으면 푸슬푸슬한 윤기 없는 이상한 맛의 밥이 된다. 이런 밥은 반찬이 진수성찬이라도 의미가 없다.

제4장 맛있는 물로 요리 만들기

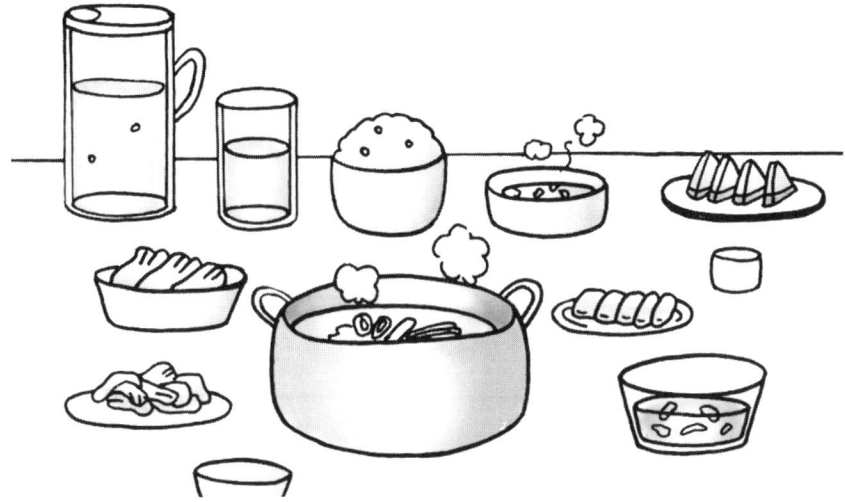

식탁에 놓인 요리의 대부분은 물로 만들어진다

그러므로 밥짓는 데는 물의 영향이 지대하다는 것을 이해할 수 있다. 최근 웰빙의 바람이 불어 밥짓는 데도 약수물로 지으면 건강에 좋다고 하여 그런 음식점들이 문전성시를 이루고 있다.

문05 면천의 두견주는 왜 비싼가

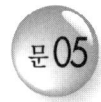
답사 도중 민속주가 유명하다 하여 우연히 생산지에 들렀다. 점심 식사 겸해서 마셔볼까 하고 사오도록 했으나 일요일이라서 양조장의 문을 닫았다고 한다. 그 말을 듣고 있던 음식점 주인이 두견주를 드시겠느냐고 물었다. 그래서 한번 시음해 보겠다고 하니 양주병에 담근 술을 보여주면서 만팔천 원이라고 하기에 너무나 기가 막혀 술이 물로 변했던 경험이 있다.

두견주는 충청남도 당진군 면천면 면천읍내에서 생산되는 전통주이다. 그곳에서도 단 한 군데 밖에 그런 술맛을 낼 수 없다고 한다. 그것은 바로 물 때문인 것이다. 여러 우물들이 있으나 단 한 곳의 물을 이용해야만 두견주를 만들 수 있다고 한다. 그래서 희소성에 의해 가격이 비싼 것이다.

지질 구조적으로는 시생대 지층인 편암이 깊게 풍화되어 있어 특징적인 지질구조를 갖고 있지 않았다. 기타 쉽게 알 수 있는 pH, TDS, Temp, 전기 전도도 등은 거의 같은 패턴이었다.

그러나 어느 특정 우물만이 두견주를 만들 수 있다는 것에 대해 더욱 신비하게 느꼈다.

이렇듯 물이 술에 미치는 영향을 그 누구도 부정할 수 없었다.

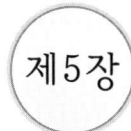

우리 몸과 물과의 관계

문01 물은 생명 활동 무대로 필요한가

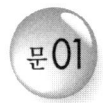 **생물학이란** 생물의 형태·분류 등을 취급하는 학문으로써, 일반인들에게 관심이 높은 학문이다. 가끔씩 신문지상에 보도되는 생태계에 관한 문제라든지, 유전자 조작으로 땅콩나무에 토마토가 열리는 등의 신기한 일들이 바로 생물학의 분야이다.

최근 분자 생물학의 발전 속도는 눈에 두드러지게 나타나서 유전자 구조의 해명, 생물 자기복제의 메커니즘을 설명할 수 있는 큰 성과를 거두고 있다. 더불어 유전공학의 발전으로 대장균을 이용하여 사람의 인슐린을 만드는 신화 같은 일들이 인간에 의해 연구되어 이루어지고 있다.

따라서 유전자의 프로그래밍에 의해 합성된 단백질도 물에 녹아서 전해질로써 필요하게 되기 때문이다.

구약성서에서는 신이 이 세상을 창조할 때, 물은 하늘에서부터 와서 바다와 육지를 나누어 놓고 생물을 만들었다고 했다. 우주에 띄우는 인공위성도 다른 행성에 생명체가 존재하고 있는가를 확인하는 데 큰 역할을 담당하고 있다.

우리들의 몸에서 물은 두 가지 방법으로 체온조절을 담당하고 있다. 그 하나는 물이 큰 열흡수력을 갖고 있으므로 체내에서 발생하는 열을 흡수하는 것이다. 사람의 몸에서 발생되는 열량이 체내에서 물에 의해 흡수되지 못한다면 사람의 체온은 아마도 40℃를 훨씬 넘을 것으로 예상된다.

제5장 우리 몸과 물과의 관계

또 한 가지는 물은 큰 기화열에 의해 땀이라든지 호흡기 중에 포함된 증기로써 체온을 내리는 데 큰 역할을 하고 있다.

그러므로 살아 있는 생명체는 물로 온도 조절을 함으로써 지구 환경에 적응하는 방법을 택하고 있다.

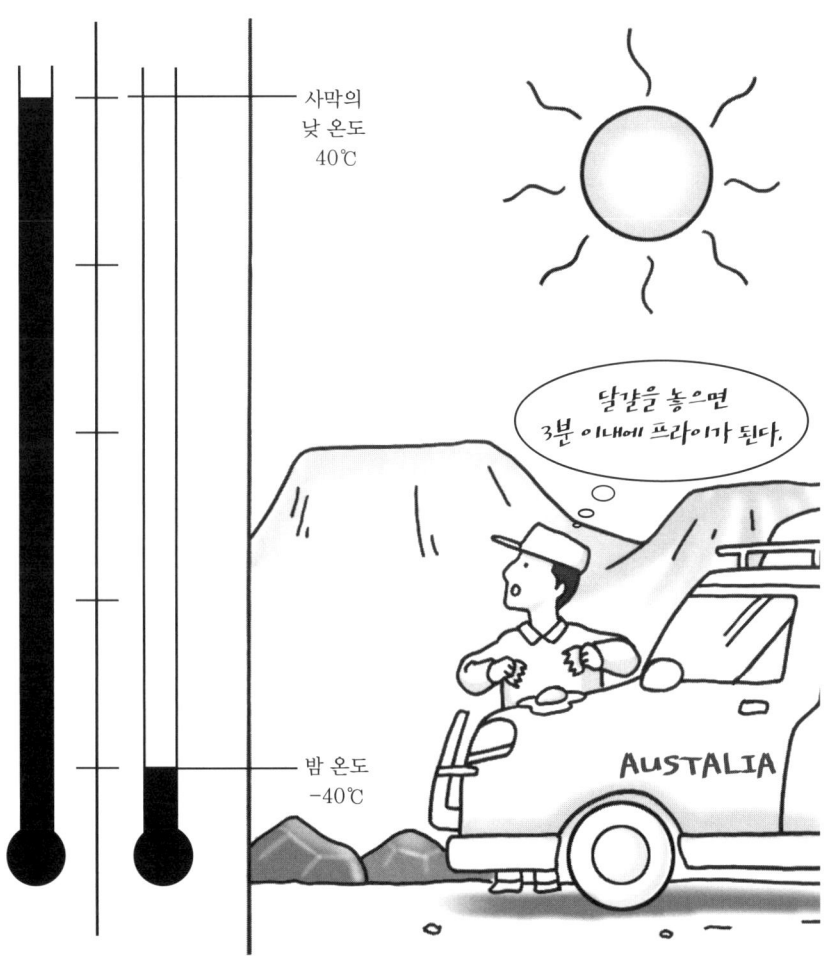

호주에서 사막을 여행할 때 사막의 일기상 변화의 차이가 ±40℃

• • • 물과 건강

문02 물은 물질을 잘 녹이는 성질을 갖고 있는가

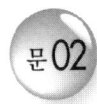
우리나라의 충청북도, 강원도 일부 지역에는 석회암이 넓은 지역에 분포되어 있다. 이러한 곳의 지형 중 특히 충북 단양군 매포면 여천리의 산은 힘이 센 장수가 걸어 다닌 것 같은 발자국이 여기저기 산재해 있다. 그리고 어떤 산에서는 양떼가 풀을 뜯은 것 같은 모양의 돌들을 볼 수 있다. 그리고 신단양읍 다리 건너 있는 고수동굴의 웅장함과 천둥굴의 절묘함은 대자연의 신비일뿐만 아니라 요술쟁이 같은 물이 빚어낸 작품이다.

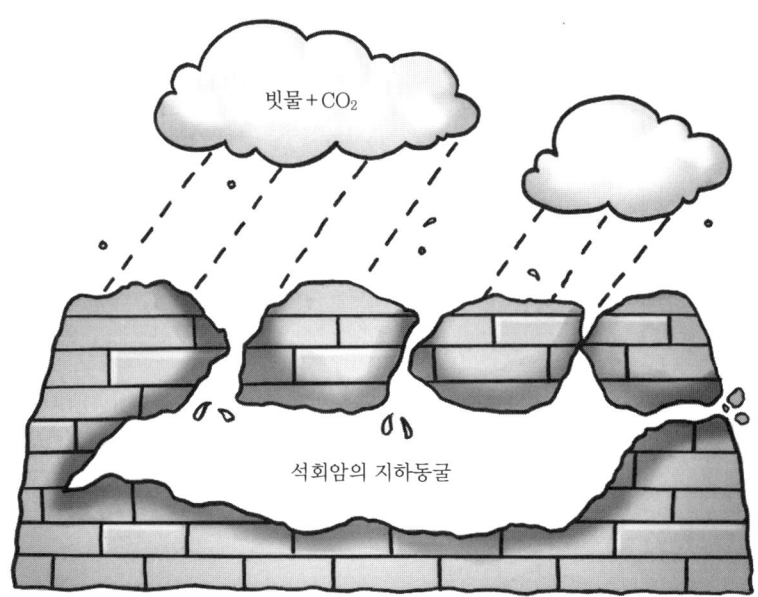

빗물에 의해 석회암 지역에서 돌리네와 지하동굴을 만든다

이와 같은 현상은 물이 갖고 있는 특징 중의 하나인 물질을 잘 녹이는 성질 때문에 나타나는 것으로 물 분자를 이루고 있는 수소 원자(H)와 산소 원자(O)는 서로 강하게 전기적 분극을 이루고 있는 상태이다.

물은 몸에서도 이와 같이 여러 가지를 녹임으로써 생명 활동을 지원하고 있다.

예를 들면, 혈액 중의 물 1L에는 70~80g의 단백질이 녹아 있다. 그 종류는 각종 호르몬, 면역에 관계된 항체나 보체, 철이나 호르몬을 운반하는 캐리어 프로테인, 효소, 혈액을 응고시킬 수 있는 인자로써 현재 알고 있는 것은 80종 이상이다. 액체에는 포도당, 아미노산, 지방산, 전해질, 미네랄 등이 녹아 있다.

전해질은 생명 현상과 아주 깊은 관련을 맺고 있다. 우리들의 몸속에서 심장이 뛰고 있다는 것은 살아있다는 증거이며 그것을 확실하게 전달하는 것은 심장 근육의 전위차에 의해서이다.

이런 전위차를 만드는 것은 세포의 내외 사이의 나트륨 이온의 움직임이다.

이와 같은 것을 생각하더라도 전해질은 생명 현상과 깊은 관계를 갖고 있으며, 생명 현상은 물에 의해 녹아 있는 물질의 힘이라고 말할 수 있다.

문03 나이를 먹을수록 몸의 수분이 마르는가

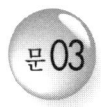 **인체** 내의 물을 측정한 수분량은 유아일 경우 체중의 약 80%이며, 나이를 먹을수록 수분이 줄어드는 경향을 나타내고 있다.

그러므로 보통 남자의 경우 수분이 약 60%, 여자는 약 55%이며, 살찐 어른은 약 40%인데 이것은 지방 조직 속에 수분량이 적기 때문이다. 즉 나이를 먹는 것에 따라 몸속의 수분은 어린아이 때보다 점점 줄어든다.

이와 같이 물의 양이 적어지는 것은 노화 현상의 특징이며, 세포의 기능이 쇠퇴하여 활발하지 못한 섬유조직으로 바뀌어 가기 때문에 발생되는 것이다. 몸의 근육, 신경, 신장, 간장 등의 활동할 수 있는 세포들이 점차 감소하여 딱딱한 섬유조직이 많아진다. 그러므로 섬유조직은 활동적 세포에 비해 물 함량이 적다.

사람이 나이를 먹을수록 무엇보다 뚜렷하게 감소하는 것은 근육이다. 지방이 적어지는 경우는 그리 많지 않다.

따라서 사람의 몸 전체로 볼 때, 나이를 먹음에 따라 체중이 감소하여 체내의 수량도 감소하게 된다. 또 세포의 활동이 둔해지면 세포 중에 포함되어 있는 물이 줄어들어 한편으로 동맥경화증이나 신장 기능 감퇴의 현상이 일어난다.

고령자는 몸의 수분 부족을 느껴서 이것을 보충하려 해도 생리적 조절 기구가 말을 잘 듣지 않는다. 그래서 고령자는 수분 결핍으로 인해 탈수 상태가 자주 발생된다. 만약 무리하게 수분 보충을 하려고 노력하면 위와 심장에 부담을 주어 마음이 불안해진다.

그러므로 우리의 몸속에 들어 있는 물의 양으로 연령을 알 수 있다고 말할 수 있다.

이렇듯 우리 몸에서 물은 중요한 위치를 차지하고 있다.

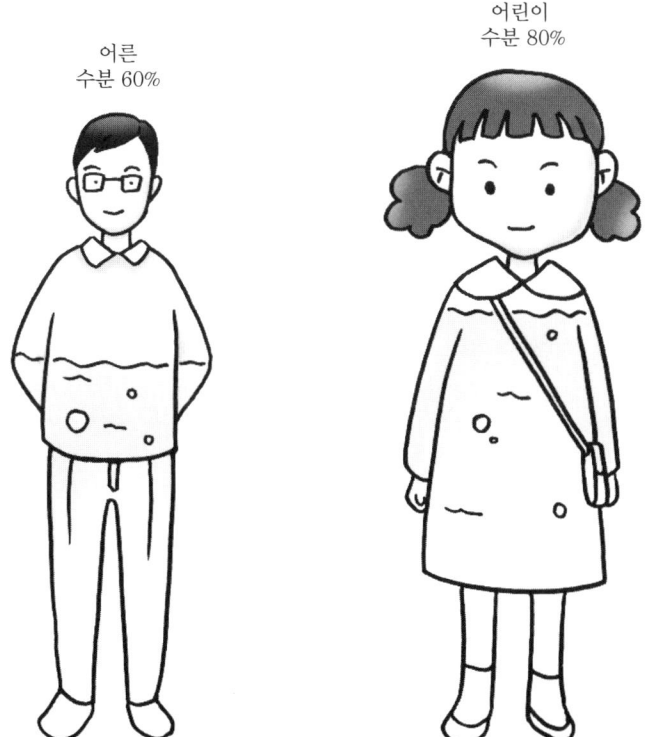

어린이와 어른의 체내수분 비교

문04 체내의 물의 양은

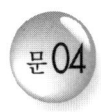 **사람의** 몸속에 있는 물을 측정하는 방법에는 여러 가지가 있다. 한 뿌리의 야채나 한 점의 고기에 포함되어 있는 물의 양을 측정하려면, 우선 그 무게를 재고 그 다음 완전히 건조한 후 그 무게를 재어 먼저 무게에서 건조한 후의 무게를 빼면 물의 양을 얻어낼 수 있다.

그런데 사람은 이와 같은 방법으로 몸에 있는 물을 측정할 수 없으므로 희석법을 사용하여야 한다.

양동이에 가득 차 있는 물에 1mL의 잉크를 넣어 잘 저은 후 적은 양을 취하여 잉크의 농도를 측정하면 1mL 중에 잉크가 어느 정도 희석되어 있는가를 알 수 있다.

희석법에 의한 측정 시 지시약으로는 잉크와 같은 색소 외에 여러 가지 물질의 방사성 동위원소가 사용되고 있다. 방사능은 초미량의 물질이라도 측정 가능한 특성을 갖고 있다.

지시약을 혈관에 주사하여 혈액과 혼합되도록 하게 하고 이 약이 각 혈관을 통하여 움직이는 시간을 측정한다든지 세포에 지시약을 사용하여 수분량을 측정할 수 있다.

이렇게 하여 측정한 물의 양은 개개인에 따라 조금씩 다르나 체중의 약 75% 이상의 물을 지니고 있다고 말할 수 있다.

문 05 세포의 겉과 안의 물은

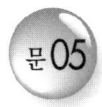 **우리** 몸속에 존재하고 있는 세포액은 세포 내액과 세포 외액으로 구분된다.

세포 외액은 혈액의 성분으로서 혈관 중에 흐르는 것과 혈관 외의 것이 있다. 그리고 세포의 간격(공극)을 꼭 채우고 있는 것(조직 간격액)이 있다.

그 외에는 소화액으로 소화선에서부터 분비되어 분비관 속에 머무르는 수분과 관절, 흉막, 심장 등의 사이에서 운동하는 장기에 윤활유적 역할을 하는 물, 뇌척추액으로써 뇌나 척추를 보호하는 물이 존재한다.

세포에 관련된 물의 비율을 조사해 보면 일반적으로 세포 내액이 약 67%, 세포 외액이 약 33%(이 중 약 3/4은 조직 간격액이며, 약 1/4은 혈액의 수분)이다. 조직별 분포는 근육(43.4%), 피부(20.6%), 혈액(6.5%)의 순이다.

체내의 물분포

세포 내액 67%	세포 외액 33%	
	조직 간격액(3/4)	혈장(1/4)

일반적으로 볼 때, 혈액 중의 물은 혈장 속에 포함되어 있는 수분을 말한다.

우리들은 연 1회씩 병원에서 신체검사를 받을 때 세분화된 검사를 위하여 혈액을 뺀다. 빼낸 뒤에는 청결한 시험관에 넣고 혈액의 응고 상태를 관찰한다. 수혈을 하거나 헌혈을 할 때 혈액이 응고되지 않도록 응고 방지제를 첨가해서 보관해야 한다.

이렇게 응고 방지제를 넣은 혈액을 시험관에 넣고 원심분리기로 분리시키면 아랫부분에는 혈액 중의 세포 성분인 적혈구, 백혈구, 혈소판이 침전되고, 윗부분은 액체 성분으로 분리된다.

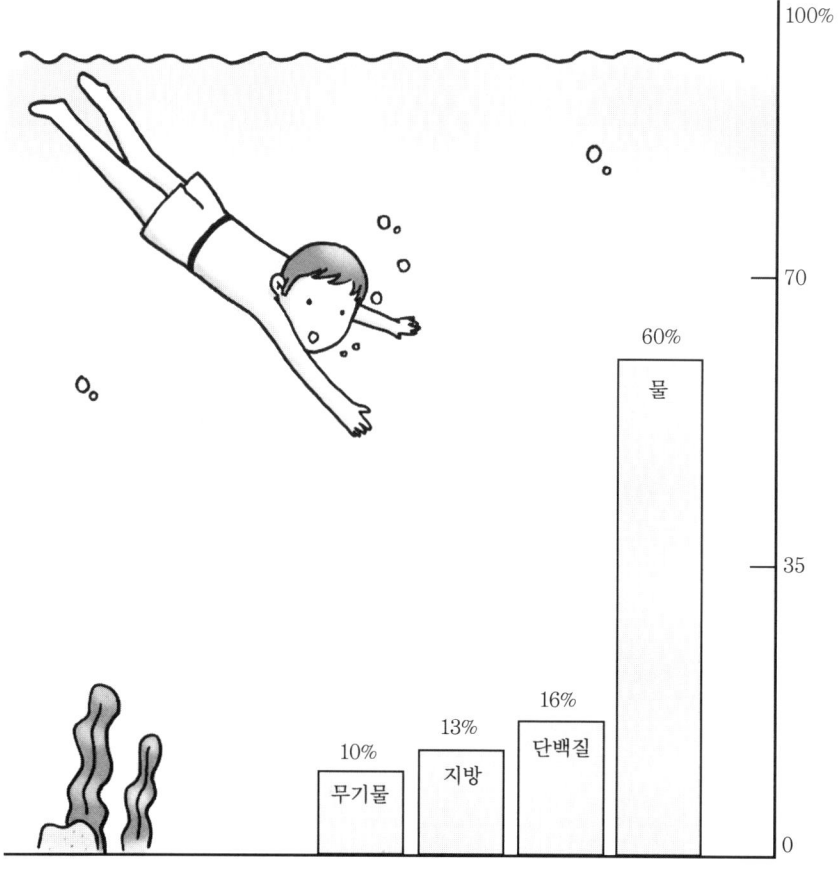

인체에서 물이 차지하는 비율

여기서 실험관 상층부에 있는 약간 황색을 띠는 것을 혈장이라 한다. 전체 혈액 중에 물 함유량은 약 80%, 혈장 중의 물 함유량은 약 91%가 된다. 혈중 수분량은 출생 시 최저 74%, 생후 300~400일에 최고 83%로 성장한다.

혈액은 혈관을 따라 흐른다. 그러므로 혈관은 동맥, 모세관, 정맥과 연결되어 폐쇄회로를 만들고 있으며, 폐순환계와 대순환계 등 2개의 경로가 있다.

심장의 우심실에서 출발하여 폐동맥→ 폐모세관→ 폐정맥→ 심장 좌우 심방과 같이 흐르는 것을 폐순환계, 좌심방-좌심실에서 출발하여 대동맥→ 전신의 모세혈관→ 대동맥으로 흘러 우측의 심방으로 돌아오는 것을 대순환계라 한다.

혈액 중의 물은 전해질과 모세혈관의 벽을 통하여 혈관 밖으로 새어 나와 세포 사이의 공극을 채우는 조직 사이의 액이 된다. 세포 내의 물의 특수한 성질은 영하 70℃에서도 얼지 않는다는 것이다. 왜냐하면 물의 빙점은 0℃이나 물에 무엇인가 녹아 있으면 빙점이 낮아지기 때문이다.

• • • 물과 건강

문 06 체내의 물순환 계통은 어떠한가

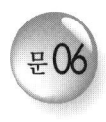 **일반적으로** 물은 액성이라서 높은 곳에서 낮은 곳으로 흐르는 특성을 갖고 있다.

그러나 우리들의 몸속에서는 이와 같은 지구 자연의 법칙이 적용되지 않는다고 말할 수 있다. 즉 체내에서는 낮은 곳에서 높은 곳으로도 흐르기 때문이다. 어쨌든 일반적 법칙이 적용되지 않는다는 점이 흥미롭다고 말할 수 있다.

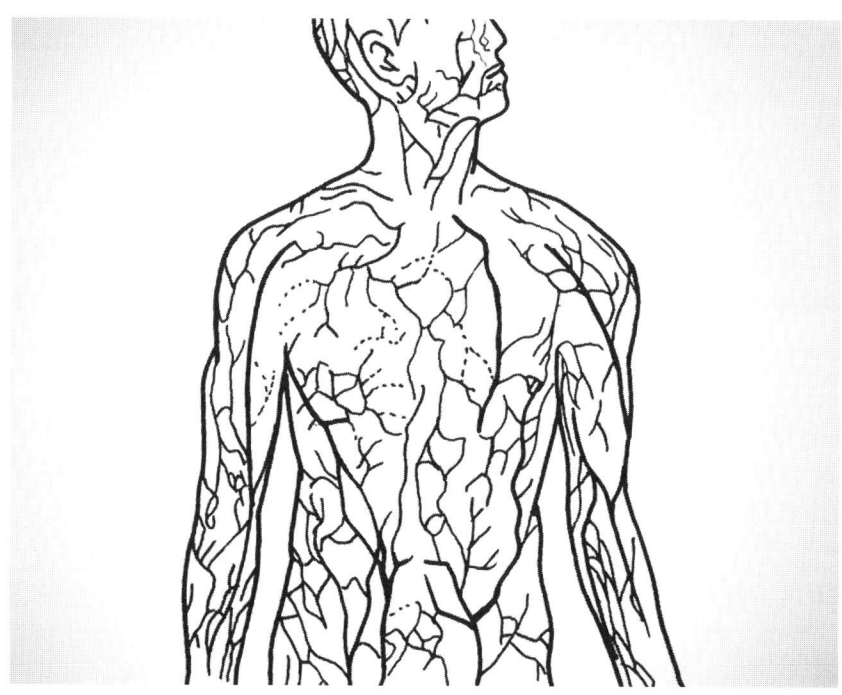

인체 내의 혈관(수맥) 계통은 복잡하다

이와 같은 현상은 물이 체내의 공극에 들어가기 때문이며, 세포막을 통하여 이동하는 에너지가 필요하기 때문이다. 체내의 물의 이동은 다음과 같은 종류의 에너지가 그 역할을 하고 있다.

높은 곳에 있는 물은 위치 에너지를 갖고 있다고 말한다. 그러므로 우리의 몸속의 정맥 중의 혈액도 위치 에너지를 갖게 된다.

우리들은 아침 조회 시간 또는 훈련을 받을 때 밖에서 오랜 시간 서 있을 경우가 있다. 이때 발의 정맥은 위치 에너지에 의해 압력을 받아 모세혈관 속에서 밖으로 물을 밀어내는 힘 때문에 세포 사이의 액이 증가함으로써 다리가 퉁퉁 붓거나 무겁다고 느끼는 것이다.

순두부를 딱딱하게 만들기 위하여 베자루에 넣고 긴 방망이로 지그시 누르면 물이 자루의 공극을 통해 나온다. 이런 것을 압력이라 말할 수 있다.

우리의 몸에서 심장의 수축 작용(펌프와 같은 작용)에 의해 동맥 중의 혈액이 압력을 받게 되는 것을 '혈압'이라 일컫는다. 혈압은 심장에 가까울수록 높고 멀수록 낮아지므로 모세혈관에서는 수은주 15~30mm 정도가 된다. 이렇게 혈관의 압력 때문에 몸 내부의 물 균형이 이루어지면서 순환을 하고 있는 것이다.

이와 같은 현상 속에 체내의 물은 세포로부터의 발산·침투를 방지하는 역할을 담당한다.

예를 들어, 큰 도가니를 묻고 그 위에 사다리를 놓고 사람이 그 위에서 대변을 보도록 된 약간 개량된 한국식 화장실의 사건을 소개해 보겠다. 우리의 전통 혼례 중 신랑이 장가가면 으레 동네 청년들이 신랑을 달아매고 야단법석을 치며 술도 먹이게 된다. 술에 취한 신랑은 낯설은 화장실에 가서 일을 보다 잘못하면 아래로 빠지게 된다.

이때 도가니에 빠진 신랑은 3개월을 못 넘기고 죽게 된다는 이야기가 있다.

이와 같은 현상은 체내와 인분통의 농도 차이에서 오는 침투 현상과 균에 의한 영향으로 인해 일어나는 것이다.

이런 현상을 좀 더 구체적으로 설명하면, 물은 우리 몸의 외부(세포를 포함)에 막을 형성하여 물질 이동의 균형을 이루게 한다. 만약 오렌지를 매일 10개씩 먹으면 얼굴 중 입가에 노랑색이 나타난다. 이것은 고농도의 물이 막을 이룬 물보다 높아 체내(세포)로 침투하여 체류하기 때문이다.

그렇다면 일상적으로 마시는 물로는 그 농도가 높지도 낮지도 않은 물, 즉 천연 상태의 물이 가장 적합하다는 결론을 얻을 수 있다.

그럼, 삼투압에 대해 이해가 되었으리라고 믿고, 역삼투압에 대해 설명해 보겠다.

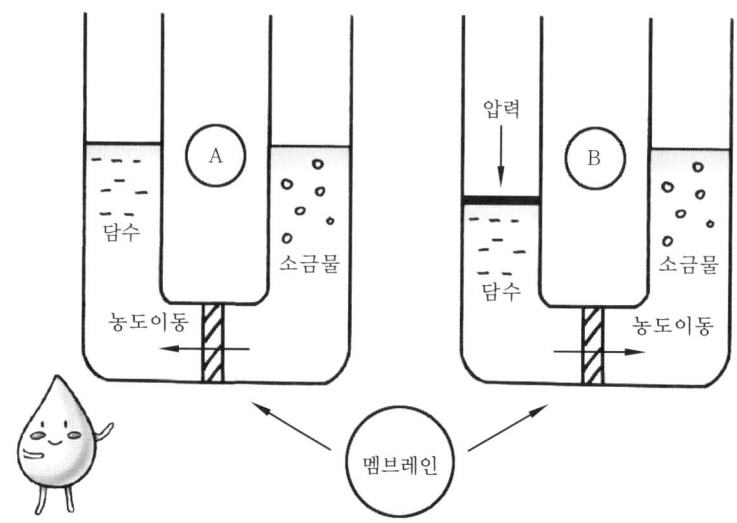

물의 농도에 따라 성분 이동이 일어난다

고농도의 물분자가 저농도의 물분자로 이동하는 것이 일반적 현상이다. 역삼투압은 이와 반대의 현상이다. 자연 상태에서 그림 Ⓐ와 같이 고농도의 물이 저농도의 물로 이동을 하나, 저농도에 압력을 가하면 Ⓑ와 같이 물속에 있는 미량의 물질이 고농도 쪽으로 이동하여 물은 더욱 깨끗한, 즉 저농도의 물이 된다.

이런 현상을 '역삼투압' 현상이라 하며, 이와 같은 작용이 우리 체내에서 자연스럽게 진행되고 있기 때문에 고농도의 물질을 마시거나 먹어도 늘 균형을 유지한다.

그러나 병균이 침입하여 신체의 균형을 잃게 되면 이런 현상 역시 균형을 이루지 못하므로, 체내의 물 농도에 따라 마시는 물의 농도를 조절하면 쉽게 병으로부터 해방될 수 있다는 이론적 근거를 갖게 된다.

그리고 이름난 약수터의 물을 마시고 병이 나았다는 말들이 있는데, 이것이 물로 병을 다스릴 수 있다는 증거이다.

물속의 농도 이온은 전해질에 의해 움직이게 된다. 즉 나트륨 이온을 세포에서 밀어내게 되면 칼륨 이온이 세포 속으로 이동하게 된다. 이와 같은 전해질의 이동을 '능동적 수송'이라고 말할 수 있다.

이와 같은 펌프를 움직이는 에너지는 ATP라고 말하는 인화합물에 의해 공급된다.

예를 들면, 오토바이를 타고 언덕을 올라가고자 할 때 엔진의 회전수를 더 빨리 하거나 기어를 저단으로 하고 액셀러레이터를 밟아 엔진을 빠르게 회전시켜야 언덕을 올라갈 수 있다. 이것은 엔진에서부터 강한 에너지를 바퀴에 전달하기 때문이다. 사람에게 있어서 에너지는 포도당의 산화에 의해 생긴 높은 에너지가 인산 형태로 축적된 것이다.

연소는 공기 중에서 산화하여 높은 온도를 내는 것으로 짧은 시간에 일어나지만, 몸속에서 일어나는 산화는 많은 단계의 화학 반응이 연쇄적으로 진행되는 형태로 발생한다.

이를 크게 구분하면, 두 단계로 구분한다.

제 1단계는 포도당이 유산으로 변화하는 반응으로, 산소가 없어도 진행되는 '해당 작용' 또는 '엔부틴 마이야 호프'의 경로라고 말한다.

제 2단계의 TCA 사이클은 유산이 산소를 받아가면서 조금씩 탄산가스를 방출하는 연쇄 반응으로 에너지를 발생시킨다.

이렇게 발생한 에너지는 ATP라는 인산의 형태로 축적된다. 이런 과정에서 물속의 여러 성분과 산소가 중요한 역할을 담당하게 되므로 좋은 물이 필요하게 된다.

문07 물은 몸속에서 어떻게 용매작용을 하고 있는가

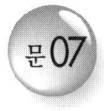 **우선** 물에 녹아 있는 물질은 사람의 체내에서 반응이 일어나기 쉽다고 전제한다. 지구촌의 생명을 가진 모든 물체는 생명을 유지하기 위하여 연속적으로 화학 반응을 일으키고 있다. 이런 현상을 생명 현상의 특징이라 한다.

생명 현상은 에너지를 만드는 것이므로 어떻게 하면 손실 없이 에너지를 얻고 물질 반응을 일으키는가가 중요한 과제이다. 일반적으로 물질은 물에 녹아 있으면 그 반응이 쉽게 진행된다.

이와 같은 예로는 소금을 들 수 있다. 공기 중에서 소금 분자를 파괴하고자 할 때는 많은 에너지가 필요하다. 그러나 물속에서 소금은 아주 간단하게 나트륨(Na^+) 이온과 염소(Cl^-) 이온으로 쉽게 분리된다. 이것은 물속에 여러 전해질을 포함하고 있기 때문이며, 이것은 생명 활동을 유지하게 한다.

일반적으로 어른 몸속의 나트륨 총량은 60g(2000mEq) 정도이나 그 중 대부분이 세포의 외액 중에 존재하고 있다. 나트륨은 체내에서 대부분의 이온을 차지하고 있으므로 체액의 양, 침투압, pH 조절, 신경, 근육 기능 등의 중요한 역할을 담당하고 있다.

섭취된 나트륨의 대부분은 거의 무제한 흡수된다. 흡수된 나트륨은 대부분 신장으로부터 아주 적게 배설되기도 한다. 기온이 높아지면 땀을 흘리게 되는데 이와 같이 발산되는 땀에 많은 양의 나트륨이 포함되어 있다. 성인이 하루에 섭취해야 할 나트륨의 필요량은 4～6g 정도로써, 오줌으로 배설하는 양은 약 3g이나 이 양은 섭취량에 따라서 증감한다고 본다.

우리 몸속에 포함되어 있는 칼륨(K)의 총량은 성인을 기준으로 약 80g이고 대부분 세포 내에 존재하며, 세포의 액에는 전체량의 약 2% 정도이나 섭취된 칼륨은 나트륨과 같이 대부분 흡수된다.

칼륨의 배설 상황도 나트륨과 같다. 칼륨이 부족하면 근육의 수축이 원활하지 못하다. 설사나 구토를 계속하면 칼륨을 많이 잃어버려서 손발의 마비와 심장 근육의 약화로 생명을 위협받게 될 수도 있다. 그러므로 우리는 식생활에서 칼륨을 적당히 섭취하여야 건강을 유지할 수 있다.

염소(Cl^-)는 세포 밖에서 무엇보다 많은 음이온을 갖고 있으므로 나트륨의 양이온과 균형을 이루는 역할을 담당하고 있다. 세포액 중의 음이온은 중탄산이나, 이것은 산과 염기의 평형을 이루게 하는 주역으로써 이것이 감소되면 혈액이 산성에 가깝게 된다. 또 중탄산이 감소된 부분은 염소가 늘어나 양이온과 서로 균형을 이루게 된다.

칼슘(Ca^{2+})은 사람 몸에서 가장 많은 성분을 차지하고 있다. 체중 60kg의 성인의 몸에 약 1000g의 칼슘이 들어 있는데 이는 대부분 뼈와 치아에 있다. 하루에 700g의 칼슘이 뼈로 들어가거나 뼈에서 혈액으로 방출되기도 한다. 그러므로 칼슘은 신경·근육의 활동, 호르몬 작용, 혈액의 응고, 세포의 운동에 필요한 것이다.

마그네슘(Mg^{2+})도 칼슘과 같이 몸속에서 중요한 역할을 담당하고 있다. 특별히 마그네슘은 효소를 움직이는 데 큰 역할을 하며, 또 혈액 중에 일정한 양이 들어 있지 않으면 근육 운동에 장해를 준다.

인(P)은 거의 인산(PO_4^{3-})의 형태로 존재하며, 90%가 뼈나 치아에 포함되므로 칼슘과 더불어 치아를 강하게 한다.

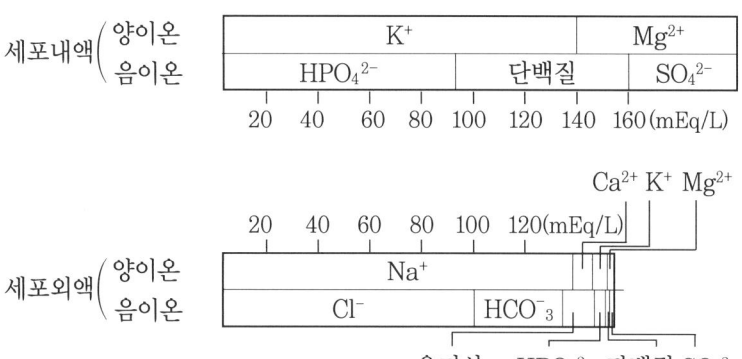

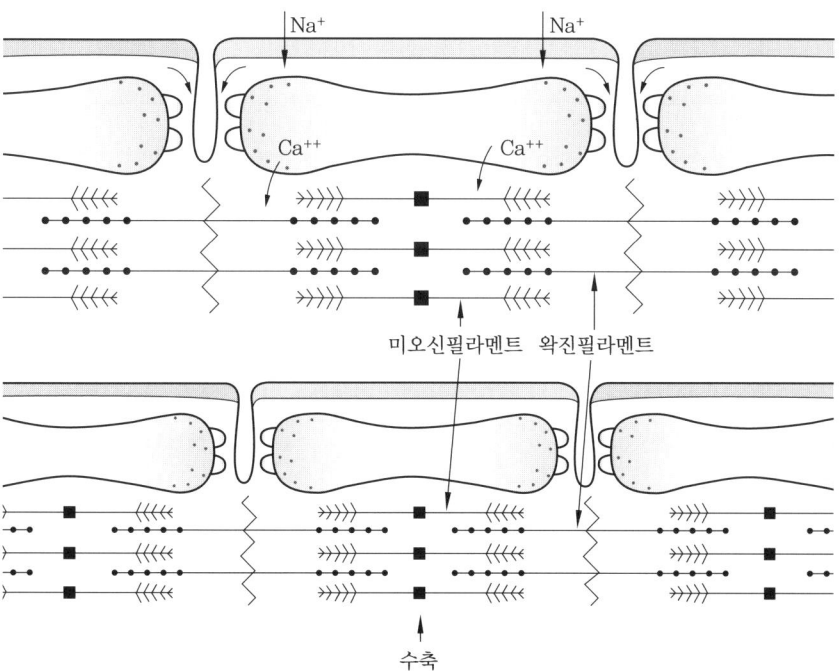

체액의 화학적 조성과 근육의 수축

•••• 물과 건강

문08 물은 내부 환경을 계속하여 유지하는 데 이바지하고 있는가

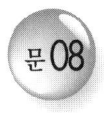**생물학자들의** 말을 빌리면, 생물은 태곳적에 바닷물 속에서 단세포 생물로부터 발생했다고 한다.

이와 같은 단세포는 해수 환경에 의해 다세포로 분화·성장을 계속하면서 진화하였다. 그러므로 세포의 외액과 내액은 생물 개체 속에 존재하면서 환경에 적응한다는 것에 착안하여, 생리학자들은 내부 환경이라는 이름을 붙였다.

그래서 생명을 유지하려면 세포들의 내부 환경의 계속성을 유지해야 하며 더불어 온도, 산도, 침투압 등이 계속되어야 함은 물론, 몸에서 물은 전해질의 출입을 통제하는 역할을 담당해야 한다.

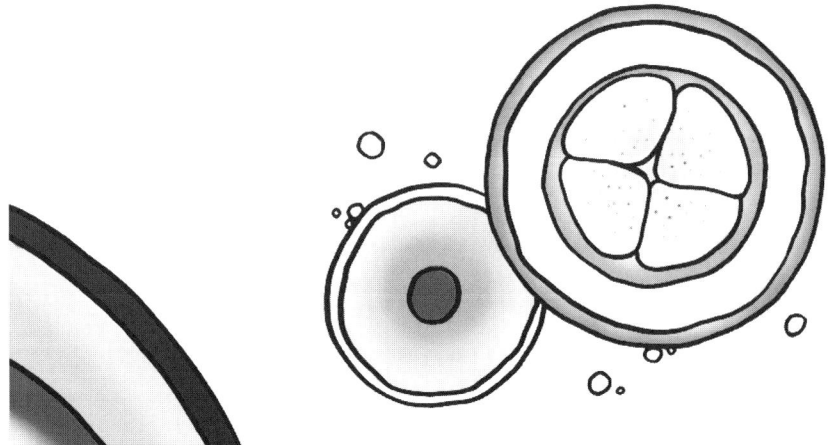

생물은 태곳적에 바닷물 속에서 단세포 생물로부터 발생하였다

인체는 1일 약 5000kcal의 열을 발생함으로써 환경에 적응하기 위해 자연적으로 체온을 조절해야 한다. 그러기 위해서는 대기 온도를 조절하거나 물을 마셔 체온을 조절하게 된다.

흔히 산성 식품, 알칼리성 식품이라고 말하나 이것은 물속에 녹아 있는 H^+의 방출로부터 그 척도를 결정한다.

예를 들면, HCl은

$$HCl \rightleftarrows H^+ + Cl^-$$

의 반응으로 H^+을 방출한다. 산의 강도는 수소 이온의 농도에 의해 좌우된다. 그 수소 이온의 농도는 pH라는 단위로 표시하여 pH 7을 중성으로 보고, 7보다 작으면 산성, 7보다 크면 알칼리성이라고 규정하고 있다.

그러므로 음식물로 산도 또는 알칼리도를 조절해야 하는데, 가장 손쉬운 방법은 물로 조절하는 것이다.

• • • 물과 건강

문09 얼마나 많은 양의 물이 체내에서 나가는가

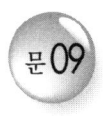**우리** 몸에서 물의 손실 경로는 첫째 증발, 둘째 소화관으로부터의 배설, 셋째 분뇨로부터의 배설 등이라고 크게 구분할 수 있다.

체내에서의 증발은 피부와 폐 등에서 일어나며, 이것은 체온 조절을 위한 중요한 움직임이다.

강아지가 늘 빨간 혀를 내놓고 헐떡헐떡거리는 모습을 보고 '왜 그렇게 어렵게 혀를 내놓고 있는가' 하고 의심을 가져 보았던 경험이 있으리라 생각된다.

개는 피부에 땀구멍이 적기 때문에 혀를 내밀어 체온을 조절(증발)하는 것이다.

우리들이 1일 피부 표면을 통하여 잃어버리는(증발) 물의 양은 0.9L에 이르며 더운 날씨나 운동을 한 후에는 한 시간에 0.4L의 물을 방출하므로, 체내의 물 균형을 유지하기 위해서 깨끗한 물을 자주 마셔야 한다.

사람의 몸과 같이 식품의 대부분은 물(수분)이다. 하루에 음료로 약 1L가 체내로 들어간다. 그림과 같이 소화액으로써 입에서 1.5L, 위액 2.5L, 십이지장에서 분비되는 담즙이 0.5L, 췌장 0.7L, 소장에서 위액으로 3.0L가 분비되는 것이 전부 장으로 통한다. 그리고 0.1L가 대변, 1.5L가 오줌으로 배설된다.

제5장 우리 몸과 물과의 관계

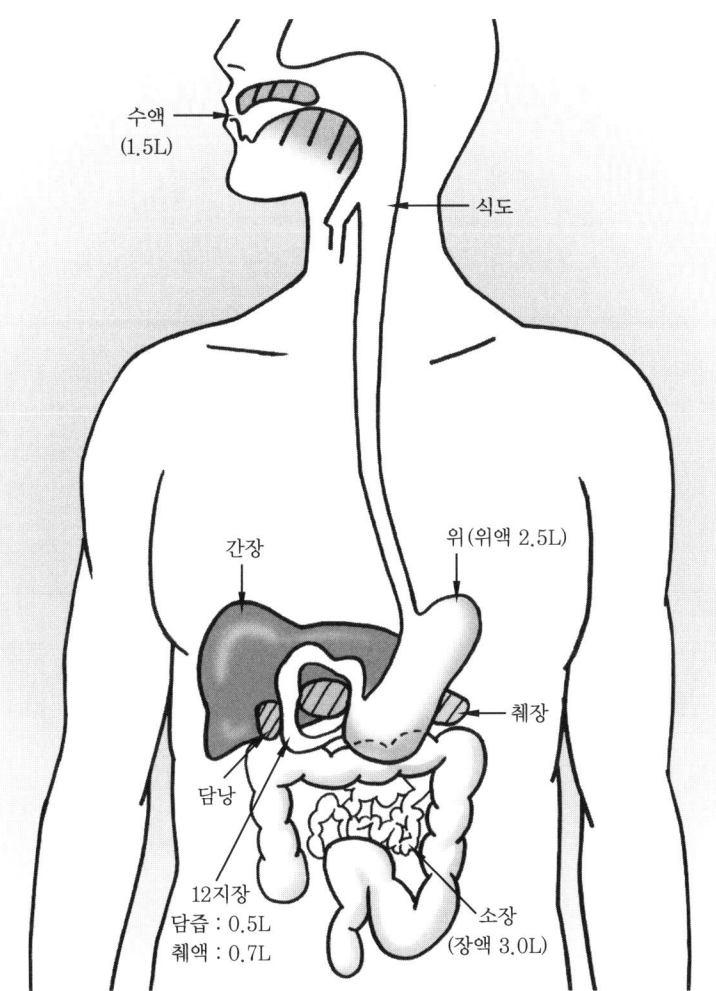

소화액의 양

• • • 물과 건강

문10 몸에서의 물의 출입은

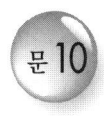 몸으로 들어오는 물의 경로는 음식물 중에 포함되어 있는 수분으로써 1일 약 700mL, 그리고 영양소의 분해에 따른 대사량으로써 약 300mL이다. 3대 영양소인 단백질, 지방, 탄수화물은 언제나 세포 내에서 대사된 결과 물을 발생시킨다.

단백질 100g에서 39mL, 지방 100g에서 106mL, 탄수화물 100g에서 56mL의 물이 생긴다. 그 외에 자기 자신이 목이 말라 물을 필요로 할 때 마시는 물 약 1000mL를 합치면 약 1500~2000mL의 물이 몸으로 들어간다.

그러나 몸에서 나오는 물은 자기 스스로 알지 못한다. 땀이나 숨쉴 때 나오는 수증기 등이 약 800mL, 대변에 의해 나가는 것 100mL, 오줌으로 나가는 것이 700~1500mL, 이를 합치면 1500~2000mL의 1일 물 손실을 가져온다.

몸으로부터 물의 출입량은 들어오는 양 1500~2000mL, 나가는 양 1500~2000mL로 양자는 서로 균형을 이루고 있다.

이와 같이 몸이 자연적으로 물의 균형을 이루고 있기 때문에 소변을 본 후 모자라는 양은 또 물을 마셔야 된다.

이렇게 물을 마시는 경우, 중금속이나 기타 유기물, 화학 성분의 농도가 수질기준값 이상인 물은 몸에 축적되면 치명적이므로 될 수 있는 대로 피해서 마셔야 한다.

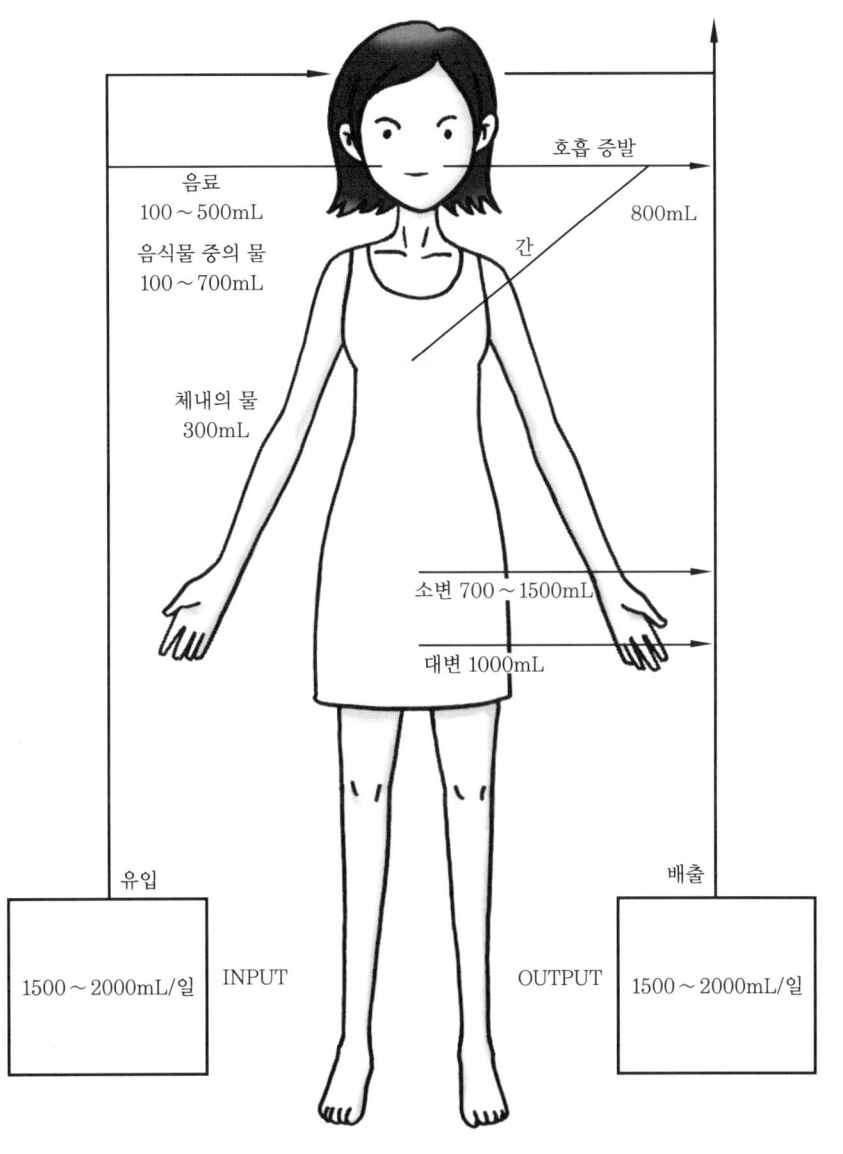

인체의 수분 출입

제6장

물속 미네랄의 역할

• • • 물과 건강

문01 미네랄은 무엇을 의미하나

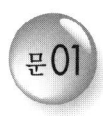 **물은** 수소(H)원자 2개와 산소(O)원자 1개로 되어 있는 화합물이다. 물은 액체 상태이기 때문에 형태가 일정하지 않고 물을 담는 용기에 따라 달라진다.

그러므로 적응력이 탁월하다고 말할 수 있다.

물이 석회암 지역을 흐르면 물속에 $CaCO_3$의 성분을 다량 함유하고, 화강암 지역을 거치면 SiO_2 성분을 함유하며, 게르마늄 지역을 흘러가면 Ge를 함유하게 되고, 철광석 지역을 거치면 물속에 철분(Fe)을 함유한다.

위에서 열거한 바와 같이 본래 H와 O뿐이던 물이 시간이 흐르면서 지구의 모든 성분을 용해시켜 가지고 있게 되는 것이다.

이렇게 오랜 기간 물이 순환하면서 가지고 있는 성분을 물에서는 미네랄(mineral, 광물)이라 한다. 이런 미네랄에는 인체에 유익한 것도 있고 유해한 것도 있기 때문에 잘 보고 물을 선택해야 한다.

우리의 몸이 필요로 하는 미네랄 중 필수 미네랄은 20개 원소 정도이다.

그럼, 우리 몸에는 어떤 원소들이 있는가 살펴보자.

65%의 산소, 18%의 탄소, 10%의 수소, 3.5%의 질소, 1.5%의 칼슘, 1%의 인, 그리고 나머지 1%는 철, 아연, 유황, 몰리브덴, 크롬, 칼륨, 나트륨, 불소, 마그네슘, 염소 등이다.

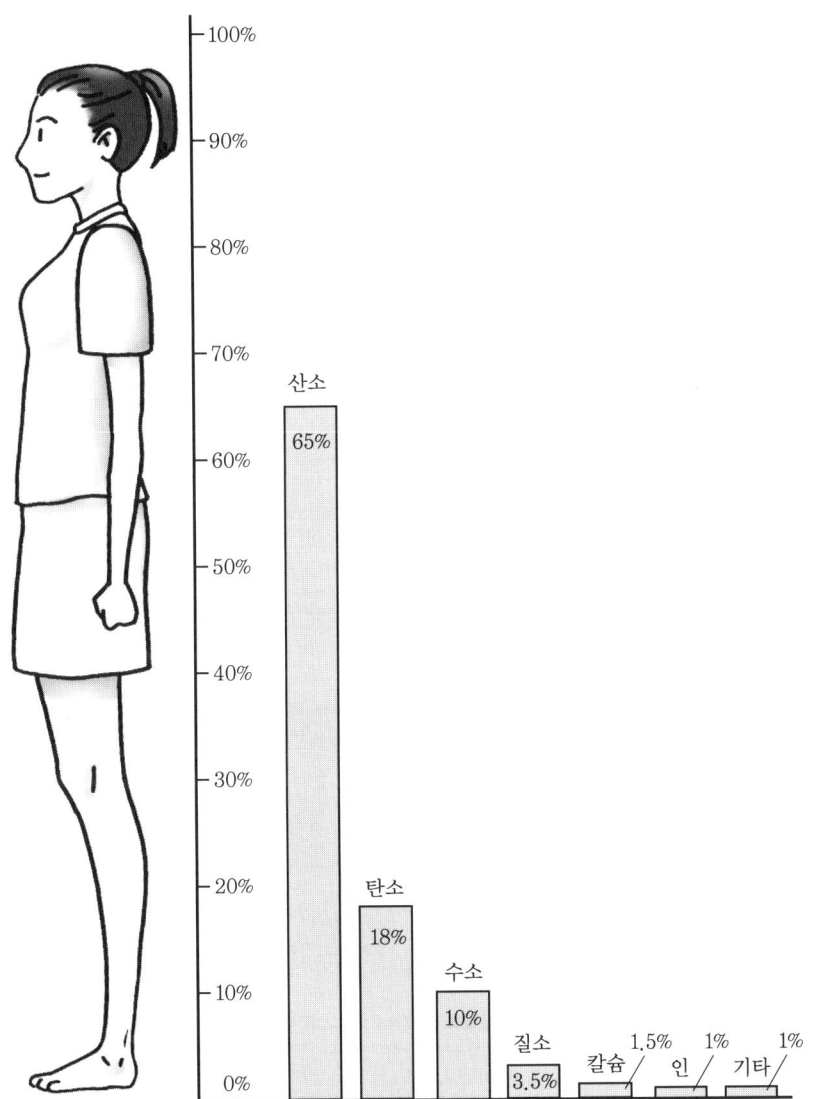

우리 몸에 함유된 원소

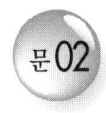
물과 건강

문02 우리 몸에 꼭 필요한 미네랄은 무엇인가

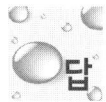
앞에서 언급한 인체를 구성하는 원소는 크게 16가지 원소이다. 그것은 인체에 꼭 필요한 원소이다.

그러나 생명체가 활동하기 위해서는 이보다 더 많은 원소가 요구되며 이는 보통 음식물에서 보충을 하고 있다. 그래서 우리가 종종 먹고 싶은 것이 생기면 그것은 그 사람의 몸에서 필요로 하기 때문이다.

우리의 몸에서는 산소, 질소, 탄소, 수소 등을 포함하는 비금속원소와 칼슘, 나트륨, 마그네슘 등을 포함하는 금속원소를 합쳐 모두 20 원소가 필수 미네랄이 된다.

어쨌든 지질 특성에 따라 함유된 원소는 우리 몸에 필수 원소로 작용하고 있다.

예를 들어, 칼슘이 결핍되면 골다공증, 치아 발육 부진, 혈액의 응고성 불량이 일어날 수 있다. 또 마그네슘이 결핍되면 협심증, 신부전증이 일어나기도 한다. 이외 나트륨 결핍은 호흡에 문제가 된다.

그러므로 인체는 20여 원소의 미네랄을 자동적으로 보충하고 있으므로 특별한 경우를 제외하고는 인공적으로 보충할 필요가 없다.

필수 미네랄

	원소명	원소기호	비고
1	나트륨	Na	경금속원소
2	마그네슘	Mg	경금속원소
3	인	P	다량의 비금속원소
4	유황	S	비금속원소
5	염소	Cl	비금속원소
6	칼륨	K	경금속원소
7	칼슘	Ca	경금속원소
8	크롬	Cr	중금속원소
9	망간	Mn	중금속원소
10	철	Fe	중금속원소
11	코발트	Co	중금속원소
12	동	Cu	중금속원소
13	아연	Zn	중금속원소
14	셀레늄	Se	비금속원소
15	몰리브덴	Mo	중금속원소
16	요오드	I	미량의 비금속원소
17	산소	O	다량의 비금속원소
18	탄소	C	다량의 비금속원소
19	질소	N	다량의 비금속원소
20	수소	H	다량의 비금속원소

문03 건강은 미네랄 균형인가

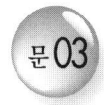**요즘** '건강해 보이시는군요'라고 인사를 받는 사람은 미네랄 밸런스(mineral balance)가 깨지지 않고 균형을 이루고 있기 때문에 상대방이 건강이 좋아 보인다고 말하는 것이다. 다시 말해서 필수 20원소의 균형이 잘 잡혀 있다는 이야기이다.

반면 친구에게 전화하면 '요즘 자주 감기도 걸리고 몸 컨디션이 좋지 못해'라고 대답하는 친구는 미네랄 밸런스(mineral balance)가 깨져 있다는 증거이다.

깨진 밸런스를 바로잡는 방법은 간단하다. 병원에 입원해서 미네랄이 듬뿍 들어 있는 영양제와 음식을 먹으면 바로 회복되어 건강한 몸으로 퇴원하게 될 것이다.

이렇게 인체에서 미네랄은 중요하며 생명과 직결된다고 할 수 있다.

따라서 미네랄이 부족하면 성장과 생명에 문제가 생기므로 먹고 싶은 것이 생기면 충분히 섭취하여 미네랄의 균형을 잡아주는 것이 건강의 지름길이다. 그러나 아무것이나 먹는 것보다 자신이 필요로 하는 미네랄이 함유된 식품을 먹어야 효과가 있다.

특히, 칼슘 1.5%와 인 1%는 기타 미네랄보다 많은 양이기 때문에 이와 관련된 식품에서 섭취하지 못하면 골격, 근육, 혈액, 척추액, 세포 조직 등에서 원활한 생리작용을 이루지 못하므로 인위적으로 보충해야 한다.

제6장 물속 미네랄의 역할

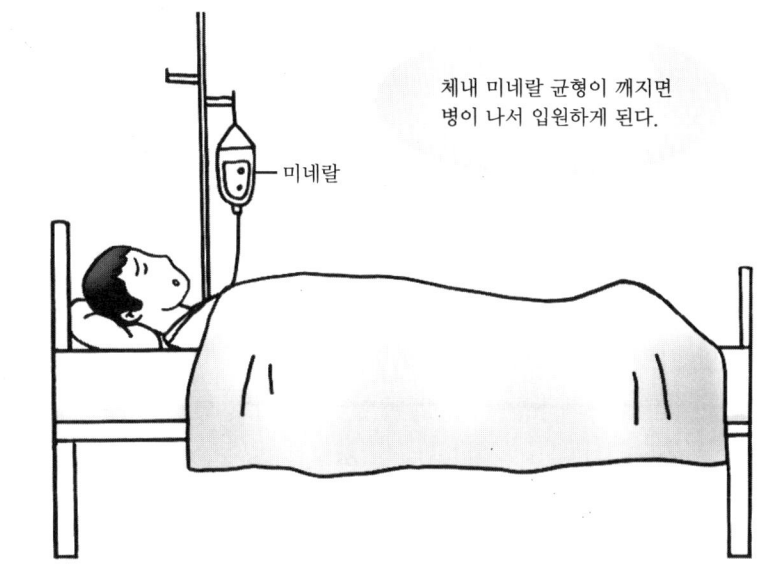

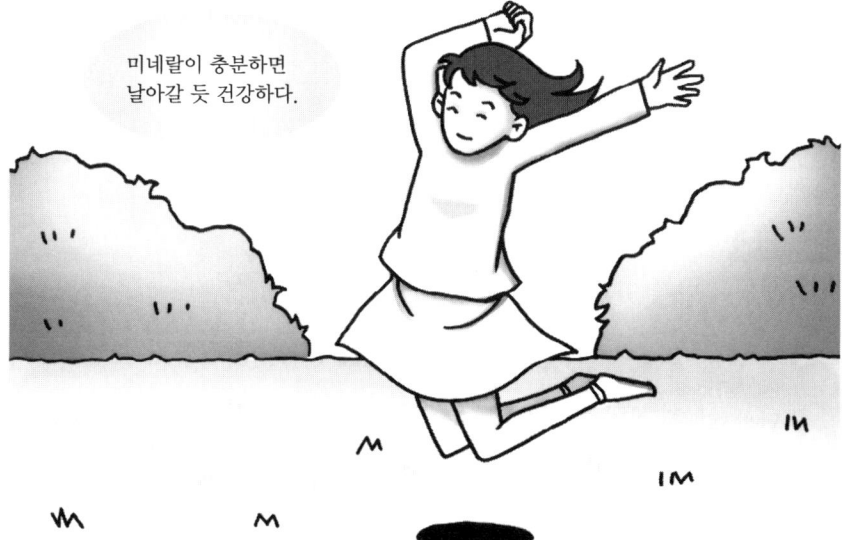

체내에서 이루어지는 미네랄의 균형

• • • 물과 건강

문04 인체에 필요한 5대 영양소는 무엇인가

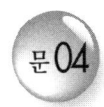 **몇** 해 전 세계학회가 호주 시드니에서 열렸다. 그곳에는 여러 나라의 과학자들이 참석하였다. 학회가 끝나고 저녁이 되자 한 이탈리아 교수가 시내에 나가자고 하였다. 호주는 캥거루가 유명하므로 캥거루 통조림을 기념으로 몇 개 구입하게 되었다.

숙소에 와서 술 한잔 하자고 하기에 안주로 통조림을 내놓았다. 사람들은 캥거루 통조림을 안주삼아 술을 마시며 이러쿵 저러쿵 자기 나라 이야기를 하였다.

학회 도중 쉬는 시간에 그리스 교수에게 어제 저녁 이야기를 했더니 그는 박장대소하면서 말했다. 호주에서 그 통조림은 개밥이라는 것이다. 호주는 동네 슈퍼에서 개밥도 함께 판다고 하였다. 아 이걸 어쩌나. 벌써 다 먹었는데…. 이탈리아 교수를 찾아가 이야기했더니 얼굴 표정이 굳어져 말을 하지 못했다.

이렇듯 사람들은 여러 가지 먹거리에서 영양을 공급받고 있다.

여러 가지 영양소 중에 제일 중요한 영양소는 5가지이다.

① 단백질 ② 지방 ③ 탄수화물 ④ 미네랄 ⑤ 비타민

이렇게 5대 영양소 속에 미네랄이 포함되어 있는 것은 매일매일 섭취해야 한다는 것이다.

미네랄은 매일 마시는 물에서 섭취하게 된다. 5대 영양소에서 미네랄은 다음과 같은 역할을 한다.

① 치아의 골격을 형성(인체구조)

② 인체의 발육 · 신진 대사

③ 신경세포막을 포함한 체액 중에서 이온의 역할(예 : 나트륨, 칼륨)

중요한 사실은 미네랄이 없으면 비타민도 그 효과를 발휘하지 못한다는 것이다.

결론적으로 음식물로부터 섭취한 영양소가 체내에 흡수되지 못하기 때문에 미네랄이 풍부한(자연 상태의) 물 선택이 건강을 지키는 길이다.

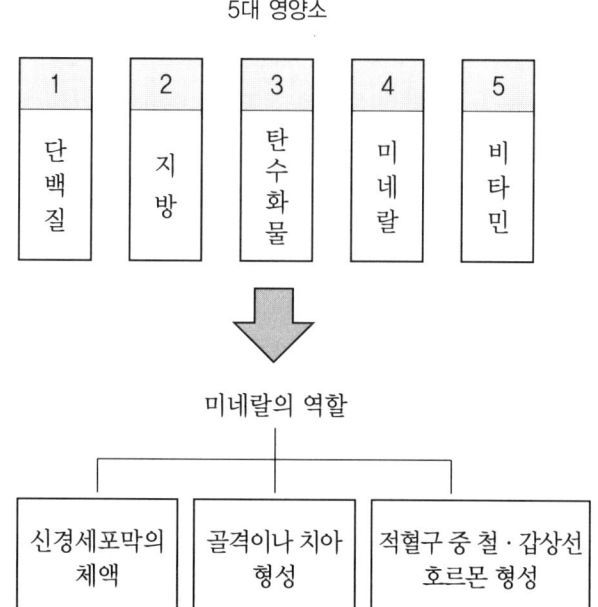

• • • 물과 건강

문05 미네랄은 독이 되기도 하는가

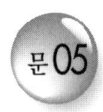 **우리들의** 건강한 몸을 지키는 미네랄도 인체에 꼭 필요한 양 이외에는 필요치 않다.

만약 필요 없는 데도 계속 섭취하면 과잉되어 인체에 악영향을 준다. 물론 인체가 필요한 양보다 모자라면 이것 역시 병의 원인이 될 수 있다.

그러므로 미네랄은 필요한 양보다 적거나 많으면 오히려 건강에 해롭기 때문에 적당량만 섭취해야 한다.

만약 적당량보다 과잉섭취하게 되면 필수 미네랄 20원소 모두 다 문제가 된다. 그 중 몇 원소만 예를 들어 보면, 중금속에 해당하는 크롬이 기준치보다 높은 농도라면 인체에 치명적 충격을 준다고 밝혀져 있다. 비금속 원소인 셀렌이 높으면 발암 가능성이 높다고 한다.

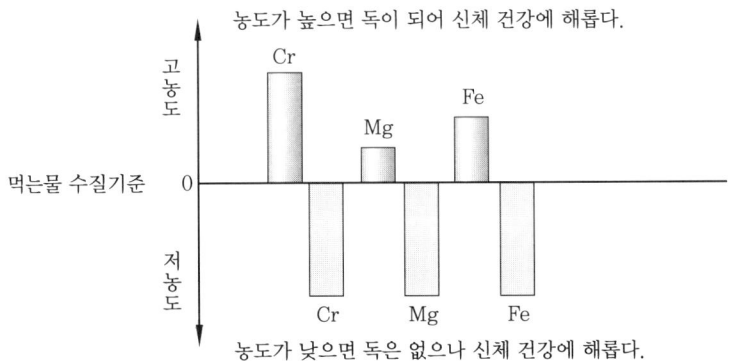

물속의 미네랄 농도와 인체

그 외 어떤 원소라고 하더라도 인체가 받아들일 수 없는 양이라면 그것은 당연히 독이 된다. 물속에 용해된 미네랄이 많다고 좋아하면 큰 문제가 일어날 수 있으므로 각별한 주의가 요구된다.

혹시 철분이 다량 용해되어 있는 약수(예 : 오색 약수)를 마셔 본 경험이 있는 사람은 알 것이다. 한 모금 마시기도 어려웠던 것을…. 몸에 좋다고 계속 많이 마시면 1차로 구토하고 나중에는 철 독으로 쓰러질 가능성이 있다는 것을 꼭 기억해 두길 바란다.

특히 조심해야 할 것은 검증되지 않은 유명 약수라는 물에 함부로 자신의 건강을 맡기지 말라는 점이다.

대표적 미네랄의 결핍 · 과잉증

미네랄 종류	결핍증	과잉증
Ca	골격형성장애, 충치, 파상풍	담석, 백내장
Fe	빈혈, 탈모증, 성장장애	출혈, 구토, 순환기 장애
Zn	생식기능장애, 정력감퇴	구토, 설사
Mn	골격변형, 발육장애	간경변, 신경장애
Cu	모발색 결핍증, 빈혈	간경변, 설사, 구토
Co	빈혈, 식욕감퇴	심근경색, 적혈구 이상 증가

문 06 바다는 미네랄의 창고인가

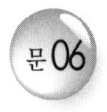 **물이** 순환하기 때문에 강의 상류 작은 옹달샘에서 나오기 시작한 지하수(샘물)는 긴 강을 흘러 서로 다른 지층을 거치면서 많은 미네랄 성분을 함유하고 종착역인 바다로 흘러들어가 조석 간만의 운동 및 조류 운동에 의해 미네랄이 고루 뒤섞여 축적되므로 바다는 미네랄의 창고라고 할 수 있다.

이런 바닷물 중에도 생성 원인에 따라 새롭게 나타난 물이 해양 심층수이다. 해양 심층수는 태양광선의 영향을 받지 않는 수심 300m 이상의 해수층으로, 수체의 이동이 느리고 수온이 낮으며 미네랄이 풍부한 물을 말한다. (최무웅 2003, '지하수')

지질시대를 통해 만들어진 남·북극의 빙하가 녹으면서 초당 40메가톤이 바닷물로 들어가면 수온이 낮아 하층으로 이동해서 해저에 닿으면 밀도류가 되어 5대양을 이동한다. 우리나라까지 오는 데는 약 2000년이 걸리며 오는 도중에 해수의 영향을 받아 염분을 갖게 된다.

원래 해수에 풍부한 미네랄과 지질시대(수억만 년 전) 정보를 포함하고 있어 해양 심층수는 해수층의 미네랄 보고라고 한다.

1960년대부터 해양 심층수를 수자원화하여 이용하기 시작하였으나 우리나라의 본격적인 개발은 2007년 7월 이후부터 이루어질 예정이다. 해양 심층수는 미네랄이 풍부하고 저온성·숙성성 때문에 수산업분야, 식품분야, 농업분야, 건강의료분야, 에너지분야, 환경보건분야 등에 다양하게 이용되고 있다.

우리나라는 법적인 문제 때문에 개발을 못하고 있는 사이에 외국은 이미 오래 전부터 개발하여 국내시장을 잠식하고 있으므로 경쟁력을 잃어가고 있다. 이런 사이에 외국은 해양 심층의 깊이 경쟁에 돌입해 수심 2000미터 이상의 심층수 채수를 세일즈 포인트로 내세우는 것을 보면 법이 만능이 아닐 수도 있다고 생각한다.

어쨌든 미네랄의 보고를 두고 그냥 보고만 있는 안타까운 실정이지만, 2007년 7월 10일 해양 심층수법이 국회를 통과하였기에 앞으로 기대해 볼만하다.

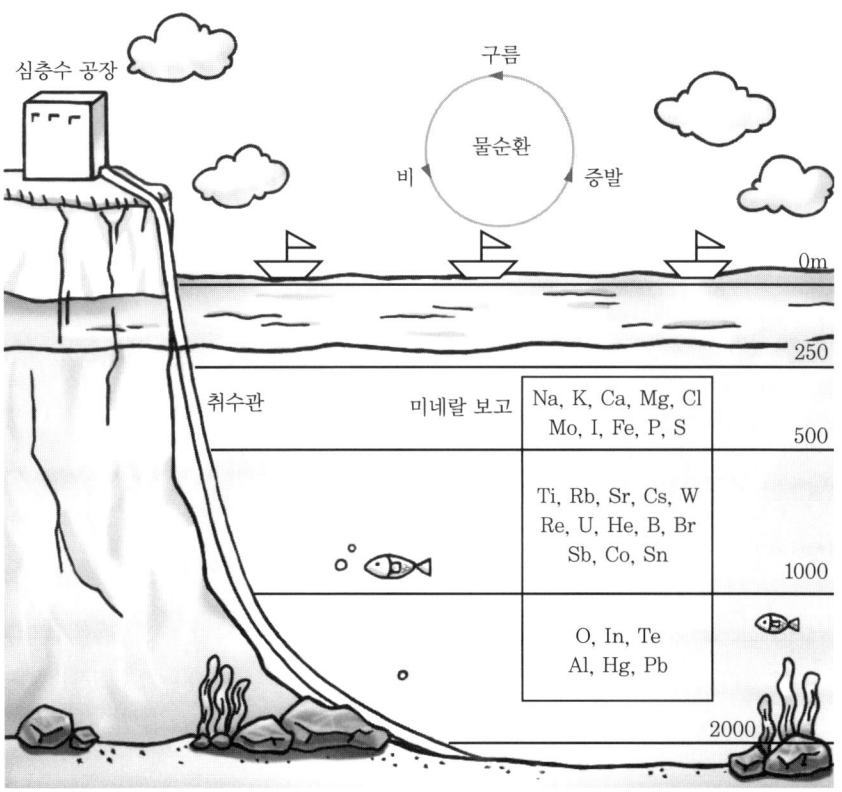

해양 심층수는 미네랄의 보고이다

• • • 물과 건강

문07 어떤 미네랄이 인체의 골격을 만드는가

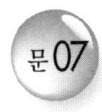 **사람은** 골격(틀)이 튼튼해야 건강해 보이고 활동적이면서도 믿음직스럽다. 예나 지금이나 신언서판(身言書判 : 예전에 인물을 선택하는 데 표준으로 삼던 조건)에서 신(身)이 언제나 앞에 있는 이유가 골격(신체) 때문이다.

이런 골격이 잘 유지되려면 골격을 구성하는 주성분인 미네랄이 고루 있어야 하며, 물속에 미네랄이 풍부하게 들어 있어야만 한다.

우리나라 사람들의 식생활을 조금 깊이 들여다 보면 아마 어느 집이든 식탁에 여러 음식과 함께 멸치가 빠지지 않는다. 멸치는 칼슘 성분이 많아 골격 유지에 지대한 공을 세우고 있다. 미네랄 중 칼슘(Ca)의 양이 인체 구성의 골격에 크게 영향을 주고 있으므로 칼슘이 인체의 골격을 만든다 하여도 과언이 아니다.

지역별로 볼 때 석회암 지역에만 물속에 칼슘이 풍부하고 기타 지역에는 아주 미량 들어있다. 그래도 문제가 되지 않는 이유는 식생활을 통한 섭취 때문이다. 만약 음식으로 섭취하지 않을 경우에는 먹는 물에 칼슘을 첨가하지 않으면 안 될 것이다.

칼슘이 인체의 골격을 만들고 유지하는 데 기여하지만 적당량을 넘지 않아야 건강한 삶을 유지할 수 있다.

제6장 물속 미네랄의 역할

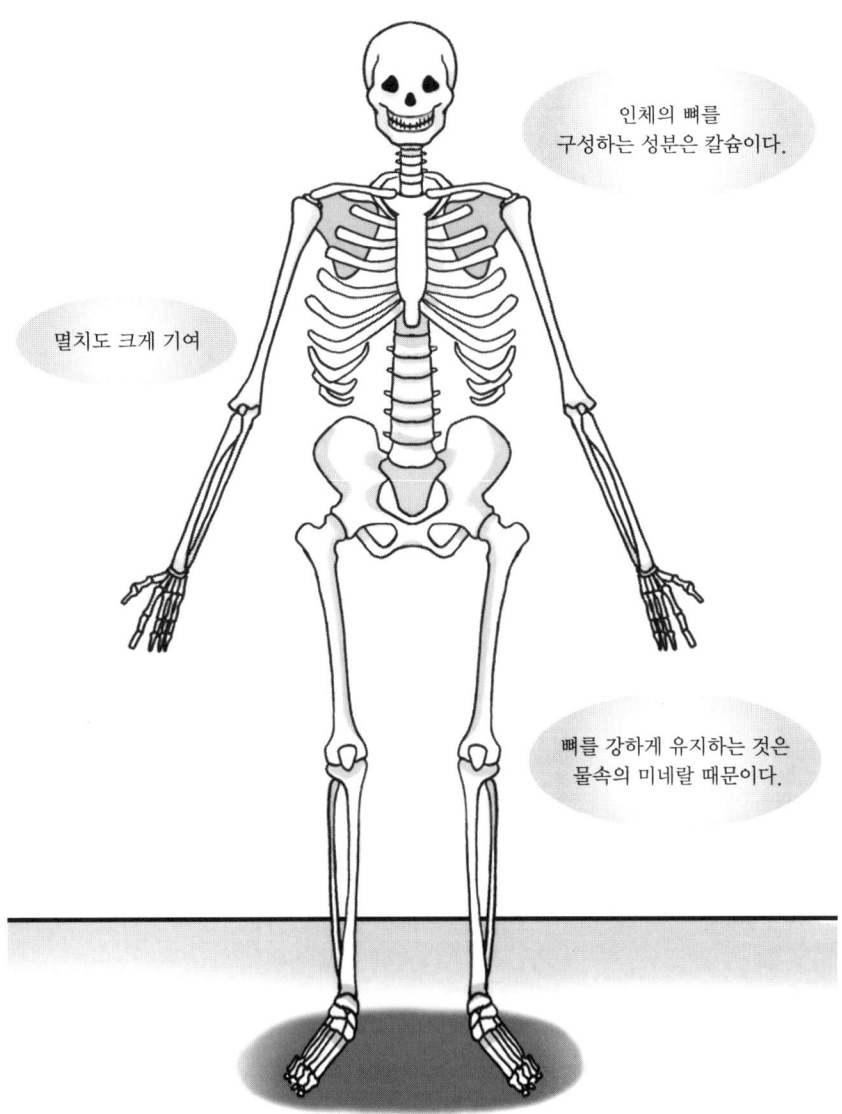

칼슘이 인체의 구조를 형성

• • • 물과 건강

문 08 건강을 유지하려면 미네랄이 얼마나 필요한가

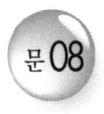 **인체의** 골격구조를 튼튼히 함과 동시에 활동을 자유롭게 하기 위해서는 매일 물에 함유된 미네랄을 섭취해야 한다.

인체에서 가장 많은 산소, 수소, 탄소 등 비금속원소 이외에 금속원소인 칼슘, 칼륨, 마그네슘, 철, 코발트, 아연 등이 꼭 필요한 미네랄이다.

체중 60kg에 대하여 칼슘 900g, 인 600g, 칼륨 25mg, 철 40μg이 요구된다.

인체의 자동 센서는 온몸을 제어하므로 매일 섭취하는 음식물에서 자동적으로 필요한 양 만큼만 이용하고 나머지는 배설한다.

그래서인지 단식할 때 물만 마시고도 생명에 아무런 지장이 없는 것은 물속의 미네랄 성분 때문이다.

인체에 필요한 원소

```
                    미네랄
         ┌────────────┼────────────┐
      다량원소      소량원소       미량원소
      산소, 탄소,   칼슘, 인, 칼륨, 유황, 나   황, 불소, 아연, 규소, 망간,
      수소, 질소    트륨, 염소, 마그네슘       동, 셀렌, 요오드, 몰리브덴
```

문09 셀렌이 암을 억제하는가

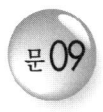

인체에 꼭 필요한 필수 미네랄 20개 항목 중에 포함되어 있는 셀렌(Se)은, 몸무게 60kg의 성인의 경우 11mg 정도를 지니고 있다. 하루에 섭취해야 할 양은 40~200μg(1μg=1g의 100만분의 1)정도라고 알려져 있다.

지금까지 알려진 바에 의하면 셀렌은 면역력을 증진시켜 암을 억제하는 효과가 있으며 정상조직에 악영향을 미치는 활성산소를 억제하는 역할을 한다.

셀렌이 함유된 물을 장복하면 면역력이 높아져 건강이 증진될 수 있고 그로 인해 각종 암(병)으로부터 자유로워질 수도 있다고 보고되었다.

셀렌이 좋다고 고농도의 셀렌을 섭취하면 항암 역할이 아니라 발암 역할을 할 수도 있으므로 농도에 신경을 써야 한다.

셀렌의 결핍 시에는 등이 성장하지 못하고 뼈가 구부러지며 활성산소가 비정상적으로 증가한다.

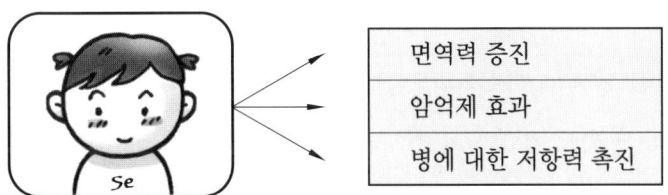

셀렌의 역할

문10 경수와 연수에는 무슨 차이가 있나

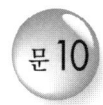 물은 액체이므로 물속에 함유되어 있는 칼슘(Ca)+마그네슘(Mg)의 총량을 분석하여 지수로 나타내고 그것이 높으면 '경수', 낮으면 '연수'라 한다.

그러므로 연수는 비누거품이 잘 일어나고 경수는 잘 일어나지 않는 특성이 있어 누구나 연수인지 경수인지 구분할 수 있다.

수치적으로 언급한다면, 경수는 물 100mL 중에 칼슘과 마그네슘이 20mg 이상일 경우이며, 연수는 물 100mL 중에 칼슘과 마그네슘이 20mg 이하일 때로 규정하고 있다.

우리나라 물은 세계 어느 나라 물보다 연수이지만 외국은 경수라서 물을 연수화하지 않으면 비누거품도 나지 않으며 일상생활에 쓰는 데 문제가 있다. 그래서 각 가정에 연수장치를 달아 쓰는 것을 보았다. 그러나 한국에서는 연수장치 없이도 그다지 문제없다.

연수기는 양이온 교환수지의 원리로 이루어졌다. 양이온 성분인 나트륨 20~30개가 부착되어 있어 칼슘·마그네슘 양이온을 20~30개 제거하게 되어 서로 자리를 교환한다. 그래서 나트륨을 물탱크에 넣어 칼슘·마그네슘을 제거한다. 연수기를 설치하면 통에 소금을 항시 채워 놓아야 한다는 번거로움도 있다.

이외의 방법도 있으므로 꼭 연수를 써야 하는 경우라면 잘 선택해야 한다.

제6장 물속 미네랄의 역할

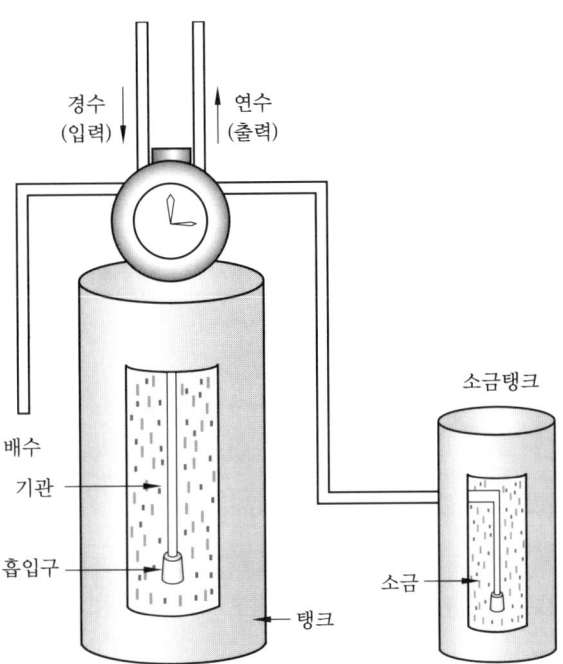

물에 칼슘과 마그네슘이 많아 경수일 경우, 연수화하는(water softener basic) 기초 장치

제7장

좋은 물을 찾아서

문01 수돗물은 어떻게 만들어지는가

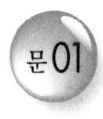 **사람들이** 많이 모여서 사는 도시에는 필수적으로 물이 필요하기 마련이다. 그래서 하천에서 물을 끌어올려 그 물을 여러 가지 절차를 거쳐서 가정으로 보낸다.

이렇게 하천에서 취수한 물을 정수장까지 펌프로 퍼올려 침전시키므로 집집마다 공급되는 수돗물은 물속에 들어 있던 큰 입자를 구분하는 몇 단계를 거치면서 적당량의 염소를 넣어 살균한 후 검사를 거쳐 가정에 배달된다.

이와 같은 정수 방법은 수돗물이 생긴 후부터 행해져 오던 오랜 전통적 방법이기 때문에 현재는 많은 문제점을 가지고 있다.

재래식 방법으로 수돗물을 만드는 것에 대한 이견은 원수 자체가 너무 오염되었다는 점, 그것에 염소(Cl)를 첨가한다면 원수가 갖고 있는 기타 성분과 결합하여 인체에 막대한 지장을 초래할 것이라는 의구심이 가시화되고 있다는 점이다.

그러므로 WHO에서는 첨가제를 사용하는 수돗물의 살균을 억제하고 오존(ozone) 살균을 권장하고 있다는 것 자체만 보더라도 물에 어떠한 것을 넣어 정수하거나 살균하는 방법은 바람직하지 못하다는 결론이다.

최근에는 정수장마다 앞다투어 고도의 정수처리 시설을 설치하고 끊임없이 노후 수도관을 교체하고 있어 매년 수돗물의 질이 향상되고 있다.

문02 값싸고 맛있는 물이란 무엇인가

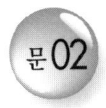 **지금까지** 물과 공기는 주인 없이 누구나 세상에 태어나면서 공유할 수 있는 천부의 권리라고 여겨왔는데 그 진리가 최근에 깨어진 것 같다.

경제학적 용어를 빌리면, 물은 자유재에서 경제재로 변하는 과도기에 놓여 있다. 여러분들의 가정에서 만약 물을 사서 마신다면(수돗물은 제외) 그것이 바로 경제재로 변한 물이다.

우리는 환경질의 급변으로 이렇게 변하는 것이 당연한 것처럼 받아들이고 있다. 그리고 안 받아들인다면 어떻게 할 것이냐고 반문한다 해도 별로 뾰족한 답을 못 낼 것이다.

우리들이 환경에 시달리는 사이에 물이 중동에서 사오는 석유값과 동일한 가격 수준에 이르렀다고 생각해 본 사람은 그리 많지 않을 것이다. 그러나 선진 여러 나라에 비하면 우리나라에서 판매되는 물값은 저렴하다. 그 가격은 소프트 드링크 값과 같거나 좀 상회하는 가격으로 형성되어 있다. 우리나라 물값은 여러분들이 직접 마시고 있기 때문에 비교하면 어느 수준인가를 알 수 있을 것이다.

이런 사회·경제적 여건에서 어떻게 하면 값싼 가격으로 물을 얻을 수 있는가가 문제이다. 그러나 싼 것이 비지떡이라는 말과 같이, 처리되지 않은 물은 불안한 것으로 그 누구도 보장할 수 없는 것이므로, 값싼 것이 싼 것이 아니라 아주 비싼, 즉 시중에서 팔고 있는 물보다 수백 배 비싼 물이라는 것을 인식해야 한다.

• • • 물과 건강

문03 한계에 이른 삼다도 제주의 물은

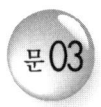답 **지금으로부터** 30년 전의 제주도는 사람이 생활하는 데 적합한 환경이 아니었다고 말할 수 있다. 그 예로 '사람은 낳아서 서울로 보내고 말은 제주도로 보낸다'는 옛말이 제주도의 환경을 잘 표현하는 것이라고 생각한다. 그래서인지 바람, 돌, 여자가 많다하여 삼다도라 했던 것이다.

지금은 그 삼다 속에 '물'도 포함되어 있다. 제주도에서 빗물을 받아 마시던 시기가 아주 까마득한 일이라 생각될지 모르나 그렇게 오래된 일은 아니다. 60년대 이후 제주도에서도 좋은 물이 개발되어 제주는 경제적으로 빛을 보게 되었다.

지표에 물이 흐르지 않으면 지하에 물이 많이 있다는 증거이다. 과거에는 깊은 우물을 파는 기술이 미비하였기 때문에 지하 깊은 곳에 있는 양질의 물을 얻을 수 없었다. 이제 하루에 100m 정도 파고 들어가는 기계가 발달하여 제주 어느 곳에서나 샘물에서 물을 퍼올릴 수 있게 되었다.

그러나 화산암 속을 오래 거쳐 흘러온 지하수를 공동 급수하기 위해 염소로 살균하기 때문에 자연의 그 맛을 내지 못하고 있으므로 서울의 물과 별로 다를 것이 없는 실정이다.

최근에는 제주도 관광 인구의 증가로 물 사용량이 증가하고 있다. 얼마 전 60년 만에 맞이하는 길일이라 하여 결혼식장이 넘치고, 공항이 아수라장이 되고, 정기 항로보다 임시 비행기편이 더 많은 수송을 했다는 기록적인 이야기를 들었을 때, 제주도의 물도 수난을 겪었을 것이라고 생각한다.

제주의 물이 좋다는 것은 옛말일 것이다. 너무 많은 사람들이 제주를 방문하여, 물 사용량의 급증으로 한계점에 이르렀기 때문이다. 성산포 일대의 물은 염수화되어 마음 놓고 지하수를 퍼올릴 수 없게 되었다는 것이 그 증거이다.

수자원은 한 번 그 균형이 깨지면 회복되는 기간이 매우 길기 때문에 우리들은 스스로 조심해야 한다. 이와 같은 상태가 몇 년 계속된다면 제주도는 정말 물 없는 섬이 될 것이다.

이제 2000년대의 물 수급은 새로운 기술, 즉 바닷물을 담수화하여 마시는 신기술로 이루어지며, 제주도는 첨단섬으로 탈바꿈할 것이라고 예상한다.

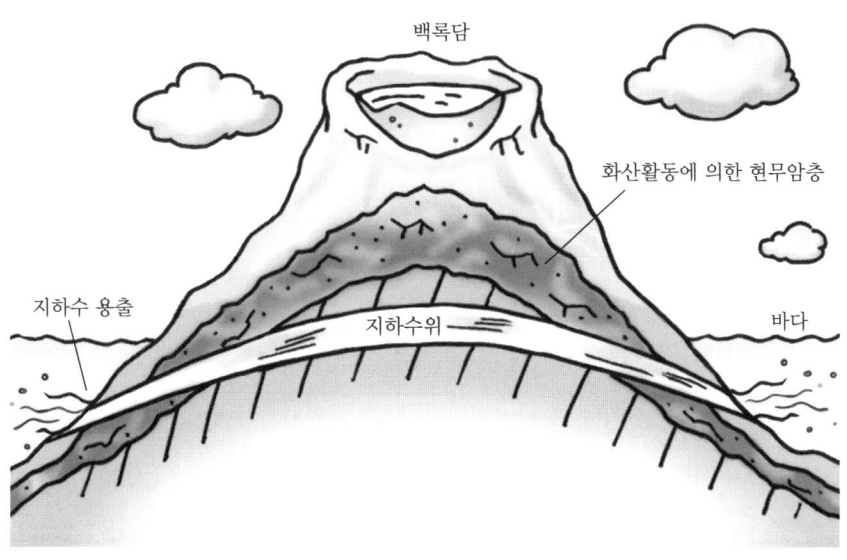

지표에 물이 흐르지 않으면 지하에 물이 흐른다는 증거이다

• • • 물과 건강

문 04 맛있는 물을 제조하는 공장은

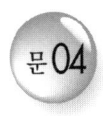 **경제 개발과** 더불어 좁은 땅의 물은 급격히 그 질이 변화하여 왔다. 그 원인으로 가끔 문제시되는 수돗물의 질이 국민들의 뇌리에 깊게 자리 잡고 있다.

서울시가 전국 인구의 반 이상을 수용하는 거대 도시로 변화한 지금 많은 골치 아픈 문제가 산적해 있겠으나, 그 중 생명과 직결된 물 문제는 더욱 심각하다.

혹자는 물시장(수돗물 제외)이 몇 조억 원이라고 말한다. 강원도 지역에서 오염되지 않은 자연 그대로의 심산유곡의 지하수를 개발하여 절차를 거쳐 서울에 분배하는 환경기업이 많이 늘어나고 있다. 그 중 몇 곳을 찾아가 보았다.

경기도 지역에 위치한 물공장들의 자연 환경은 최적이 아니었다. 왜냐하면 대도시와 인접되어 있어 도시로부터의 환경적 영향을 받을 수 있는 지역적 조건을 갖고 있기 때문이다. 정수 시설은 각 회사마다 특색을 갖고 있으나 거의 같은 방법으로 정수해서 페트병에 담는다.

그렇다면 자연 환경이 말 그대로 처녀지인 곳에 물공장이 위치하여야 한다는 결론이다. 최근에 환경 변화에 공헌하고자 하는 목적으로 설립되는 회사들은 충분히 자연 환경 조건을 고려하고 있다는 생각이 든다. 우선 대도시 주변이 아닌 심산유곡의 삼림 보존 지역에 위치하는 것이 좋기 때문이다.

환경이 좋은 여러 회사가 있다고 생각하나 그 중 한 회사를 방문하였다.

1990년도, 강원도 홍천군 내면 방내리에 원수정을 개발하고 공장시설을 설립하였다. 이곳의 자연 환경은 강원도에서도 가장 오지이며 내면의 크기가 전라도 구례군의 면적과 같은 큰 면이므로, 이것은 인구 밀도가 희박하다는 증거이며 아직 미개척지, 즉 원시림 상태의 지역적 환경을 갖추고 있었다.

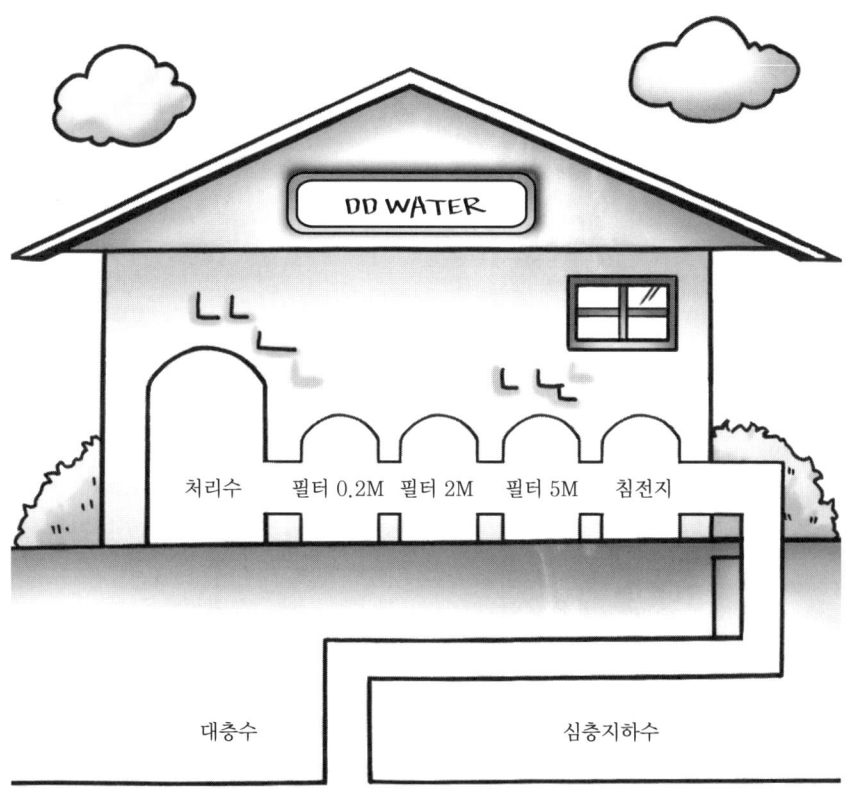

정수처리 시설

또한 주변은 산림 보존 지역으로 높은 산으로 둘러싸여 있었다. 공장 규모는 약 200평으로 정수시설, 세병, 충진으로 구분되었으며, 수질 검사를 위한 실험실이 최신 장비로 설비되었고, 수질 관리를 매일 철저히 행하고 있었다. 실험실의 분석 자료를 보면 대장균, 일반세균은 음성을 나타내고 있었다. 기타 수질은 자연 그대로의 수질 상태였다.

이 공장은 전 자동화되어 품질 관리에 철저한 공장 체제를 갖추고 있었다. 이 회사는 주력 상품으로 1.8L병, 1.5L병, 0.9L병 등 3종류를 생산하여 외국 수출을 겨냥하고 있다.

물맛은 환경이 좋은 탓인지 수정같이 맑고 깨끗하며 가장 좋았다. 이 공장을 견학하고 서울의 집까지 돌아오는 데 4시간이 걸렸다.

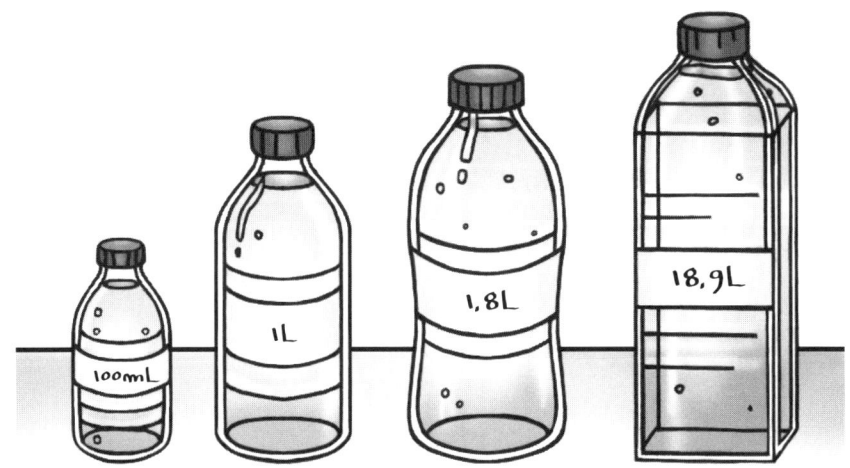

PET병에 담아 생산하는 먹는샘물의 종류

문05 집에서 사용하는 정수기에는 별 문제가 없는가

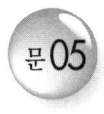**서울시** 사람들의 가정에 정수기가 등장하기 시작한 것은 1980년에 들어서면서부터이다. 그 후 1986년 아시안게임 때 많은 양이 보급되었으며, 그 후 1988년 올림픽에는 너도나도 정수기 설치에 앞을 다투었다고 본다.

그렇다면 우리들이 마시는 물은 80년대부터 나빠졌다는 결론을 유추할 수 있을 것이다. 그러나 그렇지는 않다. 왜냐하면 그 동안 성장 위주의 경제개발정책에 밀려 허리띠를 졸라매고 있었기 때문이다.

1990년대에 들어서 물에 대한 국민적 공감을 느꼈으며, 드디어 수돗물 외의 물을 파는 현대판 물장수가 등장하며 짭짤한 수익과 더불어 국민적 요구를 충족시키는 큰 역할을 행하게 되었다.

시중에 유통되는 물은 우선 제쳐놓고 정수기의 이야기로 돌아가서 말을 이어 가기로 하자.

정수기는 초기에는 그 수요가 많지 않아 수입품이 대부분의 시장을 점유하고 있었으나, 최근에는 우리 기술로 정수기를 만들어 생산하고 있다.

이와 같은 정수기의 가격은 1만원에서 수십 만원에 이르며, 우리가 원하는 만큼의 수질을 보장해 준다는 광고 문구가 적혀 있다.

그러나 사용자가 정수기의 필터를 반영구적으로 쓰는 물건인 것처럼 구입 시 이외는 전혀 신경을 쓰지 않는 탓으로, 일상 생활에 쓰던 물보다 더 나쁜 물을 마시게 되는 기현상을 자아내면서도 마음 편하게 이용하는 사람들의 심리적 현상을 생각해 보아야 할 것이다.

정수기는 정수 용량이 아주 적기 때문에 설치보다는 관리에 신경을 써야 좋은 물·깨끗한 물을 마실 수 있으며 건강하게, 즐겁게 생활할 수 있다.

은행이나 증권 회사, 동사무소에 가면 손님들이 무료로 물을 마실 수 있는 시설을 볼 수 있다. 갈증이 날 때는 찬물, 커피를 마시고 싶을 때는 뜨거운 물을 그저 꼭지만 누르면 나오기 때문에 무척 편리하다. 이런 장치가 각 가정에도 설치되어 애용되고 있다.

그러나 이것 역시 대장균과 일반 세균의 온상이 될 수 있다는 사실을 가끔 신문지상을 통하여 보고 있다.

대형 용기 18.9L를 이용하여 찬물과 온수를 사용하고자 설치된 장치에 물을 넣었을 때, 처음 1~2일은 원수 상태의 조건을 이루나 3일 이후에는 외부 공기가 통 안으로 유입되어 통 안에서 공기 중에 있는 일반 세균이 증식하여 엄청난 수치에 이르러 위험한 상태에 달한다고 보고되고 있다.

위에서 언급한 바와 같이 정수기도 문제가 있고, 유통되는 대형 용기(18.9L)의 물도 문제가 있다면 우리들은 딜레마에 빠지게 된다.

이에 대한 대책은 물을 마시고자 하는 사람이 수질에 대해 신뢰할 수 있는 물을 찾아 마시거나 위에 열거한 문제점을 스스로 해결하는 것이다.

문 06 맛있고 안전한 물이란 무엇인가

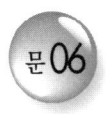 **남을** 못 믿는 불신감으로 팽배해 있는 사람은 다음과 같은 방법을 이용하면 좋을 것이라고 생각된다.

아침 일찍이 일어나 녹음이 우거진 곳에서 계속해서 흘러나오는 약수를 1~2시간 받아 와서 끓여 마시든지 다시 정수기(약수물만 거르는)를 이용하여 걸러 마시든지 해야 할 것이다.

그러나 이런 과정을 거치면서 스스로 상상할 수 없을 만큼의 세균으로 오염시켜 다른 물과 별로 차이가 없는 상태의 물로 만든다.

우선 물을 담는 용기에 문제가 있다. 깨끗하게 최선을 다하여 닦았다고 하지만 무균 상태는 아니다. 바로 이런 문제의 용기에 물을 채울 때와 운반할 때의 오염, 그리고 집에 가져와서 이용할 때의 오염 등 이루 말할 수 없다.

그런 물을 마시고 건강하게 지금까지 잘 살아왔고 자손들도 별 탈 없이 살고 있다면, 즉 본인이 맛있고 깨끗한 물이라고 느끼고 마음 편하게 마실 수 있는 물이라면 그 어떠한 물보다 좋은 물이다. 그러나 마실 수 있는 물의 수질 기준을 설정해 놓고 그 이하여야 음용으로 가능하다고 판단한다.

서울 주변의 수백 개에 이르는 약수물의 수질은 누가 보장하는가를 냉정히 생각해야 한다. 그 물은 아무도 보장하지 못하고 그 기준값도 어떠한지 모르면서 자연을 믿고 마시는 물이 얼마나 위험한지 상상이나 해 보았는가. 이럴 바에는 수돗물이 더 낫다고 생각하지 않는가.

최근에는 서울시 주변, 일명 약수터의 물을 해당 구청에서 수질 분석하여 공지하고 있기 때문에 비교적 안전하지만 그것은 수질 검사 시점의 성분이기 때문에 영원히 괜찮다는 것은 아니므로 스스로 안전성에 관심을 가져야 한다.

물이 맛있으려면

항 목	맛있는 물기준	음용수 수질기준
증발잔류물(칼슘, 염소이온)	30~200mg/L	500mg/L 이하
경도(탄산칼슘)	10~100mg/L	300mg/L 이하
유리탄산(물에 녹아 있는 탄산가스)	3~300mg/L	기준 없음
과망간산칼륨 소비량	3mg/L 이하	10mg/L 이하
냄새	3도 이하	이상이 없을 것
잔류염소	0.4mg/L 이하	0.1mg/L 이하
수온	20℃ 이하	기준 없음

문 07 좋은 물을 만들기 위해 폭기법을 사용해도 좋은가

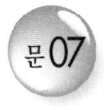 **양어장에** 산소를 공급하기 위해 물을 수차로 돌리거나 펌프로 물을 분사시켜 물을 깨끗하게도 할 겸 산소도 공급하여 양식어에 도움을 주는 방법이 있다.

흔히 양식어들이 물속의 산소가 부족하면 질식하는 것 때문에 사람에게도 양식어처럼 산소가 다량 필요하다고 느끼는 것인지 모르겠다. 이것은 우선 양식어들의 구조가 물속의 용존 산소를 이용하여 숨을 쉬나 사람은 대기 중에 있는 무궁무진한 산소를 그대로 이용하고 있기 때문에 물속의 용존 산소량은 문제시되지 않는다.

그러나 좋은 물을 만드는 과정에서 물에 바람, 즉 산소를 공급(물에 거품을 내게 하는 방법)하면 물속에 들어 있는 불순물 중 철분이 산화되어 쉽게 처리될 수 있으며 물이 깨끗해진다.

또한 단지 대기 중의 공기를 용존시키는 방법 이외에 오존을 이용하여 폭기법을 쓰면 더욱 효과적이다. 오존을 이용한 살균은 WHO에서 추천하는 방법이므로 살균도 되고 수질도 깨끗해져 더욱 효과적인 방법이다.

이와 같은 방법은 일반 가정에 아직 보편화되지 않고 있으나 아마 곧 개발되어 우리들의 물생활을 편리하게 할 것이다.

• • • 물과 건강

문08 끓인 물은 죽은 물인가

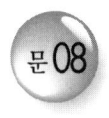 1995년 물 시판 과정에서 정부가 그 시안을 놓고 생수라는 말을 쓰지 못하도록 규제한다는 보도를 듣고 여러 가지로 생각해 보았다.

생수란 무엇이고 또 죽은 물이란 무엇이며 수돗물은 무엇인지 그 개념을 규정해야 할 것이다. 그 중 생수를 다른 말로 표현하면 '살아있는 물'일 것이다.

살아있는 물은 먹는물 수질 기준값 이하의 물로써 누구나 안전하게 마실 수 있는 물이며, 죽은 물은 이와 정반대인 음용수 수질 기준값 이상으로 정부가 누구도 마실 수 없는 물이라고 판정한, 즉 오염된 물을 말한다. 이와 같은 물에서는 물고기들이 죽고 자연 생태계가 파괴되는 것이다.

위와 같은 개념으로 생각한다면 먹는물 수질 기준값 이하는 살아있는 물, 즉 마실 수 있는 안전한 물의 표시이며, 죽은 물은 마셔서는 안되는 물이다.

가끔 심심치 않게 죽은 물이란 제목 하에 '물을 끓이면 죽은 물'이라고 규정하는 잘못된 생각이 난무하여 오늘에 이르러 많은 부작용을 낳고 있다. 물을 끓이면 죽은 물이 된다고 주장하는 사람들의 말속에는, 물을 끓이면 물속에 녹아 있는 산소(용존산소)가 도망쳐 버리기 때문에 죽은 물이 된다는 것이다. 용존 산소의 양만 거론한다면 그 생각은 아주 잘못된 것이다.

물론 기체의 성질상 온도가 높을수록 물에 대한 용해도가 감소하므로 물의 온도를 높이는 것은 산소가 도망치기 좋은 조건을 제공하는 것이다.

그러나 끓인 물을 식히면 대기압 때문에 원래 상태의 용존 상태로 되돌아가는 성질을 갖고 있다. 이렇게 산소의 평형을 이루고 있기 때문에 물속의 산소 이야기는 설득력이 희박하다.

만약 물속에 산소가 다량 요구된다면 인공적으로 산소를 포화시키든지, 또는 물의 온도를 낮추면 훨씬 효과적일 수 있다.

그러나 물을 끓이면 살균적 역할을 하기 때문에 안 끓인 물보다 사람에게 안전하다. 또 하나는 물을 끓이면 물속에 존재하는 유기물 또는 일부의 물 성분이 이온 변화를 일으켜 맛이 없게 된다. 바로 물은 무미·무취이기 때문에 맛 없는 것이 정상적인 물이라고 다시 한번 강조한다.

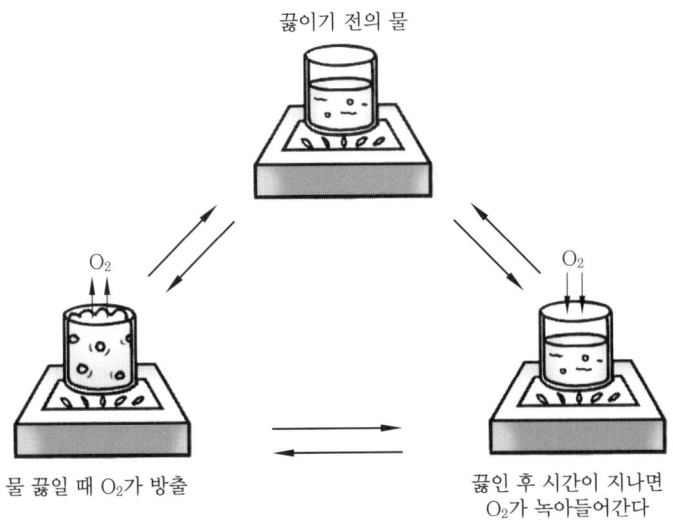

물을 끓이는 경우

문09 물을 얼리면 수질이 좋아지는가

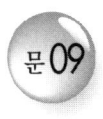 물은 수소 원자 2개와 산소 원자 1개로 구성되어 있다. 화학식은 H_2O라고 쓰고 있다. 그러나 물은 수소와 산소뿐만 아니라 여러 가지 화학 성분을 용해하고 있다.

물은 오랫동안 지구 내부나 지표면을 흐르면서 지구 표면의 성분을 포함하게 되므로 여러 가지 성분을 함유하는 것이 당연하다. 이것은 음용수에 이런 성분이 일정량 이상 들어 있으면 안 된다고 규정하고 있는 것으로도 알 수 있다.

그렇기 때문에 물을 병에 넣고 얼리면 빨리 어는 부분과 얼지 않는 부분이 있다. 이때 얼지 않은 부분의 물과 얼어 있는 부분의 수질을 분석하면 같은 원수라도 성분 차이가 나타난다.

그러므로 얼지 않는 부분의 물은 불순물을 포함했거나 고농도의 물일 것이다. 이와 같은 방법을 반복하면 정수한 물보다 더 좋은 물을 만들 수 있다.

염분을 10ppm의 농도로 만든 물을 PET 병에 넣어 냉동실에 1~2시간 넣어 두었다 보면 병의 주변부터 얼어들어가는 현상을 목격할 수 있다.

이때 얼지 않은 물을 비커에 담아 측정하면 처음과 같은 농도 값이나 얼음을 녹여 측정하면 농도 값이 얼지 않은 물보다 농도의 차이가 있다.

제7장 좋은 물을 찾아서

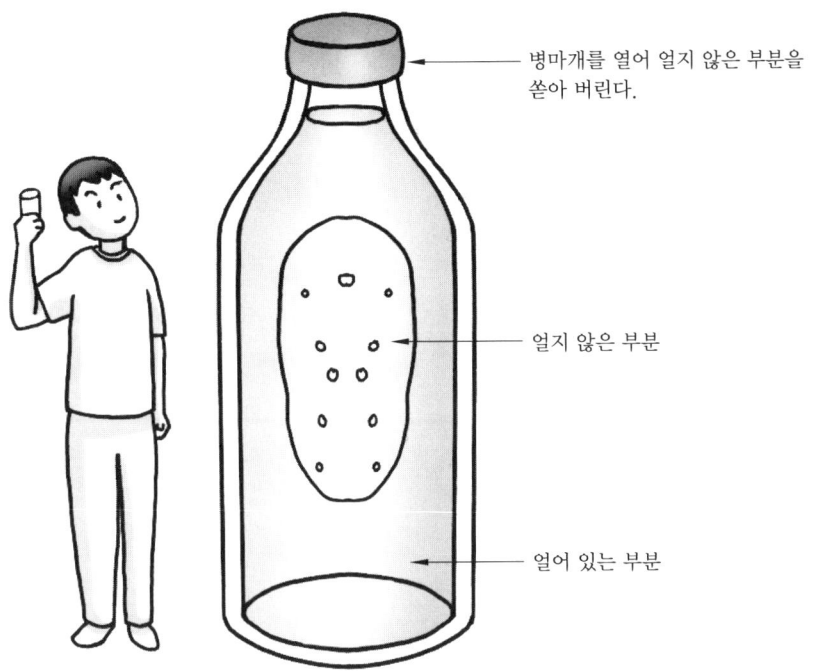

더 좋은 물을 마시려면 얼려서 얼지 않은 부분은 쏟아 버리고 얼어 있는 부분만 마신다

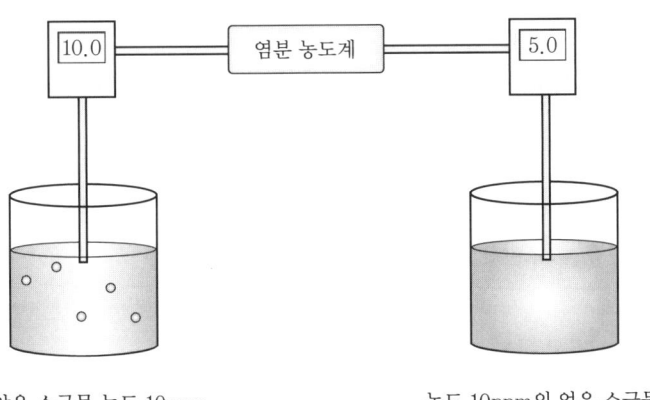

같은 농도의 물이라도 얼음을 녹여 측정하면 얼지 않은 물과 농도의 차이가 있다

• • • 물과 건강

문10 지하수의 수질은 왜 좋은가

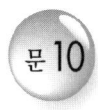 **지하수란** 개념은 넓은 의미로는 땅속에 있는 물을 말하나, 학술적으로는 지하의 대수층에 존재하는 물을 말한다. 이러한 대수층의 깊이는 지층 구조에 따라 지역적 특성을 갖고 있기 때문에 정확히 규정할 수 없다.

대수층이란 지층 중에 물로 포화되어 수평적으로 층을 이룬 것을 말한다. 이 층은 모래, 자갈, 암석이 풍화된 층에 물이 들어 있어 유동적인 특성을 갖는 층이다.

지표수는 지표면에 있는 물을 말하며, 강물, 호수물, 빗물 등을 포함한다. 공기 중에는 눈에 보이지 않는 여러 가지 병원균이 존재하고 있어 서식하기 좋은 조건을 찾아 헤매고 있다.

지표수는 이런 균들이 서식하기 좋은 조건을 갖고 있어 상상할 수 없는 균 및 미생물이 존재하므로 물의 색과 냄새가 나빠진다. 이런 물을 그대로 마실 수 없기 때문에 인공적으로 처리하여야 하는 단점을 지니고 있다. 단점이라고 하기보다는 자연적 섭리일 것이다.

반면 지하수는 지층 속에 오래 머무르고 있기 때문에 균과는 접촉할 수 없는 여건이므로 지표수에 비하여 깨끗하다.

지하수는 지층 대수층에 존재하고 있다는 말을 했다. 그렇듯 땅속으로 물이 스며들어 가려면 오랜 시간이 걸리며 땅속의 토양 입자 사이를 통과하기 때문에 물이 자연적으로 걸러져(필터) 깨끗하다.

이런 과정을 거치는 기간이 수일에서 수백 년에 달하는 지하수도 있기 때문에 사람들에게 좋은 물맛을 제공하는 것이다.

또한 좋은 물맛은 지하수의 온도 때문이다. 지하수의 온도는 10~15℃로 우리들이 물을 맛있다고 느끼는 온도 10℃와 별 차이가 없기 때문에 지하수를 맛있고 안전한 물이라고 생각하는 것이다.

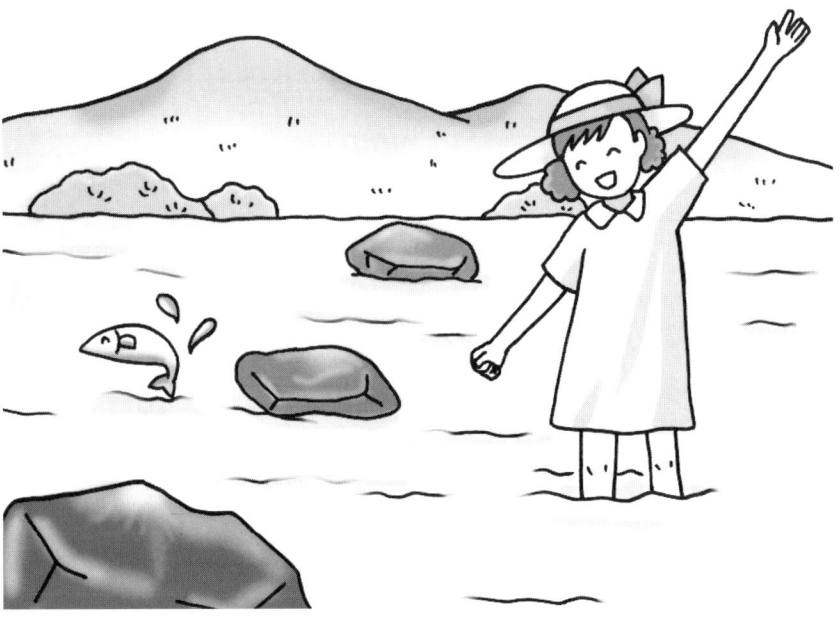

제8장

꿈의 물
저농도 중수소 물

• ••• 물과 건강

문01 중수소(重水素)란 무엇인가

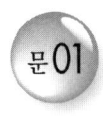
중수(重水) 또는 산화중수소는 ^2H_2O 혹은 D_2O를 말한다. 일반적인 경수 H_2O와 물리적·화학적 성질은 비슷하나, 수소 원자가 보다 무거운 동위 원소인 중수소로 바뀌었다.

이로 인해 수소와 산소 사이의 결합에너지가 바뀌고, 물리적·화학적 성질도 바뀌게 된다.

경수소와 중수소를 하나씩 가지는 혼합 중수 HDO도 있다. 물 분자 사이에서 수소 원자의 교환이 빠르게 이루어지므로, 50%의 경수소와 50%의 중수소를 가진 물에서는 동적 평형 상태에서 50%의 HDO, 25%의 H_2O, 25%의 D_2O의 비율로 물 분자가 존재하게 된다.

중수소원자는 경수소원자 대신에 산소원자와 결합된 수소동위원소이다.

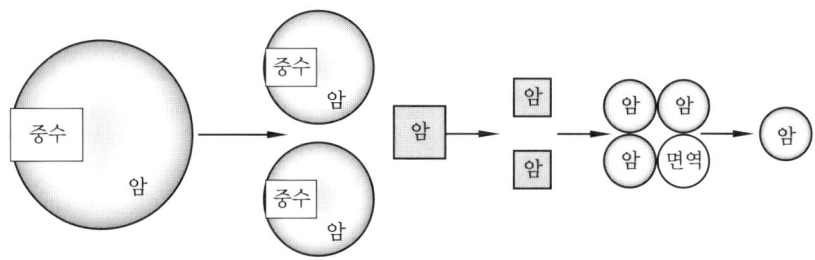

보통 물을 먹었을 경우 암세포 분열 (자료 : 일본초경수연구회)

물리적 성질

성 질	D_2O(중수)	H_2O(경수)
녹는점(℃)	3.82	0.0
끓는점(℃)	101.72	100.0
밀도(20℃, g/mL)	1.1056	0.9982
최대 밀도인 온도(℃)	11.6	4.0
점도(20℃, centipoise)	1.25	1.005
표면장력(25℃, dyn·cm)	71.93	71.97
융해열(cal/mol)	1,515	1,436
기화열(cal/mol)	10,864	10,515

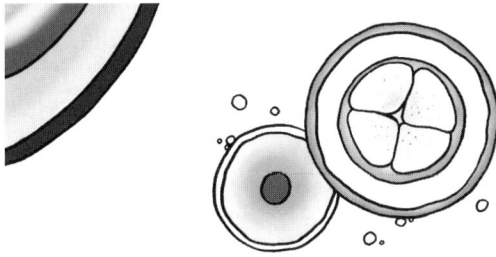
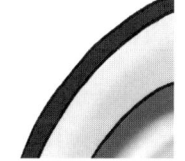

• • • 물과 건강

문02 저농도 중수소 물이란

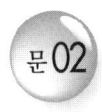 **세계인들이** 매일 마시고 요리하고 목욕하는 물의 중수소 농도는 155ppm이다.

세계 장수촌이 장수하는 비결에 대하여 많은 학자들이 물과 관련하여 연구를 한 결과, 우리가 마시는 물의 수질과 전혀 다른 점을 발견하지 못했다. 수질은 같은데 우리들이 장수하지 못하는 원인을 음식물 또는 식습관 등이라고 말하고 있었지만 그것도 큰 영향을 미치지 않는다는 결과였다.

지금까지 관심을 두지 않았던 분석 항목에 그 무엇이 있지 않을까 하는 의구심에 물의 중수소 농도를 분석한 결과 장수촌의 물에서 중수소 농도가 현저하게 낮은 농도 130ppm이라는 것이 밝혀졌다.

인체에서의 중수소의 역할을 찾아본 결과 인체가 성장하기 위해 수백만 개의 세포들이 시시각각으로 분열하고 있는데 중수소 수가 분열 작용에 크게 기여하여 세포 분화의 속도를 결정하고 있다는 것이다.

그래서 더욱 상세하게 장수촌을 대상으로 볼리비아 치치카카호 호수 물과 훈자 마을 그 주변 작물들의 중수소 농도를 분석한 결과 역시 농도가 낮으면 낮을수록 세포 분열을 늦게 하는 작용을 하기 때문에 나이에 비해 젊어 보이고 건강하며 병에 걸리지 않고 살아간다는 것을 알게 되었다.

이와 같이 중수소 농도를 155ppm보다 낮게 만든 물을 저농도 중수소 물이라 한다.

아래 그림과 같이 저농도, 즉 낮은 농도의 중수소 물을 오랫동안 마시면 암세포의 분열 속도가 늦어져 자연스럽게 스스로 사멸하는 현상이 일어난다고 동물 실험과 임상에서 밝혀졌다(Somalyai, 1997).

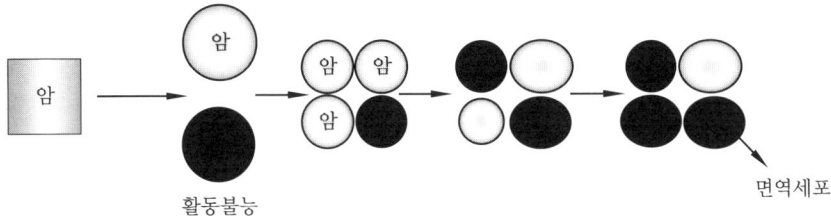

중수소 단계별 농축 과정(자료 : POMAG-PROD)

그리고 저농도 중수소 물 중에서도 농도가 105ppm일 때 가장 우리 몸과 궁합이 잘 맞는다고 연구되었다.

다음과 같이 이론적 배경을 설명하면 저농도 중수소 제조 방법을 이해할 수 있을 것이다.

중수는 일반적으로 말하는 CANDU 원자로에 의해 발전하는데 우리나라를 비롯해 세계 여러 국가들은 중수를 핵 발전 연료로 사용한다. 물론 우리나라도 많은 양을 유럽에서 수입하고 있다.

그러나 앞에서 설명한 바와 같이 중수소 농도가 155ppm인 중수를 사용할 수 없어 고농도로 농축하여 연료로 사용한다. 그러므로 농축은 99.99%로 농축하는데 일반적으로 알려진 방법은 다음과 같다.

$$D_2O + H_2S \underset{30℃}{\overset{130℃}{\rightleftharpoons}} H_2O + D_2S$$

위와 같은 방법으로 고농도(99.78%)의 중수를 생산하여 원자력 발전소에 공급하게 된다.

• • • 물과 건강

문 03 저농도 중수소 물 만드는 방법은

중수소를 농축할 때 부산물로 생산할 수도 있으며 저농도 중수소 물만을 생산할 목적으로 플랜트를 건설하여 생산하는 방법 등이 있다. 이 두 가지 방법 모두 간단한 설비로는 생산 불가능하므로 생산 단가가 높고 생산량도 제한되어 있어 보통 물에 비하여 높은 가격이다.

중수소의 특성상 증류를 하면 가벼운 중수들은 높은 곳에, 무거운 중수는 낮은 곳에 위치하므로 증류 타워가 20~30m가 되어야 가능할 수 있다는 어려운 점이 있다.

그러므로 지구상에서 해발 고도가 가장 높은 곳이라면 자연적으로 중수소 농도가 낮기 때문에 이런 장치를 쓰는 것이다.

이렇게 하여 만들어진 저농도 중수소 물은 125ppm, 105ppm, 80ppm, 50ppm, 25ppm 등으로 구분하여 시판하고 있다.

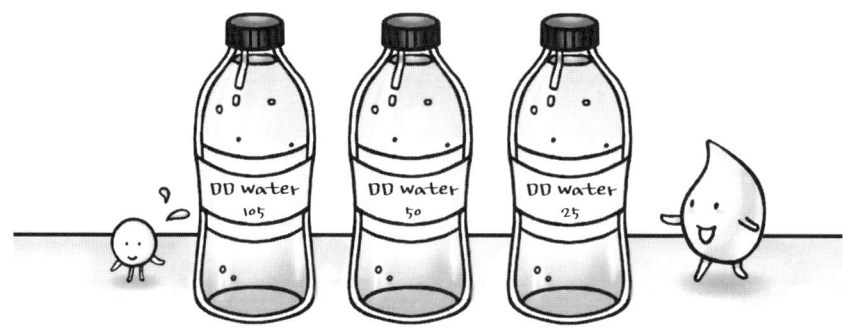

저농도 중수소 물

문04 저농도 중수소 물은 인체에 유해한가

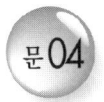 **중수는** 농도에 따라서 인체에 유해할 수도 있고 해가 없을 수도 있으나 특히 저농도 중수소 물은 전혀 해가 없다고 밝혀졌다. 이 물을 마실 때 음식물, 약 등을 가려 먹을 필요성이 없기 때문에 우리 몸에 전혀 해가 없는 것으로 증명되었다.

그럼, 고농도 중수소 물과 저농도 중수소 물의 차이점을 기술하면 다음과 같다.

- **고농도 중수소 물** : 동물 실험에서 쥐의 체내 중수소 물 농도를 35%가 되도록 주입하면 쥐는 사망한다. 중수는 유전자를 조작하여 악성 종양을 일으키며, 세포 분열이 잘 되게 하므로 각종 병, 즉 암세포를 빨리 번식시키는 역할을 한다. 물론 중수소는 안정 동위원소이기는 하지만 고농도가 우리 몸에 닿게 되면 큰 문제가 발생한다고 보고되어 왔기 때문에 각별히 조심을 해야 한다(Katz, 1962, Vasilescu, 1987).

- **저농도 중수소 물** : 저농도 중수소 물, 즉 농도가 25~105 ppm인 물을 마시면 체내에서 세포 분열 속도를 완만하게 하므로 암세포가 자연적으로 치유될 수 있다고 실험결과를 발표하였다(Somalyai, 1999). 또한 Gross(1960)는 유사분열 저지 효과가 있다고 발표하였다. 건강한 사람이 저농도 중수소 물 105ppm을 장기간 마시면 성인병에 걸릴 확률이 희박하며 나이에 비하여 늙어 보이지 않아 경제활동을 하는 데 큰 도움을 주고 있다(최무웅, 꿈의 물).

문05 저농도 중수소 물의 섭취 방법과 효과는

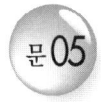 **헝가리국립의학연구소** 소믈야이 박사의 동물 임상실험 연구 결과에 의하면, 저농도 중수소 물의 농도 90~110ppm을 장기간 섭취했을 때는 암세포가 사멸된다.

세계적으로 많은 종류의 물이 기적의 물로 건강을 유지하는 데 공헌을 했지만 저농도 중수소 물만큼 그 역할이 확실하지는 못했다. 이 물은 암, 백혈병, 자기면역질환, 근종, 고혈압, 간장병, 뇌경색, 피로, 불면증 등의 치유 개선에 기여한다고 보고되었다.

이와 같은 이유는 세포분열 시간이 아주 느리게 성장하여 병원성이 스스로 사멸되는 현상 때문이다.

이러한 효과를 얻어 반응을 느끼기 위해서는 저농도 중수소 물을 장기간 복용해야 한다. 소믈야이 박사는 반응이 나타나는 시기는 복용 시작부터 3개월 이후라고 밝혔다.

그럼, 얼마나 마셔야 하는가에 대해서는 특별한 제한은 없으나 하루 200mL이상이면 저농도 중수소 물에 의해 체질이 변할 수 있다. 섭취는 보통 물의 양을 현저하게 줄이면서 위에 언급한 양을 직접 마시거나 요리해서 먹으면 변화의 속도가 빠르게 나타난다.

저농도 중수소 물을 이용해 재배한 야채를 먹으면 시너지 효과를 경험할 것이다.

저농도 중수소 물을 이용한 종자의 발아 성장을 보통 물과 비교한 결과 다음과 같다.

보통 물과 저농도 중수소 물로 싹을 트게 한 후 그 성장 변화의 비교

작물 종류	발아 성장 평균 길이(mm)	
	저농도 중수소 물 (20ppm)	보통 물 (150ppm)
벼	17.6	26.0
콩	35.0	44.3
보리	44.1	51.2
해바라기	21.5	28.3
옥수수	30.6	40.8
밀	34.7	38.9
검은 보리	56.0	58.8
강낭콩	13.77	17.5
고추	34.5	39.9
호박	25.2	62.2

위 표에서 보는 바와 같이 저농도 중수소 물의 농도 20ppm으로 작물의 싹을 트게 한 경우 보통 물보다 그 성장 속도가 현저하게 느린 것을 알 수 있다.

그러므로 저농도 중수소 물을 장복하면 노화 방지(anti-aging) 효과가 탁월하다. 다른 말로 표현한다면 저농도 중수소 물을 장복한 자만이 가는 세월을 잡고 마음대로 조절할 수 있다는 것이다.

건강한 사람이 장기간 저농도 중수소 물(105ppm)을 복용했을 때는 어떠한 일이 일어나는가를 조사한 결과 다음과 같은 효과가 현저하게 나타났다.

잠이 잘 온다. 지구력이 강해진다. 노안이 밝아진다. 피로가 풀린다. 변

비에 효과가 있다. 피부에 윤이 난다. 노인 반점이 없어진다. 혈행이 좋아진다. 손발이 뜨거워진다. 남성 기능을 회복한다. 이뇨시간을 단축한다. 시차를 적게 느낀다. 혈당치가 내렸다. 아침에 일찍 일어난다. 하품과 졸음이 없어진다. 감기에 강하다. 식욕이 좋아진다.

헝가리 국립 암연구소 소믈야이 박사는 저농도 중수소 물이 병에 걸리지 않도록 건강을 균형있게 만들어 가는 세월을 잡을 수 있으며, 병에 걸린 사람들은 저농도 중수소 물을 선택하여 장기간 마시면 그 효과가 현저하게 나타난다고 발표하였다.

문06 꿈의 물 누가 개발했나

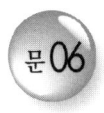 꿈의 물 개발자, 가보르 소믈야이 박사는 헝가리 부다페스트에서 태어나 그곳에서 대학을 졸업하고 헝가리 국립 암센터 연구소에서 암에 관한 연구를 해왔다.

그 결과 중수소 농도가 높으면 세포가 활성화되기 때문에 암세포도 중수소 농도가 높으면 빨리 성장하고 낮으면 느리게 성장한다는 사실을 증명하였다. 소믈야이 박사는 1993년 창업하여 저농도 중수소 물을 개발하고 동물실험 및 임상실험을 한 결과 저농도 중수소 물이 탁월한 효과가 있음을 증명하였다.

이로 인해 헝가리는 물론 유럽 각지에서 큰 반응이 일어나 현재까지 시판하는 물의 상표는 [Prevent]이며 중수소 농도에 따라 105ppm, 80ppm, 50ppm, 25ppm 드링킹 워터와 실험용 25ppm 및 화장품까지 생산하고 있다. 그의 연구 업적은 이루 말할 수 없으며 세계 각국에서 강연 등을 통하여 국제적으로 널리 알려져 있는 물박사이다.

소믈야이 박사의 업적으로 세계에서 유일하게 암으로 인한 사망자 수와 암발생률이 감소하는 나라이다. 우리나라도 사망 원인 중 가장 높은 것이 암이라고 공식적으로 발표하였다. 저농도 중수소 물(Deuterium Depleted Water)의 제조와 그것을 종양에 적용하는 다양한 방법은 특허로 보호되었다.

그가 쓴 「Defeating Cancer」는 헝가리, 일본, 독일, 루마니아, 한국 등지에서 현지어로 번역되어 호평을 받고 있다.

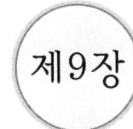

제9장

물 오염은 우리들이

••• 물과 건강

문 01 물 오염은 물순환 때문에 빠른 속도로 확산되고 있는가

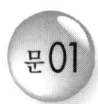 **물은** 있는 장소에 따라 지하수, 지표수, 강물, 호수물, 연못, 논물, 웅덩이물 등으로 여러 이름이 붙어 있는 것을 알 수 있다. 그러나 물은 크게 지하수와 지표수로 구분하며, 어떠한 물이 먼저 있었는가는 알 수 없다.

이것은 병아리가 먼저냐 또는 달걀이 먼저냐 하는 것과 같기 때문에 어떠한 물이 먼저 존재하기 시작했는가에 대해서는 언급을 하지 않기로 하고, 물의 장소에 따라 존재하게 되는 이유에 초점을 맞추어 말하고자 한다.

'물은 순환하고 있다'는 대전제하에 생각해 보면 다음과 같다. 비가 오면 우선 나무와 풀을 적시고 그 다음 땅에 부딪쳐 일부는 토양의 수분이 되고 일부는 흘러 강물로 들어간다.

땅으로 스며들었던 빗물은 지하 수맥을 따라 멀리멀리 이동을 하여 낮은 곳에서 샘으로 솟구쳐 지표에 나타난다. 강으로 간 빗물은 바다로 가서 바닷물과 혼합되면서 증발하여 하늘로 올라가다가 많은 비구름이 형성되면 바람을 타고 먼 곳으로 이동하여 다시 지표면에 비를 내리는 일을 쉬지 않고 행하기 때문에 이를 물순환 과정이라고 정의하였다.

우리들은 이와 같은 물순환 과정의 일부분에서 그 물을 이용하고 또 남은 물을 그대로 버리는 일을 하고 있다. 그러므로 인간이 물을 쓰는 것이 바로 물을 오염(화학 성분의 농도가 자연 상태의 수질 농도 이상일 때)시키는 것이다.

물은 사용 용도에 따라 오염 농도도 다르다. 즉 전기 도금 공장에서 물을 사용한다면 6가 크롬의 중금속 성분이 많은 물로 오염시킨다든지, 또는 염색 공장에서는 염료의 사용으로 물을 오염시킨다든지, 세탁소에서는 비눗물을 버린다든지 등등, 인간은 물을 이용하는 목적에 따라서 각각 다른 양상으로 물을 더럽히고 있다.

이러한 행동의 결과로 오염된 물은 앞에서 언급한 물순환 과정을 따라 순환하고 있기 때문에 급속하게 지구 환경 전체가 오염 속에 휘말리게 된다.

오염이 국지적으로 발생될 때는 자연의 힘에 의해 정화되어 버리는 경우도 있으나 그 양과 농도가 매우 높을 때는 자연적 자정 능력의 한계를 넘기 때문에 오염이 발생되므로, 우리는 지구촌 물자원의 한계를 알고 적절한 이용과 철저한 관리를 해야 한다.

• • • 물과 건강

문02 오염 확산은 왜 잘 보이지 않는가

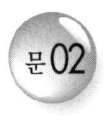 **물은** 무색·무취의 특색을 갖고 있다. 앞에서 언급한 바와 같이 염색 공장 등에서 나오는 물은 우리 눈으로 확인할 수 있으나 기타 공장에서 나오는 물, 즉 원자력 발전소에서 만약 방사능 물질이 누출되어 물과 함께 섞였다고 가정한다면 우리 육안으로는 절대로 구분할 수 없다.

뿐만 아니라 물속에 들어 있는 화학 성분이 기준치 이상으로 높은 농도를 갖는다 해도 우리는 그것을 알 수 없다. 그러므로 우리는 그 물을 안심하고 마시고 또 이용하게 됨으로써 더욱 오염을 확산시키게 된다.

다음과 같은 일이 발생되었다고 가정해 보자.

자동차가 방사능 물질을 싣고 질주하다가 사고로 그 물질을 쏟았을 경우 한국 전체의 관점에서 볼 때는 국지적 오염현상이다. 그러나 그 물질이 어떤 종류이며 그것의 반감기가 몇 년인가에 따라서 오염 피해량과 오염 기간이 결정된다.

만약 반감기가 10년이라면 간단히 계산하더라도 100년이 걸려야 자연 상태에서 소멸된다는 결론이니 얼마나 무서운 일인지 짐작할 수 있다.

오염된 물질이 땅속에서 그대로 있다면 문제 해결은 간단하다. 그러나 물과 같이 순환하기 때문에 확산이 거시적으로 행해져 넓은 지역의 환경에 악영향을 끼친다.

그러므로 우리들이 오염 물질을 만들지 않는 것이 최선의 방법이나 또 그렇게 하지 못하는 것이 과학 문명이기 때문에 이를 잘 처리할 수 있는 방법을 선택해야만 하나 밖에 없는 지구촌의 물자원을 보호할 수 있을 것이다.

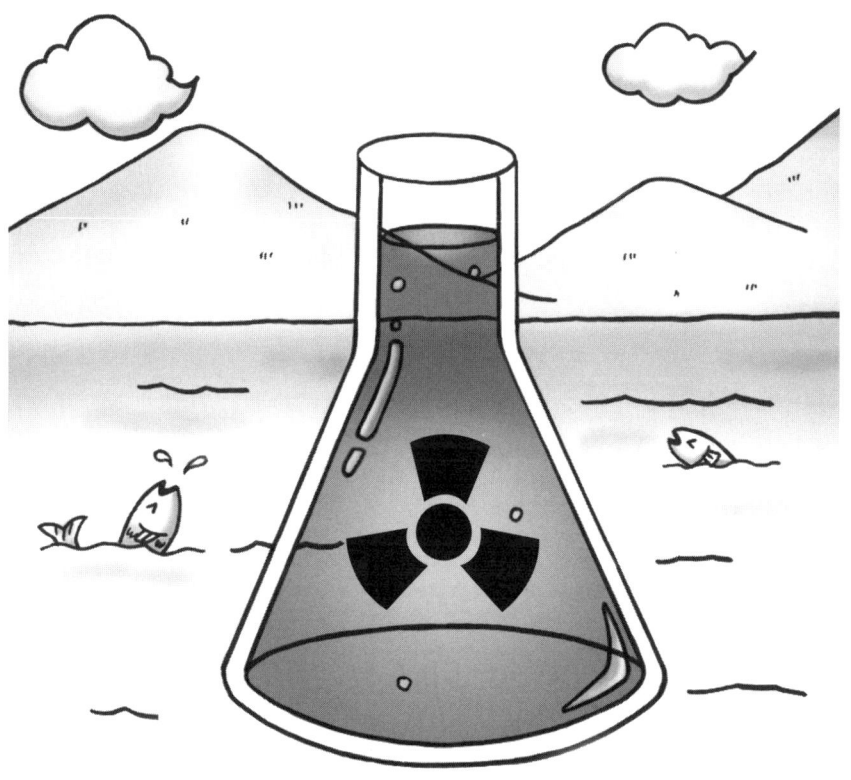

오염물질을 잘 처리할 수 있는 방법을 선택하여 지구촌의 물자원을 보호하도록 하자

• • • 물과 건강

문 03 수질 오염은 왜 고발하지 않는가

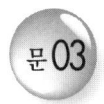 **몇** 해 전 신문과 TV를 통해 경상북도 어느 하천에 물고기 떼들이 전멸된 것을 보고 많이 놀랐을 것이다. 그 원인은 어느 낚시꾼들이 물고기를 잡기 위해서 농약을 하천 상류에 뿌렸기 때문이라는 것이다. 이와 같은 엄청난 결과는 눈으로 보고 느낄 때에야 그 문제의 심각성을 알 수 있다.

이런 사건은 원인이 어디에 있든지 결과를 우리들이 쉽게 알았기 때문에 고발된 사항이다. 그 외에 보고 느낄 수 없고 맛도 없는 중금속 물질들이 얼마나 우리들의 생활을 파고들었는가 상상한다면 심히 우려하지 않을 수 없다. 왜 우리는 수질 변화에 슬기롭게 대처하지 못했는지 다시 한번 반성해야 한다.

조선일보에 팔당호 수질은 2급수로 COD, BOD가 각각 22ppm으로 악화되었다는 기사와 함께 상수원 보호 시 물의 혜택을 받는 주민과 그 지역 주민이 부담금을 내고 관리는 환경부로 일원화한다는 기사가 났었다. 이것만 보더라도 오염이 얼마나 심각한지 알 수 있었으며 이제야 오염 방지에 국민적 공감대가 형성되었다고 본다.

왜 수질 오염은 고발 건수가 적은지를 생각해 보면, 그 첫째 원인은 전 국민이 수질을 오염시키는 사람뿐이라는 점, 둘째는 수질 변화의 심각성을 잘 인식하지 못한 점, 셋째 환경에 대한 조기적이고 효율적인 교육이 미비하다는 점 등을 들 수 있다. 물론 이외에도 여러 가지 원인이 보는 시각에 따라서 다르다고 말할 수 있다.

제9장 물 오염은 우리들이

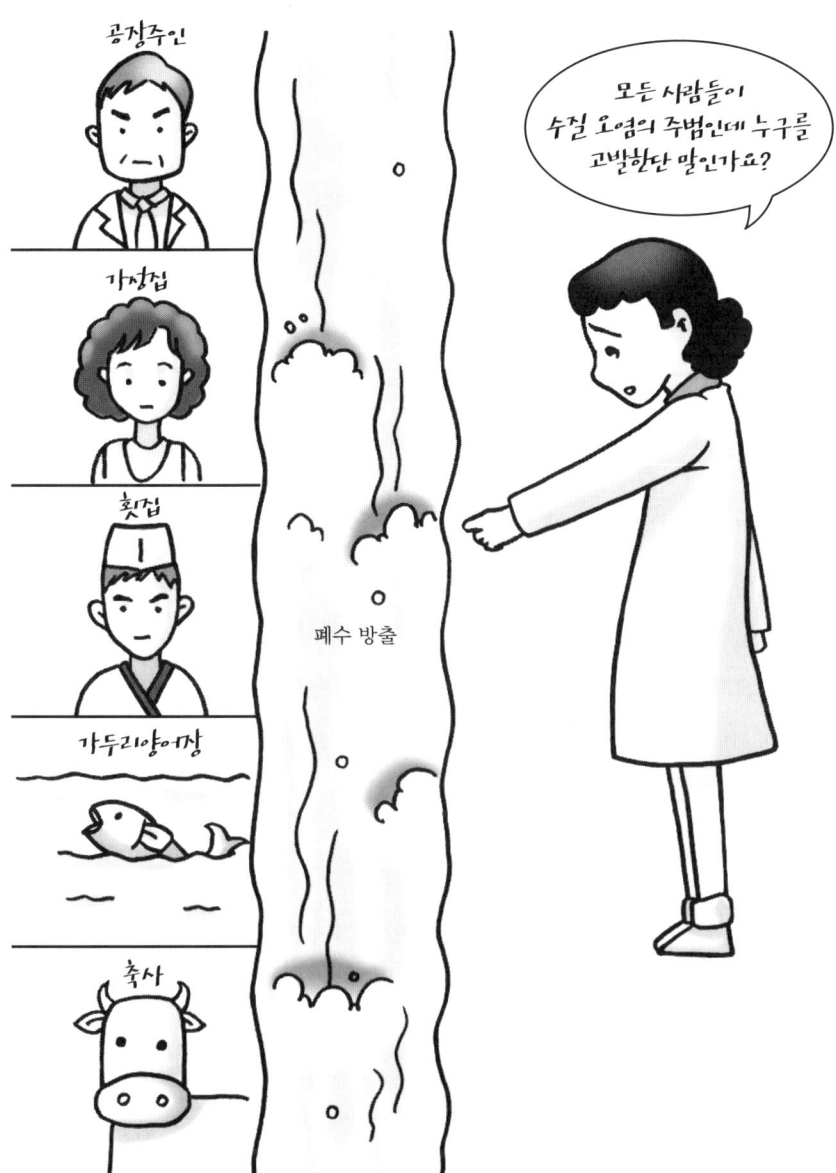

오염원과 피해자

• • • 물과 건강

문04 춘천 시민의 쓰레기 국물을 마시는 사람들은 누구인가

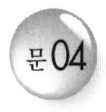

호반의 도시 춘천의 시민은 '누구를 위한 경제 활동의 제한 조건이 그렇게 많은가'라고 불평에 불평을 거듭하고 있는 실정이다. 왜냐하면 상수도 보호구역이니 청정구역이니 하여 여러 가지 규제를 가하고 있어 불편하기 짝이 없기 때문이다.

춘천 시민은 누구를 위한 것인가라는 심리적 부담감을 갖고 있다. 꼭 그래서는 아니나 쓰레기(더러운 것)를 강물에 띄워 버리는 오랜 습관이 더욱 작용했을 것이다.

춘천시의 행정적 여건도 빼놓을 수 없는 일이라고 생각된다. 춘천 사람들은 '우리는 깨끗한 물을 마시고 건강히 살고 있는데 왜 그리도 귀찮은 일이 많은가'라고 말할 수 있다. 답답한 사람이 우물을 판다는 말과 같이 이제는 그렇게 되지 않으면 안되도록 환경이 성숙되었다.

잠시 가정하여 말해 보면, 춘천시 인구가 50만이라 할 경우, 1인당 2L의 오수를 발생시킴으로써 1000m^3/일의 물을 북한강을 통하여 방출하므로 춘천시 아래쪽의 북한강에는 쓰레기로 가득 찬 물이 흐른다고 생각한다.

여기에 기타 세탁, 세차, 축산 폐수, 공장 폐수 등을 더한다면 온통 오염 물질로 가득찬 강물이 될 것이다. 이 물을 상수원으로 취수하는 서울, 수원, 인천 시민들은 이들이 버린 오염된 물을 정화하여 마시는 격이 되는 것이다.

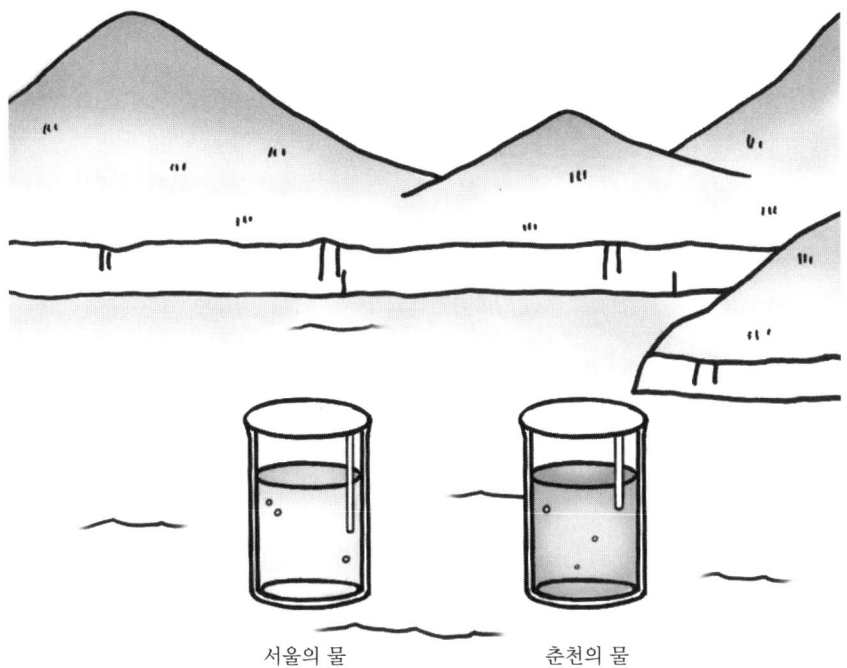

서울의 물   춘천의 물

서울의 물과 춘천의 물

어떤 이는 심산유곡의 물은 짭짤하고 한강물은 맛이 좋다고 극단적으로 말하는 경우도 있다.

그러나 BOD, COD가 22ppm 이상이라는 데는 놀라지 않을 수 없다. 우리들의 선배들은 춘천 시민의 오수로 생활했으나 이제는 보기에도 맑고 깨끗한 물을 즐겁게 마시는 시대로 탈바꿈되고 있는 것이 현실이다.

• • • 물과 건강

문05 한강에 떠다니는 흰 거품은 무엇인가

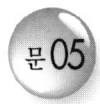
답 **춘천시에서** 흘러내린 오수와 충주시에서 내버린 오수가 양수리에서 서로 합쳐져 서울을 향해 앞을 다투어 내려오다 왕숙천, 탄천 등에서 더 짙은 오수가 첨가되면서부터 한강의 물을 더 악화시킨다.

수질 성분에 대해서는 언급하지 않고 오직 가시적인 것에 초점을 맞추어 보면 다음과 같이 말할 수 있다.

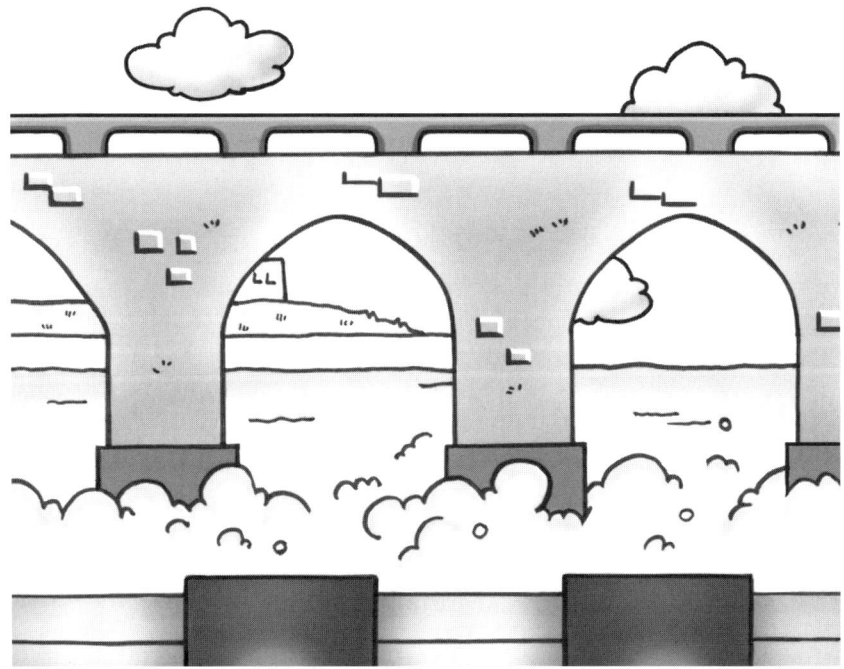

비누거품이 본류로 유입되지 않도록 차단막을 장치한다

제9장 물 오염은 우리들이

　뚝섬 쪽에서 올림픽 스타디움 쪽을 바라다보면 백조가 물위를 한가롭게 수영하는 모습과 같은 풍경이 한 폭의 그림과 같다.
　그러나 그것은 실제의 백조가 아니라 비누 거품, 공장 폐수의 거품이 그렇게 보이는 것이다. 정말로 환경에 대한 인식이 그리도 부족한지 반문하고 싶다.
　잠실대교 아래쪽에서 수도용 원수를 취수하는 수원지 뚝섬(300천 톤/일), 선유(200천 톤/일), 영등포(200천 톤/일)에서 물을 정수하여 서울 시민에게 수돗물로 공급하고 있는 실정을 우리는 잘 생각해 보아야 할 것이다. 그렇기 때문에 수돗물 정수비가 15년 사이에 56배나 늘어난 사실 또한 묵과할 수 없는 천문학적 수치이다.
　한강으로 유입되는 지류에 이물질, 특히 거품 유입 방지막을 설치한 것만 보더라도 얼마나 심각한 상태인가 미루어 짐작할 수 있다.

• • • 물과 건강

문 06 대도시 지하수는 위험한가

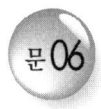
답 **도시로의** 인구 집중현상은 1970년대 이후 급격히 이루어져 90년대에는 총인구의 70%가 대도시에 거주하는 주거 형태로 바뀌었다. 이렇게 대거 유입된 인구 때문에 도시의 기반 시설 확충과 더불어 물수요의 공급, 도시 생활의 폐수 급증, 쓰레기의 대량 방출 등 현대적 도시의 환경 문제에 골치를 앓게 되었다. 이와 같은 도시의 환경 질이 점차 악화되기 때문에 예기치 않은 악영향이 발생된다.

위에 언급한 바와 같이 전국적인 상수원 지역의 환경 변화로 인하여 급수원 오염의 위험성을 인식한 도시인의 대부분은 일명 약수를 찾아 줄을 지어 1~2시간 기다리는 시대로 변화하고 있다.

그러나 이러한 도시지역 주변의 약수들은 정화 능력의 한계를 벗어나므로 좋은 물을 얻으려다 결국 불결한 물을 얻어 마시는 실정이 되어, 자구책으로 아파트 단지 내에 심정을 굴착해 그 물을 마시는 극성파들이 늘어나고 있다.

이런 상황을 설명하고자 하니 그 질에 관한 문제는 본인 스스로 판단하여 보기 바란다.

지하수는 빗물이 지표면으로부터 땅속으로 스며들어 이루어진 물이다. 인구가 많이 밀집되어 살고 있는 지역에는 자동차로부터의 납 성분 배출, 쓰레기로부터 중금속 배출, 생활 폐수 등이 지표에서 지하로 늘 침투한다. 이렇게 침투한 물질이 대수층에 존재하게 된다.

예를 들면, 양어 실험을 하기 위하여 도시 지역에서 우물을 파고 주변에 시설을 갖춘 후 물을 퍼올려 보니 깨끗하고 괜찮아 수조에 고기를 넣고 산소를 공급하였으나 고기는 비실비실 죽기 일보 직전이었다. 그것은 Fe(철) 성분이 물속에 다량 함유되어 있어 산소 공급으로 인해 산화되기 때문에 붉은색(녹)으로 변하고, 고기가 이런 물속에 있으면 아가미가 썩어 죽는 현상이 나타난다.

물은 무취, 무미, 무색에 주의를 기울여야 한다. 깨끗하게 보인다고 도시 내의 지하수를 검사 없이 마신다면 DNA, RNA에 영향을 주어 후대에 예기치 않은 돌연변이가 발생할 것이다. 따라서 도시지역 내의 지하수는 독극물이라고 표현할 수 있다.

그러므로 생명수인 물로는 심산유곡의 공해 없는 곳 심층에서 퍼올린 지하수가 적절하나, 어떠한 물이라도 마시기 전에 당신의 건강을 위해 반드시 수질 검사를 한 후 마셔야 한다.

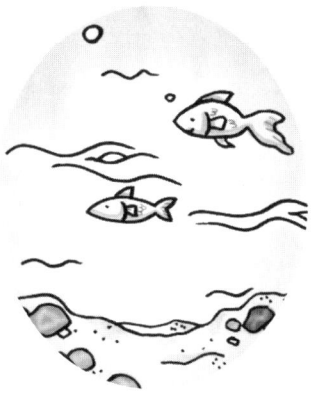

• • • 물과 건강

문07 농촌 개울의 현주소는

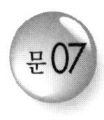 **우리의** 농촌은 너무 변했다. 물론 단지 시대적 배경 때문이라고 말할 수 있기는 하나 그런다 해도 너무하다. 이것은 무분별한 소득 증대 일변도가 낳은 문제점이라고 지적할 수 있다.

주말에 교외 지역이나 더 먼 농촌 지역을 찾아가 아이들에게 자연을 알리고자 해도 우선 악취가 코를 찔러 기분이 좋지 않다. 그것도 참고 한적한 계곡이라고 찾아가 도시락이라도 먹으려면 돈사와 우사 등이 있고 개천물은 가축의 분뇨로 걸쭉하고 짙은 색의 호박죽 같아 보인다.

농촌 지역의 개울은 축산 분뇨와 생활 폐수, 농공 단지에서 방출되는 폐수, 농약 등으로 인해 어디를 보아도 오염을 피해갈 길이 없다.

지형 발달에서 최초로 나타나는 하천은 실개천(개울)으로 이것이 모여 중하천, 대하천으로 이어진다. 그러면서 나름대로의 개울로 물이 모여드는 지역(유역)이 형성되는데, 이런 소 유역이 합쳐져 대 유역을 이루게 되므로 수량도 유역이 크면 클수록 많다.

이런 지형 발달과정과 같이 농촌의 개울이 오염되어 있다면 하천의 원류가 오염되었다는 증거이므로, 하류는 말할 나위 없이 심하게 오염되었다는 결론을 얻을 수 있다. 이런 자연 환경 여건에서 개울물을 마음껏 마신 가축은 또 어떻게 되겠는가 상상해 보라.

사람이 먹으면 여러 문제가 발생되고 가축이 마시면 괜찮다는 이야기는 없다. 오히려 더 깨끗해야 안전할 것이다.

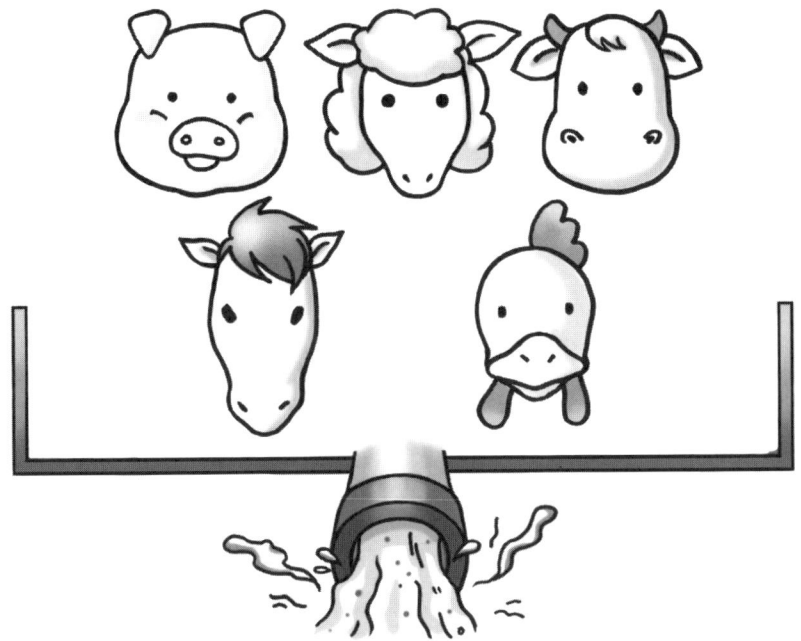

가축으로부터 배출된 오염물질이 하천으로 흘러 들어간다

현재 농촌의 개울은 규모가 작아 자정 능력을 상실하였기 때문에 시냇물이 아니라 하수구라고 말하는 것이 더 설득력 있을 정도이니, 농촌의 개울을 원상태로 회복시키는 데는 많은 시간이 필요할 것이다.

•••• 물과 건강

문08 수질 오염의 주범은 노상 세차장인가

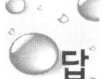
우리나라에서의 획기적인 식당 문화는 기사식당이라고 할 수 있다.

80년 초 A 기사식당이라는 곳이 있었는데 기사란 말도 귀에 설었으며 또한 기사식당이란 말 역시 그러하기에 기사만이 출입할 수 있는 식당, 즉 어떤 특정한 계급만이 이용하는 식당인 줄 알고 가까운 곳의 식당을 두고 먼 곳까지 걸어가서 점심을 먹었던 기억이 난다.

그 후에는 자동차를 손수 운전하게 되어 기사가 되었으니 그 식당에 들어갈 자격이 있었다.

이런 식당은 운전자의 요구를 충족시킬 수 있는 서비스 체제를 갖추고 있다. 특히 대기 오염(분진)이 큰 서울시에서는 자동차를 1시간만 세워놓아도 먼지로 인해 자동차 색을 구분할 수 없을 정도이기 때문에 세차를 해야 한다.

이런 곳에서 세차 서비스를 받는 것은 그리 기분 나쁜 일이 아니다. 그러나 생각해야 할 것은 세차한 물의 배수가 직접 도로의 배수관으로 유입된다는 사실이다.

이런 무허가 영업은 수질 오염뿐만 아니라 세제원 은폐 등 엄청난 문제를 내포하고 있으므로, 식수용 물을 무차별하게 오염시키는 주범은 노상 무허가 세차장이라 할 수 있다.

제10장

지구촌의 물을
되살리는 하이테크

• • • 물과 건강

문01 우리나라에도 산성비가 오는가

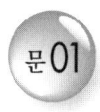 **최근** 서울을 비롯한 대도시에 가끔 pH4 이하의 산성비가 오기 때문에 문제시되고 있다. 산성비가 내리면 도시 지역에서는 건물, 농촌 지역에서는 작물, 산지에서는 삼림이 서서히 죽어가는 엄청난 환경변화가 발생한다.

지표면의 생태계 변화는 가시적으로 나타나고 있으나 지하수 또는 지표수의 산성화로 저수지나 호수 등에 어류가 서식할 수 없는 조건이 형성된다. 지하수는 산도가 높아져 음료 불가의 상태가 되므로 지하수계의 수질 변화에 큰 영향을 주고 있다.

산성비로 말미암아 독일에서는 가장 아름다운 삼림인 쉐발츠발트와 로만체크의 삼림 중 75%의 고사목이 발생했으며, 독일 전체 삼림 면적 중 52%가 산성비의 피해를 입었다.

그 외에 러시아, 폴란드, 영국, 스위스 등에서도 거의 반 이상의 수목이 색상의 변화를 일으켰다. 우리의 이웃인 중국에서도 아름다운 산이 많은 사천성 아마산의 87%가 산성비의 영향을 받았다는 보고가 있다. 이렇듯 식생 생태에 말할 수 없는 영향을 직·간접으로 받고 있다.

유럽이나 북미 대륙에 존재하는 호수들에서도 이런 산성비로 인해 고기들이 없어졌다는 충격적인 보고가 있다.

위에 언급한 산림이나 호수 생태계 변화뿐만 아니라 문화재도 크게 손상을 입고 있다. 건축물이나 문화재의 석상이 산성비로 인해 붕괴

되거나 부식되어 수명이 단축되는 현상이 발생한다. 이런 지역들의 지표수·지하수는 이미 오래 전에 마음 놓고 마실 수 없는 물로 변하였으며, 제조하여 파는 물은 주스값보다 더 비싼 값으로 팔리게 되었다.

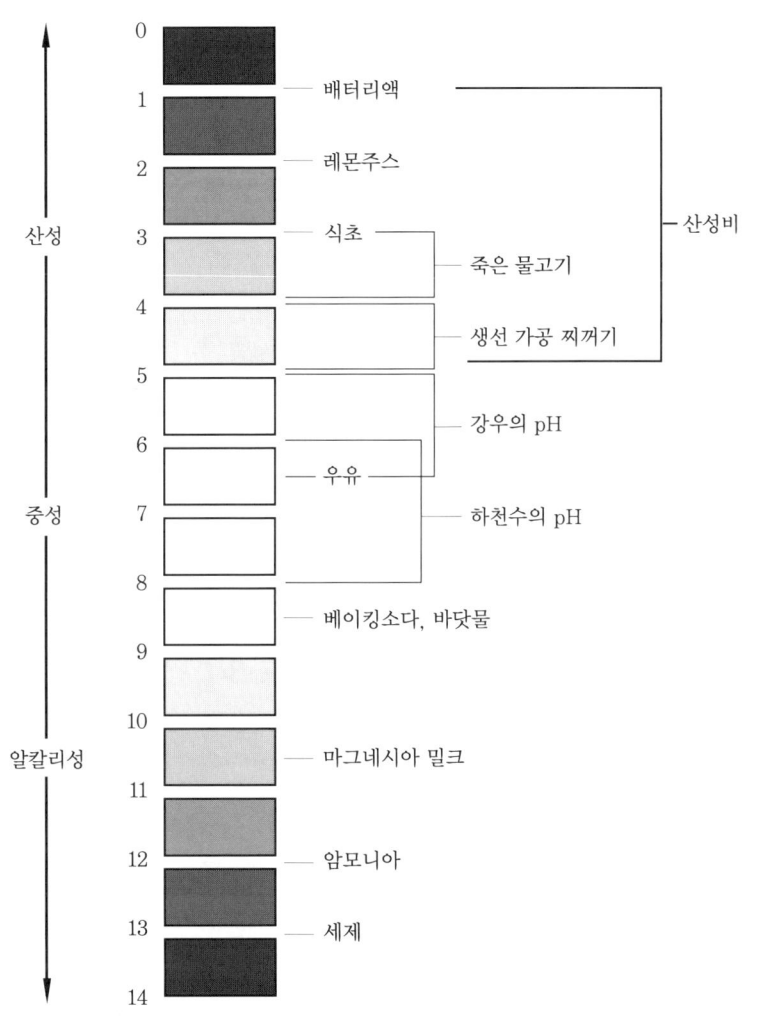

음식물의 pH 구분

• • • 물과 건강

문 02 수문순환 과정 속에서 대기 오염이 산성비를 만드는가

그림 산성비가 내리는 메커니즘을 살펴보자.
답 대기 중에 배출되는 황산화물이나 질소산화물은 바람을 타고 운반되는 과정에서 태양광이나 과산화수소, 오존 등의 움직임으로 산화되어 황산과 질산으로 변한다.

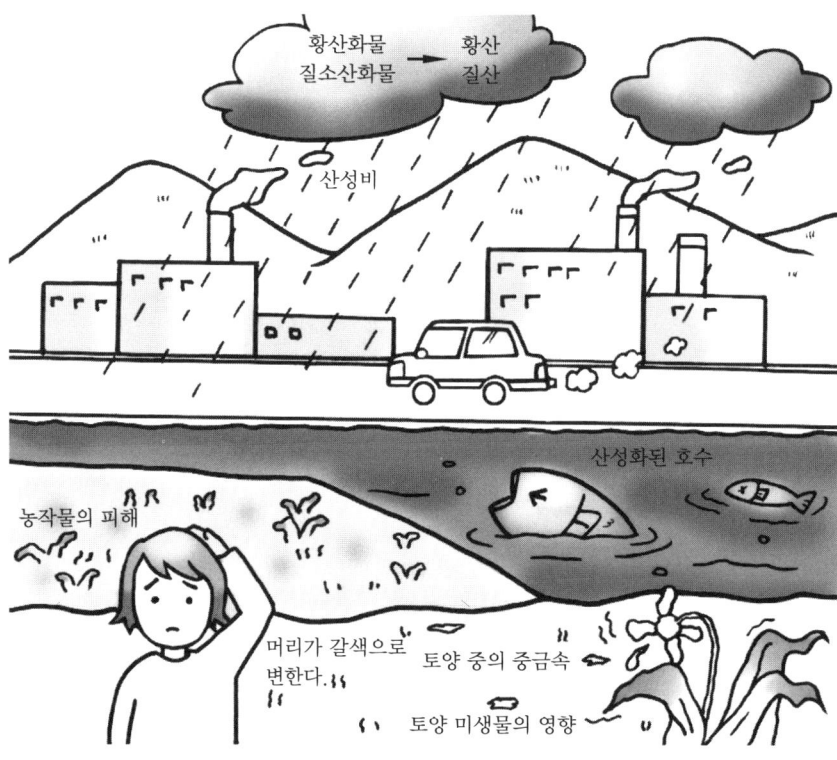

산성비의 피해

이런 물질이 구름을 만들어 비를 내리게 하는 대기 중의 물방울로 변하면 강한 산성을 나타내는 산성우가 되는 것이다.

이런 산성비가 토양, 하천, 호수, 지하수로 흘러들어가 이를 수원으로 이용하는 수돗물로 머리를 감으면 검은 머리색이 갈색이나 녹색으로 변한다. 또 수도 파이프가 동관일 때는 동관을 부식시키기 때문에 그 물로 머리를 감으면 역시 검은 머리가 갈색으로 변하는 기현상이 나타난다.

산성비의 원인 물질은 기류 등에 의해 먼 거리로 운반되기 때문에 발생원에서 1000km 이상 떨어진 지점에서도 관측된다.

예를 들면, 스칸디나비아의 산성비 원인 물질은 영국이나 서유럽 공업국으로부터 발생된 물질이라는 것이 입증되었다.

일본에서 발생된 산성비 원인 물질의 일부가 한국, 중국 등에 산성비를 뿌리게 하는 원인이 되고 있다고 보고되기도 하였다.

문03 맑은 물을 얻을 수 있는 지하댐은

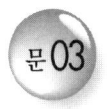 **요즘같이** 물에 대한 국민의 관심이 큰 때도 아마 없었을 것이다. 경제 성장과 더불어 쾌적한 환경을 만끽할 수 있는 기본 권리를 주장하는 것은 아닐까?

물은 생명체를 유지하는 데 없어서는 안되는 필수 요소이다. 그렇다면 누구나 개발 이전의 맑은 물, 냄새 없는 물, 오염되지 않은 물을 마음 놓고 마실 수 있어야 하는데 현실은 그렇지 않다.

이런 거리감을 줄이기 위해 생수 판매가 성업 중이고, 또한 수돗물의 소독, 수원지 주변 환경의 정비, 수원지 내에서의 가두리 양식·수영·낚시 금지, 생활 오수 유입 방지 등등의 노력을 아끼지 않고 있지만, 지표수(저수지)를 이용한 수원지는 대기 중의 세균에 완전히 노출되어 있어 그 자연적 오염이 심각한 상태라고 해도 그 누구도 반문하지 못할 지경이다. 또 저수지를 만들기 위해서는 넓은 유역의 땅이 수몰되어야 하기 때문에 경제적 손실이 심하다고 본다.

이런 문제점을 내포하고 있으면서도 우리는 원수(原水)의 98% 이상을 지표댐에 의존하고 있다. 외국의 예와 비교하면 우리는 음용 원수를 100% 지표댐에서 공급받는다고 말할 수 있다.

옛말에, 더러운 것이 있어 동네 어른께 어떻게 하면 좋겠느냐고 여쭈어 보니, 강물에 띄워 보내라고 했다는 이야기가 있다. 이처럼 우리는 전통적으로 쓰레기를 강에 버리는 습관에 젖어 지금도 공장 폐수, 생활 오수, 쓰레기 등을 강에 버리고 있는지도 모른다.

우리는 그렇게 더럽혀진 강물을 막아 댐을 만든다. 댐은 물을 가두고 있으므로 자연히 쓰레기 등은 댐의 물을 오염시키고 자정 능력을 상실시키고 있다. 그렇게 오염된 댐의 물이 가정에 공급되는 수돗물의 원수로 이용되고 있는 것이다.

이제 어떤 방법으로 이 하천수의 오염에서 벗어날 수 있을지를 심각하게 생각해야 할 것이다. 여러 가지 방법이 있을 수 있고 다양한 노력을 기울이고 있는 것도 사실이다.

그러나 개발 및 성장이라는 과제가 얼키설키하게 얽혀 있어 해결의 방법은 알고 있으나 그 시행이 어려운 현실 속에서 시간은 흐르고 강물은 더욱 죽어가고 있다.

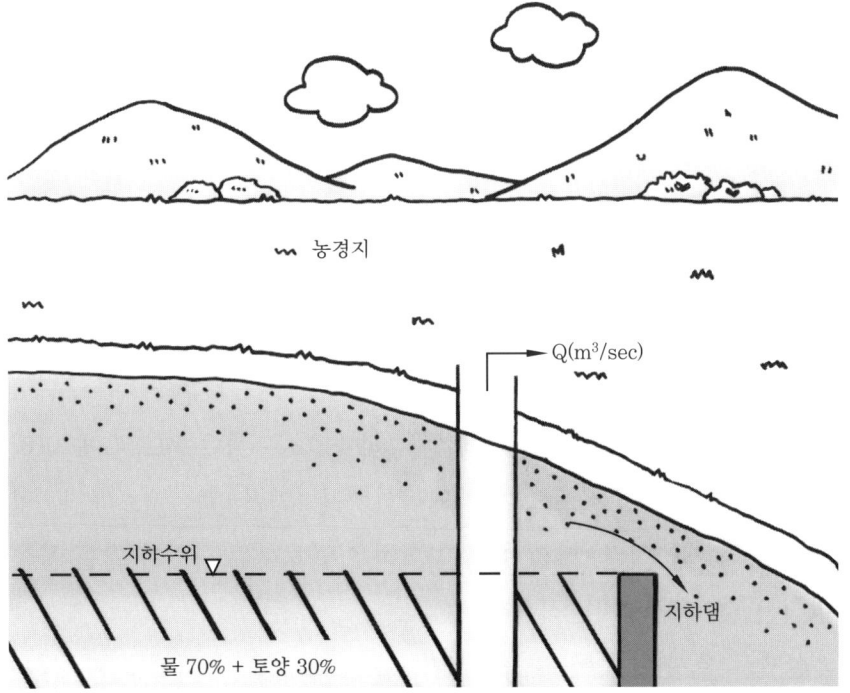

지하에 버리는 물을 저수하여 필요 시 사용하는 지하댐

· · · 물과 건강

문04 토양은 천연의 멤브레인인가

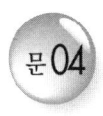 **최근** 몇 년 사이 수돗물 오염 시비가 생기자 많은 사람들이 지하수를 선호하고 있다. 서울 주변의 산에 있는 일명 약수터라는 곳에는 아침 일찍부터 사람들이 몰려들어 물을 받아간다.

지하수는 공기 중에 노출되어 있지 않으므로 수질이 양호하고 수온이 일정하며 적당한 광물질이 포함되어 있어 선호하는 것이다.

지표수이든 지하수이든 크게는 수문학적 순환 과정 중의 일부분이다. 쉽게 말해 닭이 먼저냐 달걀이 먼저냐와 비슷한 사이클을 갖고 있다.

비가 오면 일부는 땅속으로 스며들고(침투) 또 일부분은 지표면을 따라 강으로 흘러든다. 이 물이 다시 증발하여 비가 되어 앞서 말한 것과 같은 과정이 끝없이 계속된다. 이때 우리는 지표수를 이용하는 방법으로 댐을 건설하여 다목적으로 이용한다. 산업화와 고도의 성장으로 지표수의 수질이 날로 악화되어 가는 취약점에 대해서는 이미 언급한 바와 같다.

그러나 땅속에 스며들어 오래 체류하다 나온 물은 지표수에 비해 훨씬 깨끗하다. 이는 토양이 자연적인 거름 역할, 즉 '멤브레인' 역할을 하기 때문이다. 따라서 나이가 적은 물보다는 나이가 많은 물을 마시는 것이 훨씬 바람직하다.

실제로 조사한 바에 따르면, 지표수가 토양을 통과했을 때 색은 30∼100% 맑아지고 탁도는 1도 작아지며 유기물은 60∼75%, 철과 망간은 다량, 중금속은 30~95%까지 적어진다. 즉 지하수가 수질면에서 우수하다는 사실은 이로써 입증된다.

따라서 최근 들어 심각해진 오염된 식수로부터의 탈출 방법도 자연스럽게 나온다. 지하수를 식수로 이용하면 되는 것이다.

그럼, 어떤 방법으로 지하수를 이용할 것인가? 땅속으로 스며든 물은 지하의 토양층을 거쳐 일정 시간이 지나면 지상으로 다시 나오게 되는데, 이렇게 자연히 흘러나온 물을 흔히 약수라고 한다. 또 깊은 우물을 파서 지하수를 퍼올리는 방법도 있다.

그러나 이 경우는 그 양이 극히 적어서 많은 사람이 식수로 사용하기에는 부족하다. 기상 조건에 관계없이 양질의 지하수를 다량으로 얻을 수 있는 방법은 지하댐을 건설하는 것이다. 이는 우리에게 아직 생소한 말일지 모르지만 그렇다고 전혀 새로운 것도 아니다.

외국에서는 이미 지하댐으로부터 식수를 이용하고 있으며, 우리나라에서도 농업 목적으로 지하댐을 건설한 예가 있다.

경상북도 상주군 이안면 양범리·지산리와 함창읍 교촌리에 2천 ha의 소규모 지하댐이 1984년 건설되었다. 국내에서 최초로 건설된 이 지하댐은 양질의 물을 계속적으로 공급하며, 유역 내 토지 이용의 극대화 등으로 성공적이라고 말할 수 있다.

지상댐은 골짜기를 막기 때문에 침수 면적을 많이 차지하므로 경비가 많이 들고 수몰 지구 등 토지 이용적 측면에서 효율적이지 못하며, 주변 지역의 기온하강 등의 부정적 측면이 있지만 지하댐은 지표면의 토지 이용에 더 효율적이다.

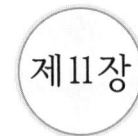

제11장

물을 깨끗이 하려면
어떤 방법이 있는가

• • • 물과 건강

✻ 알아두세요 ✻

수처리에 사용되는 미량 단위(농도 단위)	수처리에 사용되는 미량 단위(중량 단위)
ppm - part per million - 100만 분의 1	1mg(밀리그램) - 1000의 1g
ppc - part per cent - 100 분의 1	1µg(마이크로그램) - 100만분의 1g
ppb - part per billion - 10억 분의 1	1ng(나노그램) - 10억분의 1g
ppt - part per trillion - 1조 분의 1	1pg(피코그램) - 1조분의 1g

용어	명칭	관용어	의미
ppm(mg/L)	피피엠	1/100만	part per million
ppb(µg/L)	피피비	1/10억	part per billion
ppt(ng/L)	피피티	1/1조	part per trillion
RO	알오	역삼투막	압력에 의한 침투현상
슈퍼이탈형 RO	유에프막	슈퍼라이트형 역삼투막	역침투막
MF막	엠에프막	정밀로막	0.1~20µm의 미립자나 세균을 여과 제거
이온교환수지		1R 수지	이온교환수지
음이온교환수지		아니온수지	음이온교환수지
양이온교환수지		카티온수지	양이온교환수지
전기전도도 (mS/m)	밀리시멘스/미터	전도율	액체 중에서 존재하는 이온 전기저항
비저항(MΩ·cm)	메가옴센티미터	저항률	전기 흐름의 지표
미립자			입상이 미량인 경우
TOC	티오씨	전유기탄소	수중 용액인 유기계 화합물 중의 탄소의 총량

문01 물은 오래 흘러가면 깨끗해지나

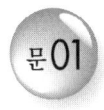 **옛말에** 물이 고여 있으면 썩는다고 말하면서 이것을 사회 현상과 교육에 비유했다. 왜냐하면 흐르지 않는 고인 물은 썩게 마련이기 때문이다. 이말 속에 중요한 이론은 순환되지 않는 것은 문제가 있다는 과학적 이론이다.

지구상에 존재하는 동식물 모두 순환하지 않는 것은 없다. 순환하기에 지구의 역사와 더불어 존재하며 그 가치를 인정받고 있다고 말할 수 있다.

물이 흐르는 것을 '자연정화'라고도 한다. 아무리 오염된 물이라도 강따라 수천리를 흐른다든지 지하수 대수층을 따라 서서히 흐르면 신기하게도 오염된 물은 어느 일정한 수준의 농도로 변하게 된다.

우리들이 매일 마시는 커피를 달게 마시고 싶어 설탕을 커피컵의 1/3 정도 넣으면 그 단맛은 변함이 없으며 설탕 역시 컵 바닥에 아주 많이 그대로 남아있는 것을 누구나 경험했을 것이다. 물은 일정한 농도 이외에는 더 이상 특정 물질을 용해할 수 없다는 것이다.

이같은 물의 특성 때문에 자연계에서 인간에 의해 오염된 물이 일정한 농도로 만들어지는 것을 자연정화라 한다. 물론 이 과정에서 여러 가지 힘이 작용하며, 자연정화는 퇴적, 확산, 침전, 산화, 환원, 응집, 침착, 흡수, 분해 등 자연이 가지고 있는 요소들이 힘을 모아 일한 결과이다. 그래서 오랫동안 흘러간 물은 깨끗하고 안전하며 우리의 체질과 잘 일치한다.

물과 건강

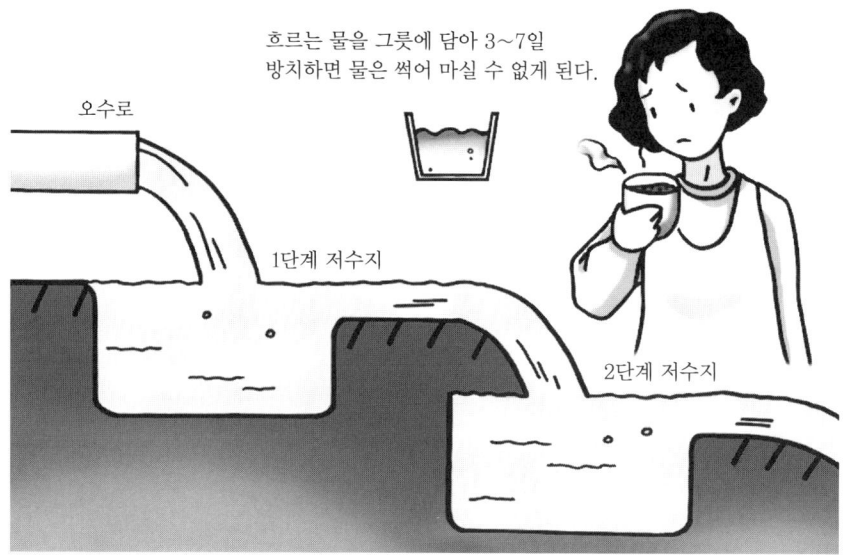

오염된 물이 하천을 따라 흐르면 자연정화가 된다

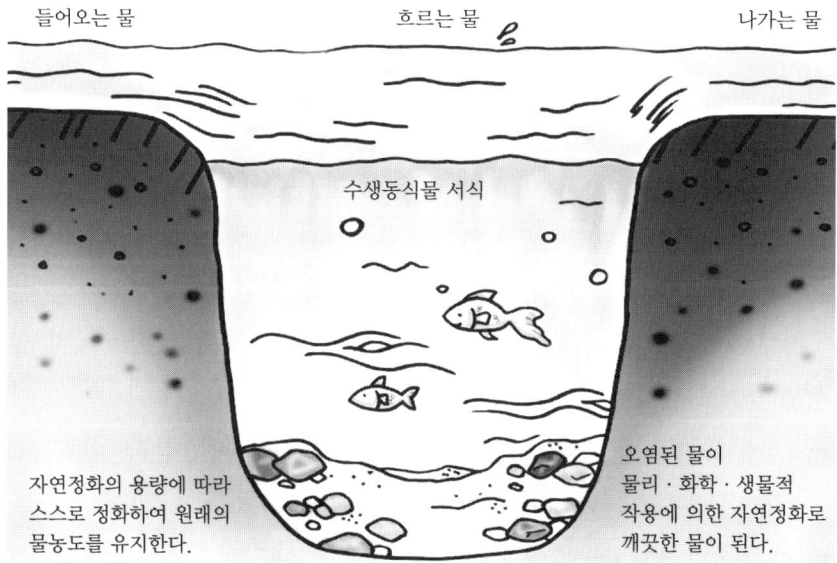

오염된 물이 하천을 따라 흐르면 자연정화가 된다

문02 수돗물은 어떻게 수처리하나

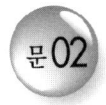 **우리들이** 마음 놓고 안전하게 매일 마시고 쓰는 수돗물을 어떻게 정수하는지 별로 관심 없이 있다가 가끔 TV에서 물에 문제가 있다고 하면 그때서야 관심을 갖게 된다고 해도 무리는 아닐 것이다.

수돗물이란 물의 순환 과정 중 흐르는 물을 어떤 장소에서 퍼올려 국가가 정한 수질 기준에 맞추어 수도관을 통해 각 가정으로 보내는 물을 말한다.

흐르는 물을 그대로 공급하지 않고 도중에 정수장을 거치는 것은 위에서 말한 대로 규격화하기 위해서이다. 자연의 물에는 다양한 미생물이나 유기물질이 있고, 때로는 특정한 곳을 지나오면서 높은 농도의 물질을 가지고 오기 때문에 농도를 일정하게 만들기 위해 정수(수처리)하는 과정을 거치게 된다.

서울시의 예처럼 지방자치단체가 직접 정수 처리하는 곳도 있지만 수자원 공사가 생산하는 물을 구입하여 배분하는 지방자치 시·도·군도 있다.

정수의 목적은 물로 인해 병에 걸리지 않도록 물속에 있는 박테리아, 일반 세균, 대장균, 미생물을 살균 및 멸균하고 부유물질, 탁도, 경도, pH 등을 기준에 맞게 조정하는 것이다.

물과 건강

문03 수돗물에서 왜 염소 냄새가 나는가

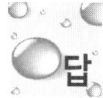 **예전에** 각자 우물을 파서 쓰던 때는 물에 아무 문제 없는 깨끗한 물이었다.

그러나 인구 증가와 인구의 집중화로 물의 수요가 늘어나면서 그것을 충족시키기 위해 국가가 집단공급체제를 구축한 것이 수돗물이다.

개인이 우물을 사용할 때는 문제가 없었으나 집단공급체제 속에서 문제가 발생할 때는 국가가 그 책임을 져야 하기 때문에 문제를 일으킬 수 있는 원인균을 수처리해야 한다.

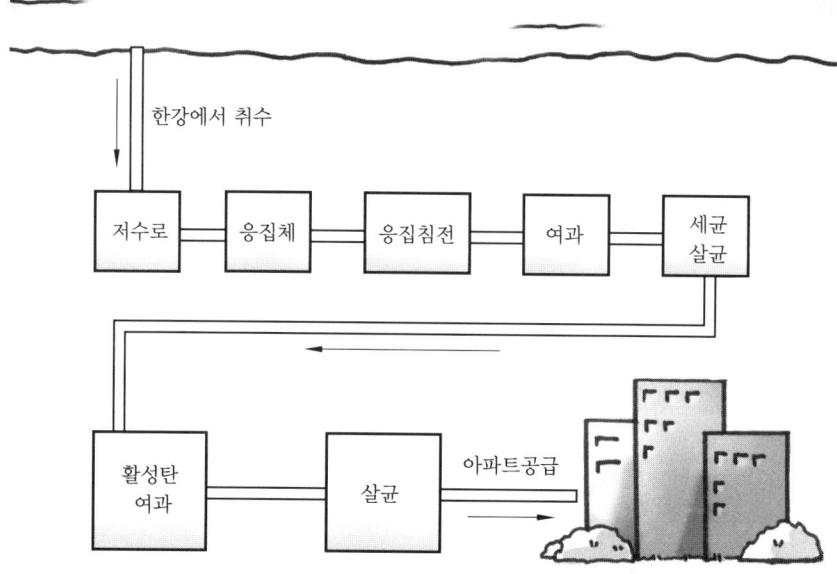

수돗물 정수 과정

그 항목은 세균, 즉 병원성 세균으로 살균 또는 멸균시키지 않으면 문제가 발생하므로 수돗물을 공급받는 사람들이 안전하도록 수처리 과정 중 염소를 넣어 세균을 없애는 것이다. 현재까지는 이 방법이 주를 이루고 있기 때문에 수돗물을 안전하게 마실 수 있다.

역설적으로 생각하면 물에서 염소 냄새가 나는 것이 오히려 안전한 물이라고 생각하면 된다.

서울 근교 등산길 약수터에서 길어오는 물은 불안전하기 때문에 경고문이 나붙어 있음에도 그것이 수돗물보다 더 좋을 것이라는 기대로 떠오는 것은 잘못된 인식이다.

수처리되지 않은 물은 문제가 있는 물이며, 자신의 건강에 해를 가져올 수도 있다는 것을 깊이 깨닫고 물을 떠와야 한다.

● ● ● 물과 건강

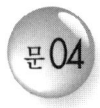# 문04 쓰고 버리는 물 어떻게 처리하나

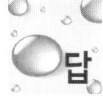**우리들이** 공급받은 물을 용도에 따라 쓴 후 버리게 되는 데 이런 물을 하수도라 한다.

거리를 지나가다 어디선가에서 나는 역한 냄새에 금방 쓰러질 것 같은 경험은 누구나 겪었을 것이다.

이런 곳의 아래는 우리들이 쓰고 버린 물이 지나가는 통로이다. 사람이 적게 사는 곳은 자연이 알아서 하수를 처리해 주지만, 도시는 자연정화 처리 수준을 벗어나기 때문에 어디론가 한군데로 모아 인위적으로 일정한 기준까지 농도를 낮추어 내보내야 생태계가 유지된다.

하수 처리를 잘 하지 못하면 수돗물 정수에 비용이 엄청나게 들며 우리들의 건강에 심각한 해를 줄 수도 있기 때문에 매우 중요하다.

비가 오면 하천 수질이 악화되어 상상을 초월하는 수질로 변하기 때문에 하수 처리에 막대한 경비가 들기도 한다.

오래 전에 물 때문에 여러 나라를 방문한 적이 있다. 그 때 미국 LA 근교 오렌지 카운티가 운영하는 Water Factory 21을 방문했는데 시가 부도 나서 수처리를 못하고 있었으며 물론 하수 처리를 못해 파이프를 4km 정도 바다로 끌고가 그곳에 하수를 방출한다는 안내자의 설명을 듣고 깜짝 놀랐다.

이처럼 하수 처리에 비용이 많이 소요됨에도 불구하고, 우리들은 물은 저절로 나온다고 생각하고 있다.

제11장 물을 깨끗이 하려면 어떤 방법이 있는가

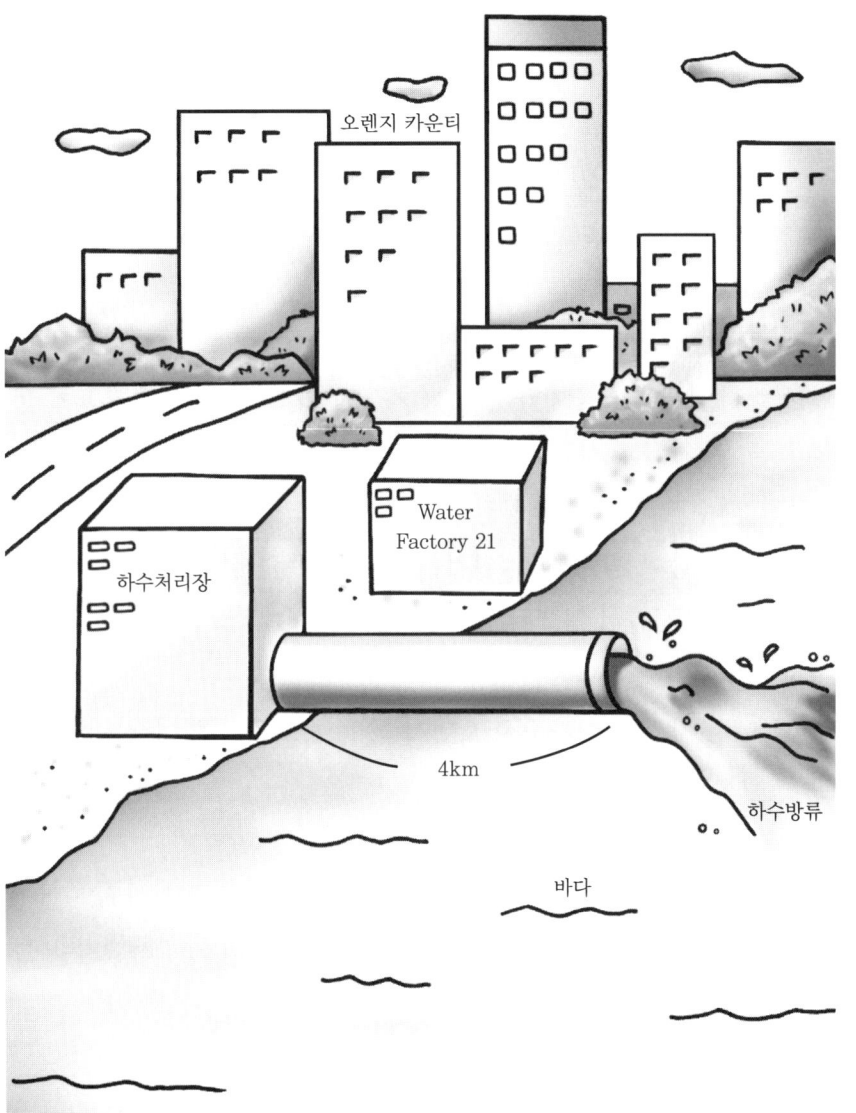

미국 오렌지 카운티 하수 방류

• • • 물과 건강

문05 양어장의 물도 수처리 해야 하나

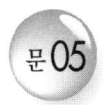 **인공적으로** 고기를 키우는 곳은 어종에 따라 조건이 다르지만 일단 물이 있어야 하고 그 물이 깨끗해야 하는 점은 공통된 조건이다.

그 외에도 여러 요인이 있지만 가장 우선순위를 갖는 요인은 깨끗한 물이다. 바다, 저수지나 댐에서 가두리 양식을 해야 별 문제가 없는 것은 물이 순환하기 때문이다.

한편 내수면 양식에서 공장형 양식장은 크기에 따라 다르나 1일 2,000톤의 물이 필요하다. 이것을 충족시키는 데 양어장 건설 초기는 가능하나 시간이 가면 갈수록 수량이 적어져 양적으로 문제가 발생하며 수처리해서 재활용해야 한다.

중국에서 값싼 활어가 들어오면서 남쪽 시도군의 양어장은 위기를 맞고 있지만 국내에서는 말라카인 그린을 사용하지 않아 경쟁력이 있으며 물에 관한 조건도 충족되고 있다.

양어장의 운명이 양어장의 수처리 기술에 달려 있다고 해도 과언이 아니다. 이렇게 느끼고 행동하는 내수면 단체 등은 성공하겠지만 그렇지 못한 단체는 고사할 것으로 예측된다.

양수장의 규모에 따라 사용량의 차이가 있으나 웬만한 규모는 1,000~2,500톤의 물이 필요하다. 먹고 남긴 사료와 배설물이 유기물이 되어 양어장 물의 수질을 혼탁하게 한다. 이것을 처리하는 시설을 갖추어야 하며 BOD, COD를 1급수 수준으로 유지해야 한다.

물론 물속의 용존산소(dissolved oxygen)가 양식장에서 중요한 역할을 하고 있다.

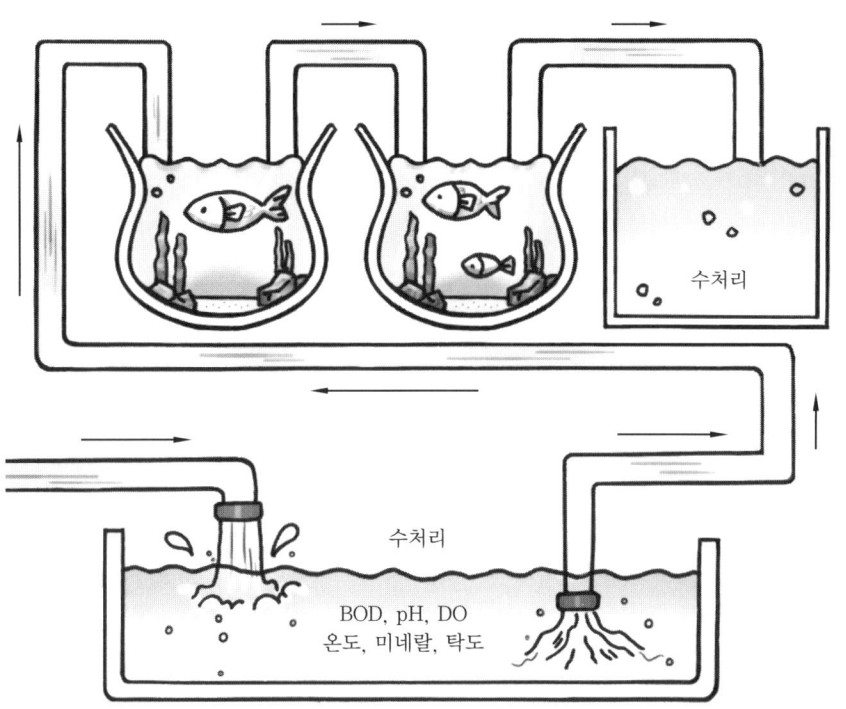

물 재활용으로 경제적 이익을 얻고 환경을 순화한다

물에 Fe 성분이 들어 있으면 산화되어 물이 약간 적색을 띠며, 이것은 어류의 아가미를 썩게 하여 막대한 손해를 입히기 때문에 수처리는 이익과 직결되는 문제이다.

• • • 물과 건강

문06 수처리의 핵심 지표 BOD란

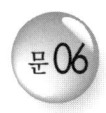 물속에 들어 있는 호기성 미생물 등이 유기물질을 산화·분해할 때 산소를 필요로 하게 된다. 이런 것을 생물학적 산소요구량(Biochemical Oxygen Demand, BOD)이라 한다.

물 1리터에 있는 호기성 미생물이 분해 작용을 할 때 산소가 얼마나 필요한가를 지표로 삼는다. 결과적으로 BOD가 높으면 호기성 미생물이 다량 들어 있어 오염되었으며 식수나 양어장 물로 부적합하다. 일반적으로 검사기간은 5일로 통용되고 있어 BOD_5라고 하여 그 결과값이 나온다.

우리나라는 이것을 I, II, III 등으로 물의 급수를 구분하는 지표로도 이용하고 있다. 물속에 BOD가 높으면 용존산소가 낮아지며 일반 하천에서는 DO가 8mg/L 이하이거나 10mg/L 이상이 되면 물에서 악취가 나기 시작한다. 이런 물은 사용할 수 없는 나쁜 물로 수처리를 해야 한다.

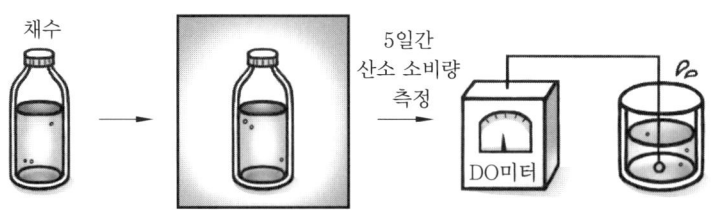

BOD_5의 측정 방법

문07 수처리의 핵심 지표 COD란

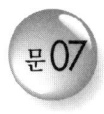 **BOD와** 같이 물속의 호기성 미생물의 오염물질인 유기물질이 산화·분해될 때 소비되는 산소량을 화학적 산소요구량(Chemical Oxygen Demand, COD)이라 한다.

산화제를 사용하여 유기물질이나 무기물질을 산화·분해할 때 소비되는 산소량을 표시하는 단위로 BOD 단위와 같다. 오염되지 않은 물의 COD는 낮은 반면, 오염된 물의 COD는 대단히 높다.

COD 측정 시 산화제로는 과망간산칼륨(COD_{Mn})과 중크롬산칼륨(COD_{Cr})을 사용한다. COD와 BOD 측정 방법은 다양하나 모두 측정상의 특징이 있다. 보통 5일간 방치하여 측정하나 최근에는 즉시 측정이 가능한 측정기가 개발되어 있어 편리하다. COD는 정수장, 하수처리장에서 수질을 평가하는 핵심 항목으로 이용하고 있다.

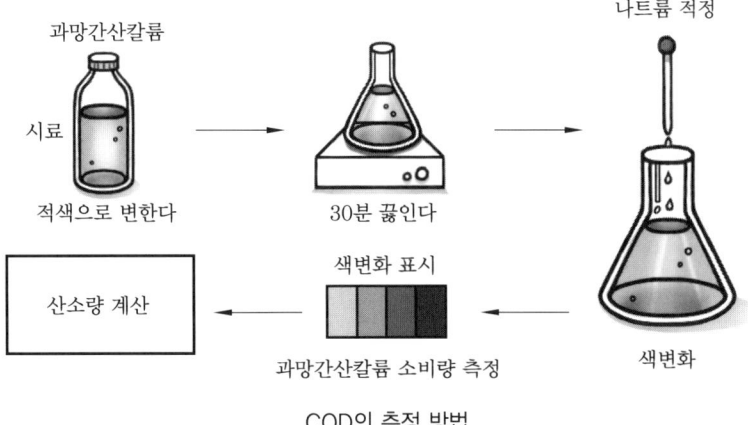

COD의 측정 방법

• • • 물과 건강

문08 수처리의 핵심지표 SS란

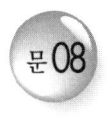**자연상태에** 있는 물, 즉 깨끗해 보이는 맑은 물이라도 병에 넣고 햇빛을 비쳐보면 무엇인가 작은 입자가 물속에 있는 것을 알 수 있다. 이런 것은 크기가 1㎛(0.001mm)~100㎛ 물질로 현탁물질(Suspended Solid, SS)이라 한다. 다른 말로는 물속에 떠다니는 물질이며 물 1리터에 mg으로 표시하는데 물속에 많이 있으면 mg이 높고 깨끗하면 mg이 낮게 나타난다. 하수는 그 농도가 대단히 높다.

양어장에는 현탁물질이 많아 높은 농도를 나타내고 있으므로 어종에 따라 심각한 피해를 주기도 한다. 우리나라 서해안의 김양식장에는 현탁물질이 많으면 김이 성장하지 못하고 고사할 수도 있다.

SS 측정 방법은 시료를 채취하여 원심분리기로 분리하거나 여과기로 여과하여 그 무게로 값을 낸다.

이때 여과된 여과지를 드라이 오븐에서 105~110℃로 2시간 건조한 후 측정하는 것이다.

SS는 물의 혼탁 정도를 알 수 있는 것으로 탁도, 투시도, 투명도와 관련있다.

물조사를 위해 러시아 볼가강을 찾았다. 물색이 짙은 밤색, 즉 커피색이라서 깜짝 놀랐다. 여름이라 그런지 물에 가까이 가면 수만 마리의 모기들이 달려들어 고생했던 기억이 난다.

제11장 물을 깨끗이 하려면 어떤 방법이 있는가

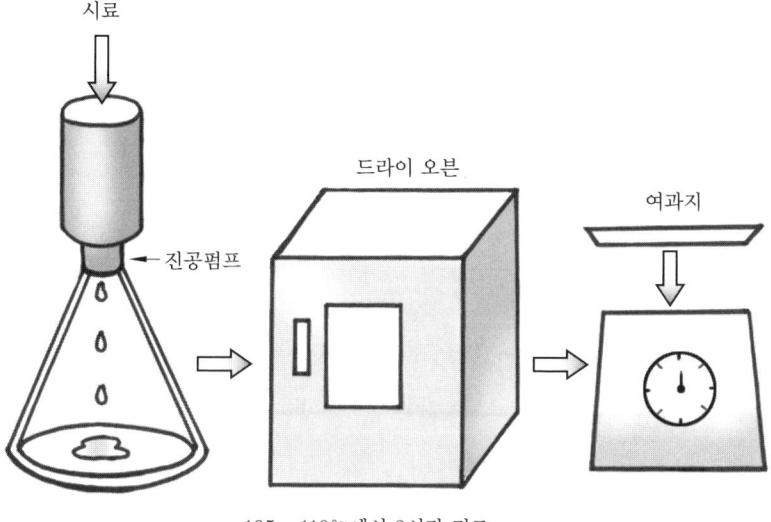

SS 측정 방법

이런 하천은 유기물질이 풍부하게 들어 있어 커피색으로 보이는 것이다. 투명도를 체크하니 1m도 안 되는 상태였다. 이때 백색 원반의 지름은 30cm였다.

• • • 물과 건강

문09 세제는 건강에 어떤 영향을 주는가

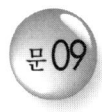 **우리들과** 가장 친근하면서 제일 많이 쓰는 것이 합성세제이다. 세탁한다든지 부엌, 기타 청소 등 우리 일상생활에서 없어서는 안 되는 물건 중의 하나이다.

그러나 합성세제가 피부에 닿으면 사람에 따라 즉시 또는 시간이 지난 다음에 문제가 발생하는데 손에 발진이 일어나 공공장소에서 사람 만나는 것에 대한 자신이 없어져 성격적으로 움츠려지기 때문에 인생에서 가장 중요한 일을 그르치게 되므로 이것으로 인한 자포자기의 성격적 장애까지 일어날 수 있다.

그러나 합성세제가 인간과 환경에 미치는 영향에 대하여 별 관심 없이 사용하고 있는 편이다. 어떤 사람은 중성세제라서 아무런 탈이 없다고 말하는 사람이 있는가 하면 다음과 같은 영향이 있다면서 합성세제의 부정적 영향에 대하여 열변을 토하는 사람도 있다.

- 생태계를 교란시킨다.
- 우리들의 건강에 악영향을 준다.
- 동식물에 영향을 준다.
- 문화에 큰 영향을 준다.
- 쾌적한 환경에 영향을 준다.
- 피부에 영향을 준다.

위에 언급한 것 이외에도 하천에서 거품이 발생하는 환경 충격사건은 여러 번 보고된 바 있다.

합성세제가 토양을 통해 침투하면 계면활성으로 인한 토양과 지하수 장해는 단기간에 치유될 수 없는 엄청난 재앙이 될 수도 있다.

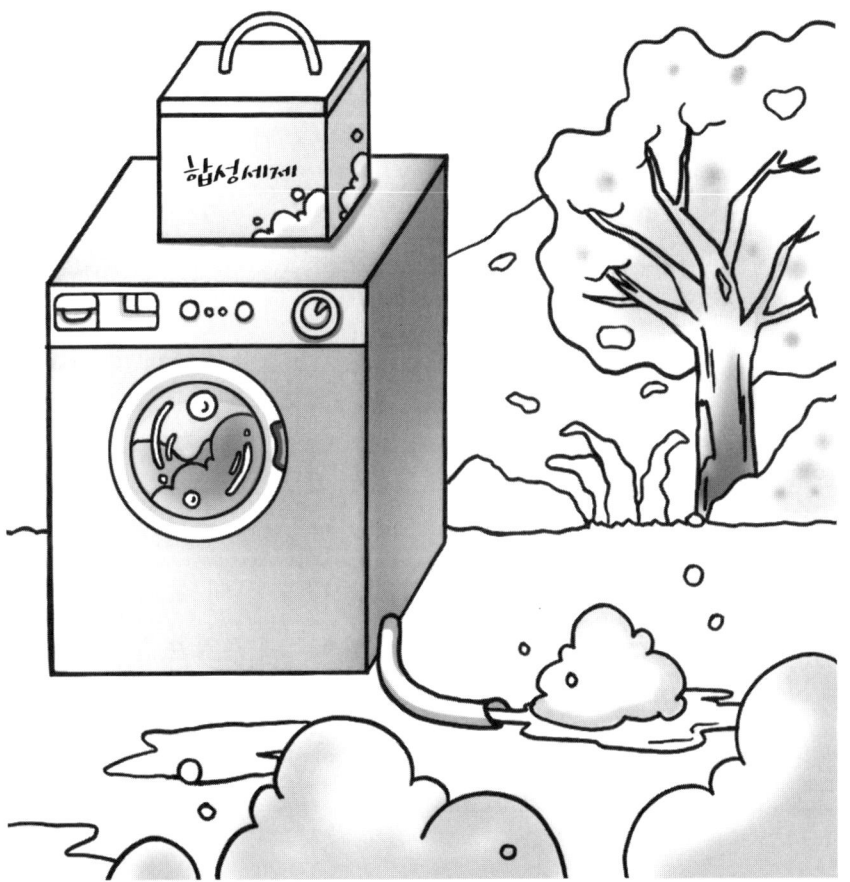

세탁으로 인한 배출수가 토양 표면에서 확산되면 생태계의 교란이 발생한다

• • • 물과 건강

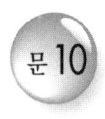
문10 해양 심층수의 수처리는 어떻게 하나

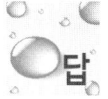
최근에 인기리에 시판되는 해양 심층수의 개념을 짚고 넘어가려 한다.

단어의 뜻만 보더라도 알 수 있듯이 바다 깊은 곳의 물이라고 생각할 수 있다. 채수하는 곳이 바다 깊은 곳이므로 맞는 말이다.

조금 더 학술적으로 말하면, 북극과 남극에서 빙하가 녹을 때 녹는 온도는 0℃ 이상이며 바닷물의 온도는 4~8℃ 정도이다. 얼음이 녹은 물은 1℃이므로 이 물이 4~8℃와 만나면 온도의 상승법칙에 따라 찬물은 해저를 향해 아래로 하강한다.

이렇게 하강된 수체는 해저에서 공급되는 에너지에 의해 전 세계 해양으로 확산된다. 이 물이 동해안까지 오는 데 걸리는 시간은 2000년으로 밝혀졌고 이 물은 해양 500m 이상의 물덩이층을 형성하고 있다.

이 수체가 해양 심층수이며, 이 층에서 퍼올려 소금 성분을 빼내어 병에 담아 파는 물이 인기있는 해양 심층수이다. 이 물은 숙성 미네랄이 풍부하고, 저온성 때문에 세계 인류에 크게 기여할 것이다.

안타깝게도 우리나라는 해양 심층수법이 겨우 통과되어 이제부터 개발할 예정이다. 물에 대한 경쟁력에 민감하지 못한 정책은 경쟁력을 송두리째 뺏길 수 있으므로 더욱 문제된다.

제11장 물을 깨끗이 하려면 어떤 방법이 있는가

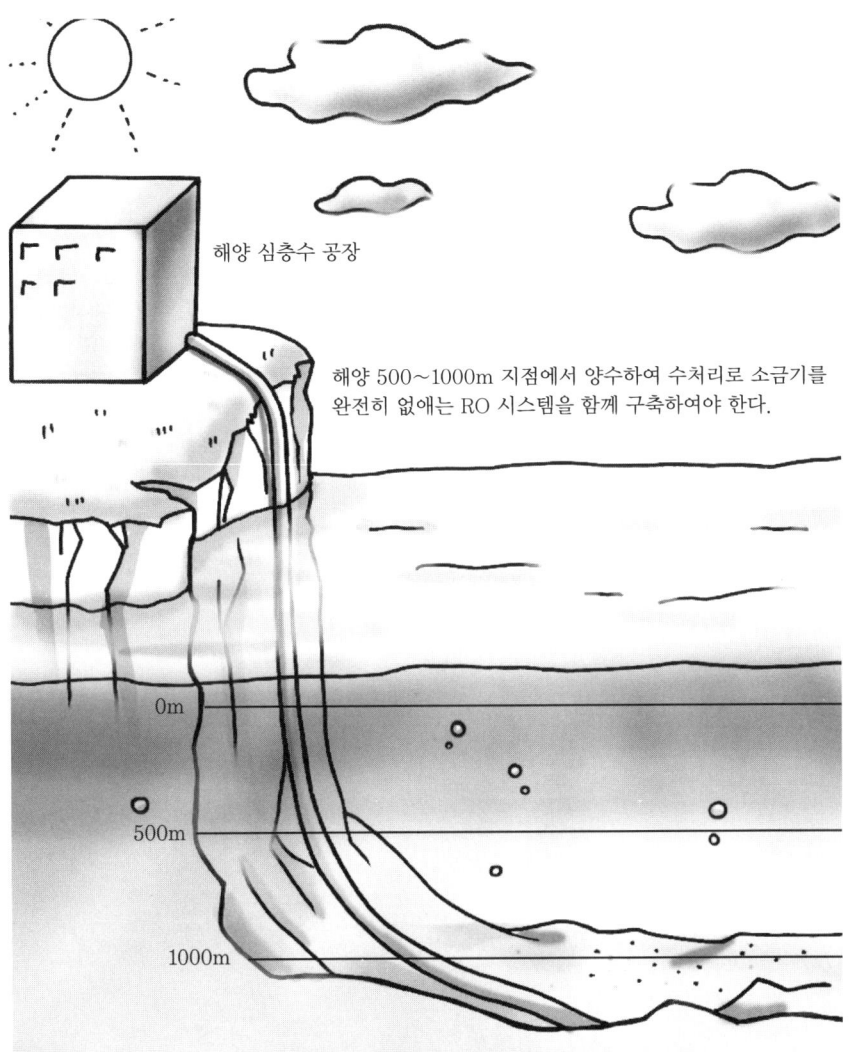

해양 심층수 수처리

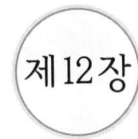

제12장

물은 당신이 검사하여 마셔야 한다

• • • 물과 건강

문01 당신의 몸은 자동 수질 검사기인가

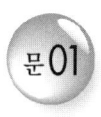 **현대** 유행어를 빌려서 사람을 표현한다면 최첨단의 만능 기기라고 해도 좋을 성싶다. 왜냐하면 그 기계에 프로그램을 입력하지 않아도 자체 시스템만으로도 충분히 자연에 적응하는 방법을 선택해 나갈 수 있기 때문이다.

다른 말로 바꾸면, 교육을 받지 않아도 삶을 지혜롭게 영위할 수 있는 것이 인간이며, 또 이런 인간에게 프로그램을 입력시키면, 즉 교육을 시키면 최첨단 장비가 된다.

예를 들어, 등산을 갔다가 조난을 당하여 식량 없이 수일 아니 수개월 산에서 지내게 될 때 그 사람은 스스로 먹을 수 있는 풀, 나무줄기, 열매, 물 등을 골라 먹으며 삶을 영위할 수 있다. 이와 반대로 대도시에서는 다양한 음식물을 먹고 싶은 것만 골라서 사먹을 수 있는 것은 최첨단 기기에 의한 선택적 행동 능력이 있기 때문이다.

그렇다면 물도 그렇게 선택할 수 있다. 그러므로 맛, 색깔, 냄새, 부유 물질 등을 보고 판단하여 마실 수 있는 물, 마시지 못하는 물을 구분하게 된다.

낯설은 지방에서 물을 마시고자 할 때는 주변 환경이 어떠한가를 살펴보아야 한다. 가까운 곳에 방사성 광산의 채굴로 인해서 그곳에서 물이 흘러나오는가를 살펴보아야 한다.

또한 물은 흐르는 물이어야 하며 물속에 무엇인가 미생물이 살고 있다면 안심할 수 있는 물이다.

한편 물속에 반지를 담가 보아 색이 변한다면 독극물이 들어 있는 것으로 추정할 수 있으므로 그 물은 마시지 말아야 한다.

이렇듯 사람은 스스로 수질 검사를 할 수 있는 능력을 가진 감각적 기기이다.

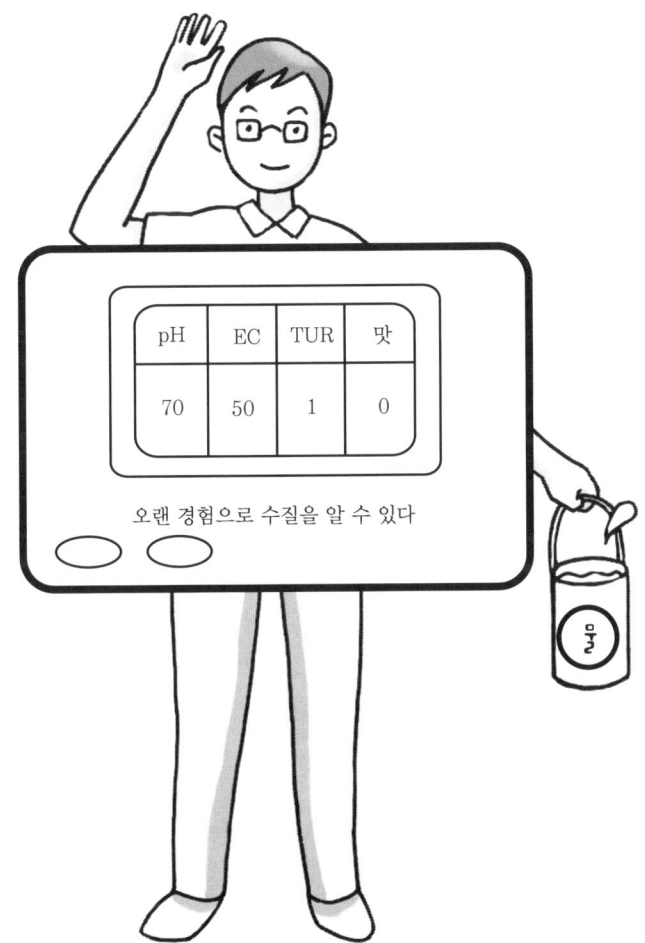

사람은 자동 수질검사기의 역할을 한다

• ○ • 물과 건강

문02 물속에 얼마나 많은 오염 물질이 존재 하는가

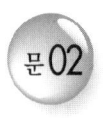
수돗물 오염 시비가 심각한 사회 문제가 되고 있다. 어떤 물질이 인체에 유해하며 오염 실태는 어느 정도인지에 대해 알아보자.

문제가 되는 오염 물질은 중금속, 발암 물질 등 일정 기준을 상회하는 화학 물질이 모두 포함된다.

최근에는 수질 분석 기술이 향상되어 물속에서 수많은 화학 물질이 검출되고 있다. 미국 EPA나 WHO에 따르면, 음용수 중에는 6백여 가지 이상의 오염 물질이 존재하며 이에 대한 건강 유해성 논의가 이루어지고 있다.

유기 오염 물질 중에는 정수 과정에서 염소 소독으로 인해 생성된 THM(트리할로메탄)이 문제가 되고 있다. WHO에서 제시한 THM에 관한 음용수 수질 권고 기준에는 클로로포름의 농도를 0.03mg/L로 제한하고 있다. 최대 오염 농도도 79년에 이미 0.10mg/L로 정해 놓고 있다.

물속에서 검출 가능한 화학 물질은 기준을 정해 놓고 규제를 해나가야 할 시점이다. 그 중에는 발암 물질 등 유해 성분이 많아 국민 건강을 보호해야 한다는 측면에서도 규제되어야 한다.

음료수의 유해 물질을 구체적으로 설명하면 다음과 같다.

우선 수질 지표로는 탁도, 색도, 증발 잔류물, 액성 $KMnO_4$ 소비량, 암모니아성 질소, 대장균 등이 있다.

직접 건강에 영향을 주는 유해성 물질에는 중금속 유기물, 병원성 미생물, 방사성 물질, 벤젠 등이 있다. 구체적으로 수은, 철, 동, 납, 크롬, 아연, 알루미늄, 합성 세제, 시안, 유기인, 잔류 농약, 염소 반응에 의한 생성물, 설사균, 유행성 간염 A바이러스 등이다.

유기 물질에 의한 수질 규제는 현재 10만 명당 1명의 확률을 기준으로 삼고 있다. 건강 상태에 따라 다를 수 있으나 점차 확률이 높아지고 있다.

수질 검사를 하는 기준이 강화되어야 하는데 현재 탄력적으로 검사하고 있으므로 비교적 안심이 된다.

음료 적합성을 가리는 데는 8개 항목에 의한 약식 방법이 사용된다. 색도, 탁도, 냄새, 맛, 암모니아성 질소, 질산성 질소, 일반 세균, 대장균을 검사해 음용 가능 여부를 가리고 있다.

구체적인 방법도 50가지 이상의 항목을 분석하므로 선진국의 검사 기준과 동일하다. 일본에서는 비슷한 방법을 쓰고 있으며 미국은 34항목, 영국은 51 항목을 검사하고 있다.

수질 보전 대책은 어떻게 세워야 할까?

한강 수계의 상수원 유역에서 공장, 생활, 축사 폐수를 철저히 정화해야 한다. 산업화에 따라 오염되기 쉬운 지역을 중심으로 청정 수역을 확대하고 수원지 유역 개발을 규제해야 한다. 또 수질 감시를 철저히 하고 수원지 내에서는 레크리에이션 활동을 금지하는 등 국민 모두가 올바른 물의 이용·관리에 참여해야 한다.

• • • 물과 건강

문03 먹는물의 수질 기준에 관한 규칙은
(일부개정 2006.6.29 환경부령 제210호)

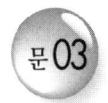

제1조(목적) 이 규칙은「먹는물관리법」제5조 및 제26조와 「수도법」제18조ㆍ제19조ㆍ제20조 및 제38조의2제1항의 규정에 의한 수질기준 및 검사횟수와 관련종사자의 건강진단등에 관한 사항을 규정함을 목적으로 한다.

제2조(수질기준) ①「먹는물관리법」제5조 및「수도법」제18조의 규정에 의한 먹는물(「먹는물관리법」제3조제1호의 규정에 의한 먹는물을 말하며, 수돗물ㆍ샘물ㆍ먹는샘물과 약수터ㆍ샘터ㆍ우물 등 먹는물공동시설의 물등을 포함한다. 이와 같다)의 수질기준은 별표 1과 같다.

② 삭제

제3조(수질검사 신청) ① 먹는물의 수질검사를 받고자 하는 자는 별지 제1호서식의 수질검사신청서를「먹는물관리법」제35조의 규정에 의하여 지정된 수질검사기관에 제출하여야 한다.

② 제1항의 규정에 의하여 먹는물 수질검사기관이 수질검사를 실시한 때에는 별지 제2호서식 또는 별지 제2호의2서식의 먹는물수질검사성적서를 교부하여야 한다.

제4조(수질검사 횟수) ①「수도법」제19조제1항ㆍ제37조 및 제38조의2제1항의 규정에 의하여 일반수도사업자ㆍ전용상수도설치자 및 소규모급수시설을 관할하는 시장ㆍ군수ㆍ구청장(자치구의 구청장을 말한다. 이하 같다)은 다음 각 호의 구분에 따라 수질검사를 실시하여야

한다.(구체적인 사항은 법령 참조)

② 「먹는물관리법」 제7조의 규정에 의하여 먹는물공동시설을 관리하는 지방자치단체의 장은 다음 각호의 기준에 의하여 수질검사를 실시하여야 한다.(구체적인 사항은 법령 참조)

③ 제1항제1호 나목에 따른 수질검사는 별표 3에 따라 추출되는 수도꼭지에 대하여 실시한다. 이 경우 저수조를 통하여 수돗물이 공급되는 수도꼭지가 전체 검체수의 20퍼센트 이상이 되도록 한다.

④ 일반수도사업자, 전용상수도설치자, 소규모급수시설을 관할하는 시장·군수·구청장 또는 먹는물공동시설을 관리하는 지방자치단체의 장은 제1항 또는 제2항의 수질검사외에 특정물질 등으로 인한 위생상 위해가 우려되는 경우에는 그 물질에 대한 수질검사를 실시하고 필요한 조치를 하여야 한다.

⑤ 일반수도사업자, 전용상수도설치자, 소규모급수시설을 관할하는 시장·군수·구청장 또는 먹는물공동시설을 관리하는 지방자치단체의 장은 제1항 또는 제2항의 규정에 의하여 수질검사를 실시한 결과 수질기준이 초과된 경우에는 수질이 수질기준에 적합할 때까지 수시로 검사를 실시하여 초과원인을 분석하고, 이에 따라 시설개선 등 필요한 조치를 하여야 한다.

⑥ 일반수도사업자는 제3항에 따라 수질검사를 실시한 결과 수질이 1년 동안 지속적으로 수질기준에 적합한 경우에는 수질검사지점을 변경할 수 있다.

제5조(건강진단) ① 「먹는물관리법」 제26조제1항에 규정한 자 및 「수도법」 제20조에 규정한 자는 장티프스·파라티프스 및 세균성이질 병원체의 감염 여부에 관하여 다음 각호의 구분에 따라 건강진단을

받아야 한다. 다만, 소화기계통 전염병이 먹는샘물제조공장 또는 수도의 취수장·배수지 부근에 발생하였거나 발생할 우려가 있는 때에는 발생된 전염병 또는 발생할 우려가 있는 전염병에 관하여 즉시 건강진단을 받아야 한다.

1. 먹는샘물의 취수·제조·가공·저장·이송시설에 종사하는 자 및 「수도법」 제20조에 규정한 자 : 매 6월마다 1회
2. 먹는샘물제조업자 및 먹는샘물제조업에 종사하는 제1호외의 종업원 : 환경부장관이 전염병의 예방등을 위하여 필요하다고 인정하는 때

② 제1항의 규정에 의한 건강진단은 관할보건소 또는 위생분야종사자등의건강진단규칙에 의하여 특별시장·광역시장 또는 도지사(이하 "시·도지사"라 한다)가 지정하는 지정의료기관에서 실시한다.

③ 「먹는물관리법」 제26조제4항의 규정에 의한 영업에 종사하지 못하는 질병의 종류는 제1항의 질병으로 한다.

제6조(수질검사결과의 보고) ① 광역상수도사업자 및 지방상수도사업자는 제4조제1항의 규정에 의하여 매월 실시한 정수장 및 수도꼭지에서의 수질검사 및 조치결과를 별지 제3호서식에 의하여 다음달 10일까지, 매분기 실시한 급수과정시설별 수질검사 및 조치 결과는 별지 제3호의2서식에 의하여 그 분기가 끝나는 달의 다음달 10일까지 각각 시·도지사에게 보고하여야 하며, 시·도지사는 이를 취합하여 다음달 15일까지 환경부장관에게 보고하여야 한다.

② 전용상수도설치자는 제4조제1항제2호의 규정에 의하여 매 분기마다 실시한 수질검사 및 조치결과를 별지 제4호서식에 의하여 매 분기 종료후 10일까지 관할 시장·군수에게 제출하여야 한다.

③ 시장(특별시장·광역시장을 제외한다)·군수는 제2항의 규정에

의하여 제출받은 수질검사 및 조치결과를 별지 제4호서식에 의하여 매 분기 종료후 15일까지 도지사에게 보고하여야 하며, 시·도지사는 이를 취합하여 매 분기 종료후 20일까지 환경부장관에게 보고하여야 한다.

④ 마을상수도사업자 및 소규모급수시설을 관할하는 시장·군수·구청장은 제4조제1항제2호에 따라 매 분기마다 실시한 수질검사 및 조치결과를 별지 제4호서식에 따라 매 분기 종료후 15일까지 시·도지사에게 보고하여야 하며, 시·도지사는 이를 취합하여 매 분기 종료후 20일까지 환경부장관에게 보고하여야 한다.

⑤ 지방자치단체의 장은 제4조제2항의 규정에 의하여 매 분기마다 실시한 먹는물공동시설의 수질검사 및 조치결과를 별지 제5호서식에 의하여 매 분기 종료후 15일까지 환경부장관에게 보고하여야 한다.

제7조(수질검사성적서등의 보존) ① 일반수도사업자, 전용상수도설치자, 소규모급수시설을 관할하는 시장·군수·구청장 또는 먹는물공동시설을 관리하는 지방자치단체의 장은 제4조의 규정에 의한 수질검사결과를 3년간 보존하여야 한다.

② 먹는샘물제조업자 또는 일반수도사업자는 제5조의 규정에 의하여 실시한 건강진단결과를 3년간 보존하여야 한다.

※ 부칙은 환경부령 제210호 먹는물 수질기준 및 검사 등에 관한 규칙을 참조하시기 바랍니다. (법제처 홈페이지 이용)

● ● ● 물과 건강

■ 수질 검사 신청서 서식

수 질 검 사 신 청 서

처리기간
20일

1. 신청인

① 법인 또는 기관명			
② 대 표 자(성 명)		③ 주민등록번호	
④ 주소			(전화번호)

2. 검체내역

⑤ 검 체 명	
⑥ 검사목적(용도)	
⑦ 검체채취방법	(용기 : , 용량 :)
⑧ 검사의뢰항목	

먹는물 수질 기준 등에 관한 규칙 제3조의 규정에 의하여 위와같이 신청합니다.

년   월   일

신청인   (서명 또는 인)

국립 환경연구원장
환경관리청장 귀하
시 · 도 보건 환경연구원장 등

제13장

물로 인한 인간의 편익

문01 친수란 무엇을 의미하는가

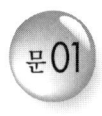 **친수란** 말은 좀 생소한 단어라고 생각된다. 왜냐하면 우리들은 매일 자나깨나 물을 만지고 또 물을 마시고 그리고 물로 세수하고 물로 모든 생산품을 생산하기 때문에, 물과 친해져야 할 필요도 없고 으레 물은 우리 주변에 늘 존재하는 것이라고 생각하고 있기 때문이다.

근대 산업 사회에 들어오면서 물의 수요가 증가했는데, 특히 우리나라는 70년대 이후 물의 수요가 폭발적으로 증가했다. 그리고 물의 이용이 다목적(발전, 농업, 식수)으로 이루어져 왔다. 또한 물은 직접적인 경제 활동의 생산 원료의 일부로 사용되었다. 다른 말로 바꾸어 보면, 물리적 사용이 지배적이었다는 것이다.

이와 다른 방법으로는 신라시대의 포석정을 예로 들 수 있다. 경주의 포석정은 정자나무 밑에 지식인들이 모여 세상을 논하거나 토론을 하는 장소이다. 이곳은 돌로 단순하게 꼬불꼬불한 도랑을 만들어 놓았을 뿐이다.

이것은 친수 인식자들이 이곳에 둘러앉아 물을 흘려보내면서 그 물이 자연적으로 이동하는 역학적 힘을 이용하여 술잔을 원하는 상대에게 전하는 방법으로 이용했다. 그 당시 계산된 수력학적 방법은 학문적 가치가 자못 크다고 생각된다.

최근에는 도시의 하천이 지가 문제로 복개되어 어린이들에게 하천이 없는 빌딩숲만 보여주고 있다. 그래서 일본에서는 복개천 위를 다시 하천으로 만들어 물고기도 넣어 놓고 도시 어린이들의 휴식 공간으로 활용하는 방법을 채택하고 있다. 서울의 청개천 복원도 친수의 대표적 상징이다.

우리들이 좁디 좁은 아파트의 베란다에 조그만 정원을 만들어 놓고 그곳에 물레방아라든지 분수 장치를 해놓아, 온종일 직장에서 시달렸던 피곤함을 그것을 보면서 푸는 것도 좋은 방법이다.

강남 어느 갈비집의 경우 발 밑에 금잉어가 유유히 다니는 모습을 보면서 식사하도록 인테리어 된 것과 최근 새로 생긴 대형 백화점의 층층에 자연을 재현하기 위해 여러 시설물 중 특히 물을 이용한 시설물이 다양하게 설치되어 있는 점들을 볼 때, 물과의 친숙한 삶을 새삼 느끼게 된다.

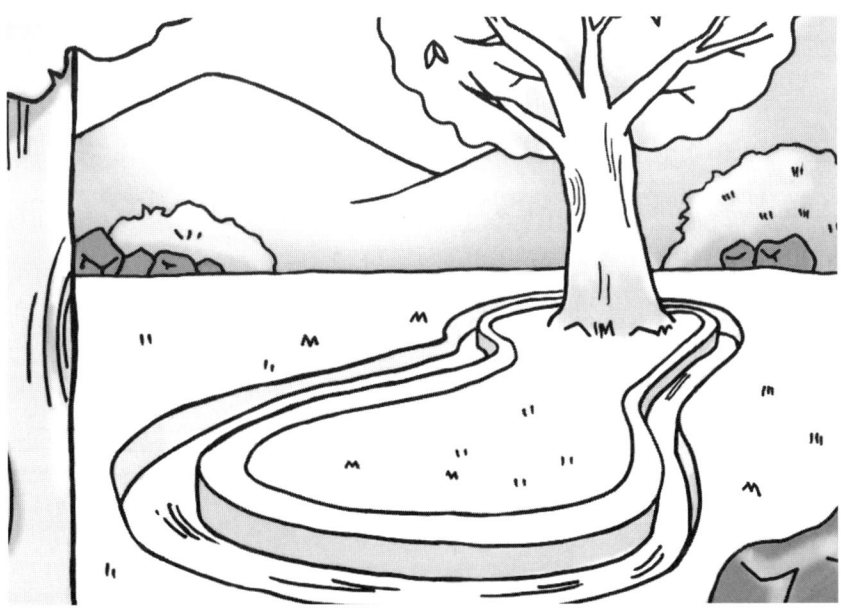

신라시대 친수행위의 예를 보여주는 포석정

• • • 물과 건강

문02 샤워로 즐기는 물은

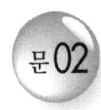 **과거** 30년 전의 친수는 그 형태가 단순화되어 있었다. 지금은 사회가 복잡한 만큼 친수 방법도 복잡하게 되었다.

옛날에는 목욕을 1년에 몇 번밖에 하지 못했다. 왜냐하면 목욕시설이 없었기 때문이다.

여름철에는 개울이나 우물가에서 등물하고 겨울철에는 소죽이나 여물을 끓인 다음 물을 부어 온도를 높인 다음 그 물로 소 앞에서 스트립쇼를 하는 것에 고작 목욕이라는 이름이 붙여졌다.

그러나 현대식 주택이 보급되면서부터 가구별로 목욕탕, 샤워 시설이 기본적으로 구비되어 있기 때문에 목욕은 일상생활과 같다.

목욕탕에서 부자가 친수하는 풍경인즉, 아버지가 탕에 먼저 들어가면서 어이 시원해 하니, 꼬마 아들은 아빠가 그렇게 시원해 하는 모습을 보고 물에 뛰어 들어 왔다가 총알같이 뛰어나가면서 하는 말이, '세상에 믿을 사람 하나도 없다' 하였다.

부자가 목욕을 즐기는 것과 같이 우리는 물로부터 돈으로 환산할 수 없는 가치를 얻고 있다.

물은 음식물과 함께 마시는 것이라 생각하겠지만 우리 몸의 피부는 자동 센서의 역할을 하고 있으므로 샤워, 목욕으로 체내의 수분을 공급받기도 한다.

또한 물이 피부를 통해 땀과 함께 나온 이물질을 깨끗이 닦아주므로 건강에도 유익하다.

제13장 물로 인한 인간의 편익

문03 신체의 일부분을 닦는 물은

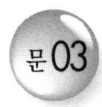**매일** 아침 세숫대야에 물을 받아 얼굴, 손, 그리고 발을 닦은 다음에 그 물로 걸레를 빨고, 그 다음은 정원에 뿌려 정원수를 잘 자라게 하는 것은, 정말로 부가가치를 최대로 올리는 엔트로피적 물 이용의 친수(親水) 방법 중의 하나이다.

우리에게 서구식 화장실 문화의 대중화 역사는 그렇게 길지 않다.

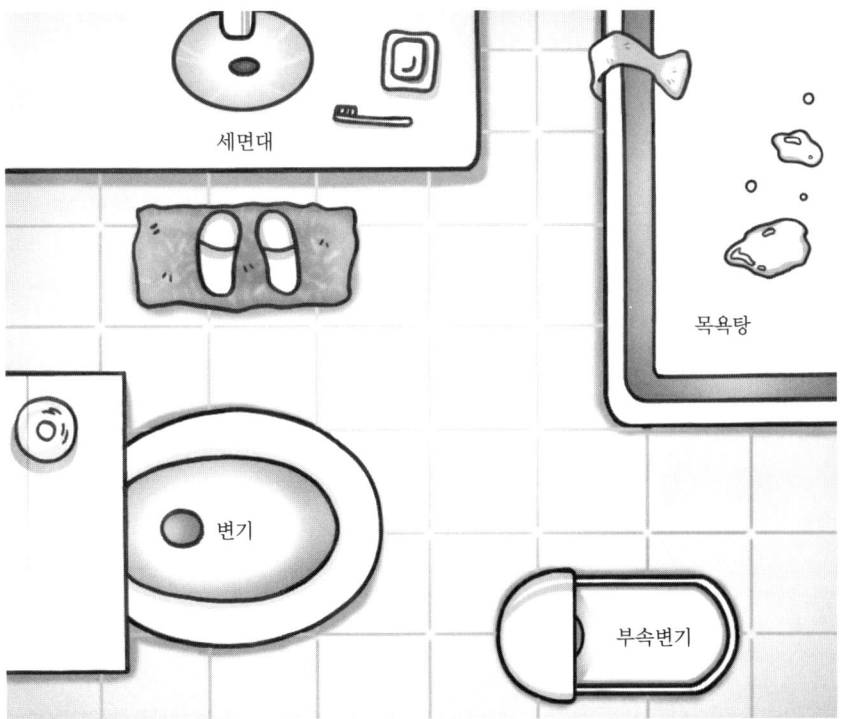

화장실의 구조

또한 여행 자유화가 되었기 때문에 여러 나라의 풍물을 접할 수 있는 기회가 많아졌다. 우리는 화장실 쓰는 법을 잘 교육받지 못했다. 왜냐하면 화장실은 더러운 것이기 때문이다.

동남아시아 어느 호텔에 가면 양변기가 2개 있는데, 대소변을 보는 변기와 비데이다. 스위치를 누르니 용기 안쪽에서 물이 샤워꼭지처럼 나오는 것을 보고 그곳에 얼굴을 대고 세수하고 손도 닦는 친수행위를 했다. 물론 이런 용도는 아니지만 비데용인데도 잘 활용한 일화는 문화적 차이라고 생각한다.

종교와 풍속이 다른 나라에서 식사 대접을 받을 때의 일이다. 우리나라는 밥상에 국이 없으면 찬물 한 대접을 내놓는다. 이것은 밥을 먹기 전에 물을 마신다든지 밥을 말아먹는 풍속 때문이다.

중동 지역에 갔을 때 밥상에 물 한 그릇이 있어 한국식으로 마셨더니 그 곳에서는 그 물로 손을 닦은 후 손으로 식사한다는 말을 하여 모두 놀랬다는 이야기와 같이 문화적 차이에서 나타나는 실수는 실수가 아니라고 본다.

결벽증이 있어 악수만 해도 손을 닦는다든지, 소줏잔을 권하면 받아 슬그머니 나가서 화장실에 가서 깨끗하게 닦은 다음 술을 받는 사람들은 물을 최적으로 즐기는 사람이라고 생각한다.

문04 응접실과 안방에서 즐기는 물은

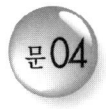 **요즈음** 웬만큼 사는 사람들의 집에는 응접실에 응접세트를 비롯하여 어항이 설치되어 있다. 그러나 작은 어항의 물과도 친해지기 싫어서 어항가게(수족관)에 부탁하여 물갈이를 하는 사람들이 늘고 있다. 이유인즉 전문가가 다루어야지 비전문가가 만지면 수십만 원짜리 붕어가 죽는다는 것이다. 어쨌든 늘 보면서 즐기는 것이 물을 마시는 효과보다 어떠할지는 각자의 생각에 달려 있다.

첨단 과학 시대이기 때문에 그저 스위치 하나를 누르면 육중한 벽이 뒤바뀌어 실내 수영장으로 변하는 것은 첨단의 친수 방법 중 하나이다.

지금까지는 응접실에서 직접 친수하는 방법이었으나 간접적 방법은 다음과 같다. 가을이 되면 국화나 난 등은 응접실 구석에서 물만 주면 자라므로 물이 녹색으로 변하여 우리들에게 직접 물 아닌 다른 어떤 새로운 감정을 주고 있다.

안방에서의 친수의 예는 물침대이다. 꿈결에 뱃놀이할 생각을 갖고 물침대에 누워 있으면 그 어느 침대보다 즐거운 마음, 안락한 마음이 들 것이다. 또 가습기는 방안에 수증기(물)를 내뿜어 건조한 방안을 한결 부드럽게 해준다.

현재는 위와 같은 친수방법이 있으나 과거에는 숭늉 한 대접을 잠자는 머리맡에 놓고 자다 일어나 물을 마시려면 꽁꽁 얼어 물을 마실 수 없었던 친수의 시대도 있었다.

• • • 물과 건강

문05 윈드서핑과 수상스키를 즐기는 물은

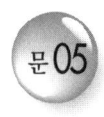 **잠실대교를** 지나다 보면 강의 상류나 하류 쪽에서 윈드서핑을 하는 모습을 볼 수 있다.

윈드서핑을 즐기는 물은 상수원 원수로써 3급수에 달하는 오염도가 높은 물이지만 윈드서핑에는 별다른 영향을 미치지 않고, 오히려 보는 이들로 하여금 오염도가 낮은 한강의 이미지를 주고 있으므로 친수의 효과를 증대시키고 있다고 할 수 있다.

서울에서 가장 가까운 댐인 팔당댐은 농업용수, 공업용수, 생활용수, 발전용수 등과 더불어 홍수 조절용 등의 다목적댐이다. 이 팔당을 지나 청평에 가면 보트와 수상스키 등을 마음껏 즐길 수 있다.

댐건설 목적 이외에 물과 친하게 지낼 수 있는 친수로써의 물은 돈으로 환산할 수 없는 무형의 편익을 우리 생활에 주고 있다.

그러므로 물이 주는 경제적 가치는 계산하기 어려울 정도로 크다.

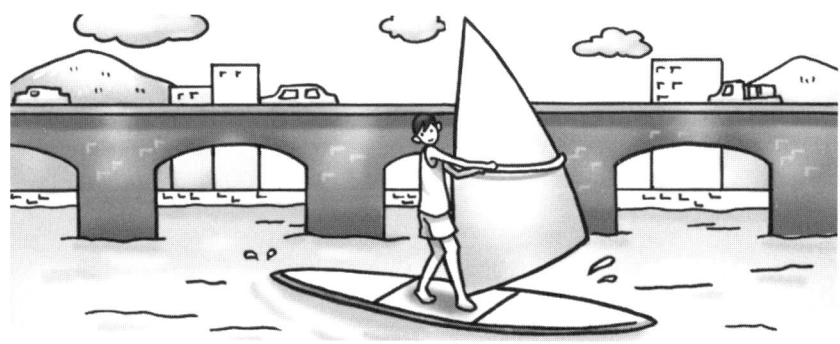

한강에서 즐기는 윈드서핑

문 06 수영장에서 즐기는 물은

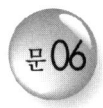 **시골** 개구쟁이들은 여름철이 돌아오기만을 기다려 개울이나 연못에 가서 물을 즐긴다. 그러나 도시의 아이들은 수영하고 싶을 때 실내 수영장에 찾아가 잠시 물을 가르며 물고기처럼 날렵하게 수영을 즐긴다.

여름철 한강 둔치에 설치된 야외 수영장에는 사람 반, 물 반으로 콩나물 시루처럼 인구 밀도의 밀집도를 수치로 말하기 어려울 정도로 사람들이 초만원이다. 이런 곳에서 어린 꼬마가 수영장에 처음 들어갔을 때 배꼽 정도의 수영장 수위가 얼마 안 있어 목까지 차올라 깜짝 놀라 우는 모습을 종종 볼 수 있다.

얼마나 많은 사람들이 수영장에 들어갔기에 수위 상승으로 소우주의 참변이 일어나는가를 생각하면 그런대로 재미있는 일이다.

물은 어떤 그릇에 담겨 있느냐가 문제이며, 그 그릇의 크기에 따라 용도가 다르다. 즉 컵에 담겨 있으면 마시거나 양치질하는 물로 내적 즐거움을 주나 더 큰 그릇에 담겨 있으면 사람의 외적 즐거움, 즉 물을 몸에 접촉하면서 느끼는 즐거움과 건강을 맛본다.

이러한 물도 수질이 1급수일 때에 자기 기능을 다하므로 수영장에서 수영을 하는 사람들의 건강과 행복을 지켜줄 것이다.

• ● ● 물과 건강

문07 스킨스쿠버 다이빙을 즐기는 물은

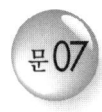
삼다도 제주의 해녀는 우리 역사에 있어서 장비 없는 스킨스쿠버 다이빙 프로로서 유명하다. 물론 해녀는 바다에 서식하는 해산물을 채취할 목적으로 바다에 뛰어들어 수입을 올리므로 그 바다는 생활의 터전이며 또 행복의 보금자리이기도 하다.

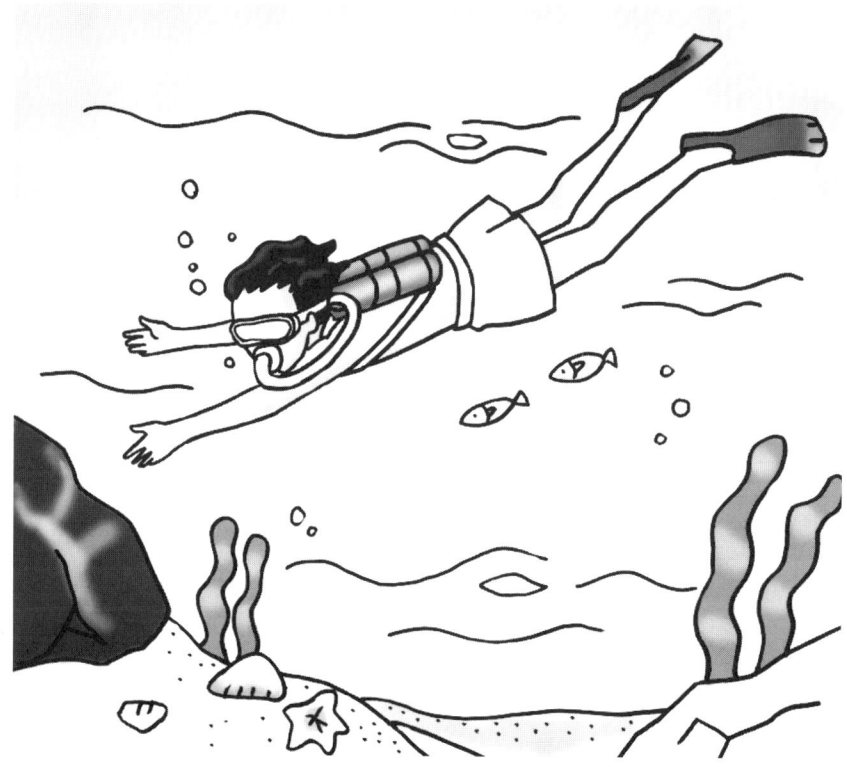

스킨스쿠버나 다이빙으로 물속의 신비를 탐구한다

그들은 늘 육지와 다른 세계를 보고 즐겨왔기에 건강하였다. 물론 육체적 건강뿐 아니라 정신적 건강도 겸비하여 물이 그녀들의 인생에 없어서는 안 되는 것이 되어버렸다.

　바다 세계, 아니 물의 세계의 신비를 알기 위한 갈망으로 인간들은 잠수 장비를 개발하여 누구나 이용할 수 있도록 하였다.

　이제는 어느 특정한 사람만이 물속을 즐기는 것이 아니라 누구든지 간단한 장비를 갖추고, 물속에 들어갈 때의 규칙만 배우면 물에서 고기들과 나란히 헤엄칠 수 있다.

　때로는 환경 캠페인으로 한강에 들어가 버려진 물건(병, 깡통, 비닐)을 꺼내 오는 훌륭한 작업도 하면서 물을 온몸으로 즐기는 기분을 만끽하기도 한다.

　이렇게 즐기는 잠수는 얕은 물에서는 별 문제가 없으나 수심이 10m 이상일 때는 안전수칙을 지키지 않으면 육체에 치명적인 타격을 받을 수 있다.

　물 10m에 1기압의 압력이 걸리기 때문에 30m면 3기압의 압력을 받으므로 다이빙이나 스킨스쿠버 등의 물놀이에서 무리하지 말아야 건강을 유지할 수 있다.

••• 물과 건강

문08 돈으로 계산하기 어려운 물의 즐거움

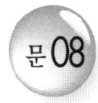 **지금까지는** 물을 직접 마시거나 몸으로 부딪치면서 즐기는 것에 대하여 거론하였다.

여기에서는 수질의 변화나 그 농도의 차이에 좌우되지 않고 오직 물의 그릇을 보며 마음의 여유를 갖거나 물가에서 저녁 노을의 풍경을 보면서 한수의 시를 짓는 즐거움을 주는 물에 대한 이야기이다.

우리는 다목적댐을 막아 물을 이용하고 있다. 이런 물 이용은 경제적 가치로 볼 때 높은 부가가치를 나타내고 있어 이를 쉽게 금액으로 환산할 수 있다.

그러나 댐 주변 산책길을 따라 어린 꼬마들에게 물에 대한 자연 학습을 가르치거나, 물가를 거닐면서 대자연의 즐거움을 맛보는 일은 정확히 꼬집어 얼마 정도(돈으로 환산)의 금액적 가치를 얻었다고 말할 수 없다. 이것은 무형적 가치를 물로부터 얻은 셈이다.

그러므로 수질의 변화도 없이 단지 눈으로 보고 즐기는 물이 되는 것이다.

우리들이 물을 이용하는 방법 중 아마도 물의 질적 변형 없이, 아니 직접적으로 만지지 않고도 행복을 추구할 수 있는 물의 이용 방법이 지금과 같은 오염 시대에는 안성맞춤의 방법이라 하겠다.

올림픽 대공원 안의 분수가 음악에 맞추어 춤추는 모습, 즉 밤에 오색찬란한 빛과 더불어 춤추는 밤의 분수는 모든 사람들의 넋을 잃게 하는 황홀감을 주는 물로 변신한다.

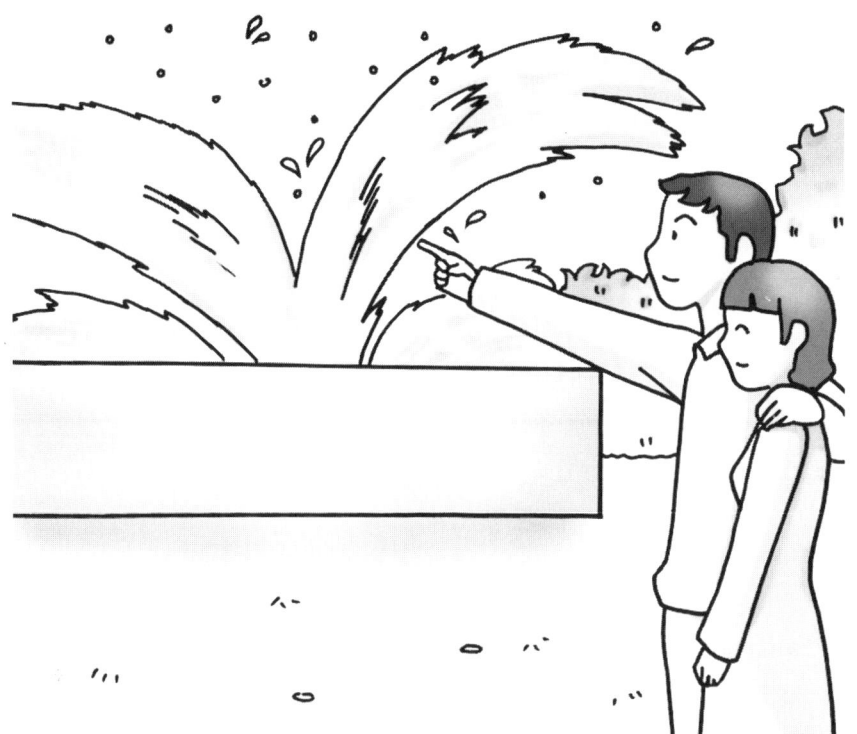

분수를 즐기는 사람들

물은 형체가 고정되어 있지 않기 때문에 우리들이 어떠한 그릇에 담아 이용하느냐에 따라 그 물의 가치를 변화시킬 수 있다.

그러므로 고정되지 않은 상태의 물이 보다 더 우리와 친숙해지는 물로서 부가가치를 올릴 수 있을 것이다.

• • • 물과 건강

문09 쇠를 자르는 물은 특수한 물인가

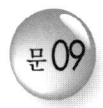 물에 무슨 힘이 있을까? '뼈도 없는 물인데' 하고 말하는 사람도 있을 것이다. 나 또한 그렇게 생각하고 있다. 그러나 홍수 때 물에 휩싸여 실종되는 사건은 낯선 일이 아니다. 또 데모대가 소방 호스에 의해 무너지는 모습 등을 볼 때 물의 힘은 몽둥이와 같은 역할을 하고 있다고 볼 수 있다.

우리가 아침·저녁 양치질할 때 한 모금의 물을 입에 넣고 입속에서 압력을 가하면 치아 속의 노폐물 또는 치약 성분을 깨끗이 닦아낼 수 있는 것을 스스로 알아차린 것이다. 조금 더 발전하여 전동 칫솔을 이용하면 치아 구석구석을 청소할 수 있다.

물은 액체이기 때문에 자체로서는 어떤 힘을 발휘하기가 어렵다. 그러나 압력을 가하면 무서운 힘으로 변하여 다양한 분야에 응용된다. 물이 갖는 힘은 순간적으로 다량을 쏟아 버릴 때, 즉 바가지로 물을 떠 앞마당에 뿌리는 경우에 나타나며, 아주 작은 구멍을 통과할 때의 예리한 성질과 같다.

한 가지 실험의 예를 들어 보면, 물 50mL를 컵에 넣고 마시면 물이 입에 어떤 영향도 주지 못하나 50mL의 물컵에 뚜껑을 씌워 놓고 바늘 구멍 크기의 구멍을 뚫어 그곳으로 물이 나가도록 하면, 즉 단위 시간에 물을 쏟아 버리는 양 정도로 압력을 주어 물이 나가도록 하고 그 물줄기에 손가락을 대면 전기를 쏘인 것 같이 깜짝 놀랄 것이다. 마치 손가락에 구멍이라도 뚫리는 듯한 통증을 느낀다.

제13장 물로 인한 인간의 편익

 이 실험에서 이해한 것과 같이 물을 좁은 구멍으로 나가도록 하면 상상할 수 없을 정도의 힘을 발휘한다. 이런 힘을 이용하여 칼도 대지 않고 생선을 순간적으로 자르거나 나무를 원하는 대로 모양을 만든다든지 아니면 철판을 물로 자르는 것을 볼 때, 정말 물의 힘이 무한하다는 것을 새삼 느낀다.

 이런 방법을 이용하여 광산에서 로봇에 물총 장치를 하고 석탄이나 광석을 잘라 자동으로 컨베이어 벨트를 타고 갱 밖으로 운반되게 하는 무인 광산이 늘어나고 있다.

 물이 직접 산업용 도구의 역할을 담당하는 일은 산업화와 더불어 그 역량을 더욱 많이 발휘할 것이다.

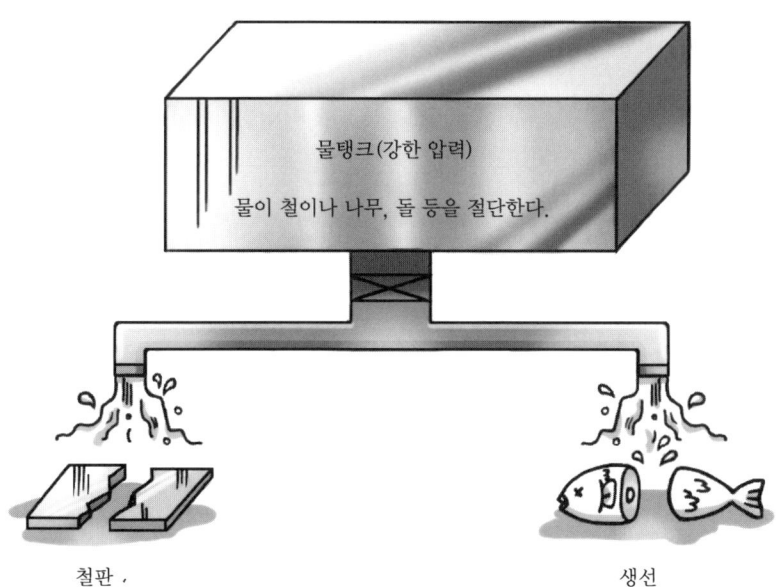

물은 쇠나 생선을 소리없이 절단한다

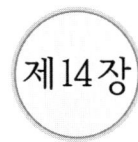

수맥은 돈맥인가

문 01 수맥을 찾는 방법은

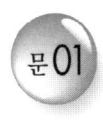 **고전적** 지리학에서는 풍수지리학이 크게 활성화되어 지금도 우리 주변에 속속들이 파고들고 있으며, 음택·양택 결정 시 그 입지 선택에 큰 영향을 주고 있다. 어쨌든 사람들은 동서고금을 막론하고 나쁜 장소보다는 길지(吉地)를 더 좋아한다.

풍수지리학의 대상은 자연 현상을 인체 구조와 대비하면서 쉽게 설명하였기 때문에 이해가 빠른 점이 특징이다. 사람은 75% 이상의 물이 복잡한 수송망을 통하여 움직인다. 그 수송망은 기능에 따라 작은 파이프와 큰 파이프로 이루어져 있다. 자연계에서는 물의 움직임 상태를 파악하는 것이 수맥이며, 이 수맥을 찾기 위해 여러 가지 방법이 동원되고 있다. 수맥을 찾는 전통적 방법은 여러 가지가 있으나 그 중 한 가지만 소개한다.

세탁소에서 가져온 옷걸이를 기역자 모양으로 꺾어 두 개를 수평으로 들고 야외에서 걸어가면 평행을 이룬 철사가 갑자기 좌우로 벌어지는 곳이 있다. 이곳을 표시한 후 또 다른 곳에서도 그런 현상이 나온 곳을 서로 연결해 보면 지하에 수맥이 흐른다는 것을 알 수 있다. 이런 방법은 지금도 유럽 몇 개국에서는 낡은 수도관을 찾는 데 사용하고 있다.

현대적 방법으로는 전기 비저항을 이용하여 수맥을 탐사하는 방법, 방사능에 의한 탐사 방법, 시추하여 알아보는 방법 등 다양한 방법이 있으나 이들 모두 값비싼 도구가 필요한 단점을 갖고 있다.

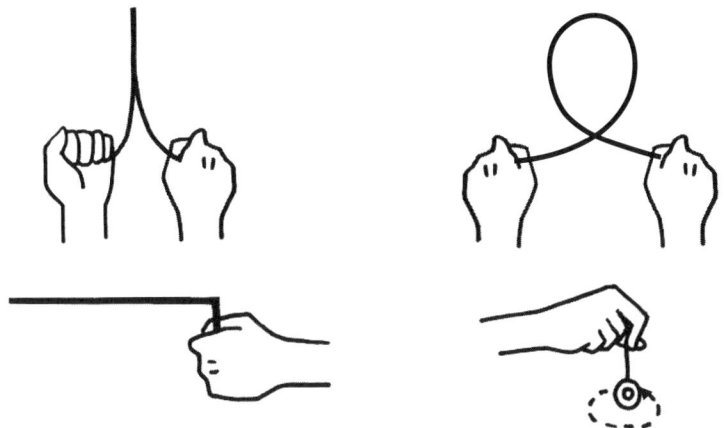

수맥 찾는 전통적 방법

아무 도구도 없이 수맥을 찾는 방법으로는, 수맥을 찾고자 하는 지역에 먼저 파여져 있는 우물의 깊이를 동네 사람들에게 문의하여 수맥을 예측하는 방법이 있으며, 적중률 50% 정도이다.

영어로 윗치 방법(점성술법)에서는 열쇠고리나 쇠붙이를 흔들며 다니거나 지도 위에서 흔들어 수맥을 찾는 이해하기 어려운 방법을 쓰고 있다. 맞는가 또는 안 맞는가에 대한 대답 이전에 다음을 읽어보고 스스로 해답을 얻기 바란다.

사람은 바늘로 몸을 찌르면 피가 나온다. 피는 계속 많이 나오는 곳과 조금 나오다 더 이상 나오지 않는 곳이 있다. 자연계에서도 이와 같다. 어느 곳이라도 땅을 파면 물은 나오는데 많이 나와야 바로 그것이 수맥이며 사람으로 말하면 혈관(동맥)에 해당된다.

지금은 수맥을 찾으면 노다지로써 돈맥이라고도 할 수 있다. 이것은 물이 경제재로 둔갑되었다는 증거이며, 그토록 환경오염이 극심하다는 이야기와 일맥상통한다.

· · · 물과 건강

문02 중수맥(重水脈)은

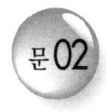

대도시의 수자원의 질은 해를 거듭할수록 상상할 수 없을 정도로 변하여 원수로서의 기능을 상실하고 있다. 대도시뿐 아니라 지방 도시를 비롯, 전국 어디에서나 이런 현상이 나타난다고 말할 수 있다.

유럽을 여행해 본 경험이 있는 사람은 호텔에 가면 마실 수 있는 물이 제한되어 있는 것을 느꼈을 것이다. 즉 수도꼭지가 2개 있는데, 하나는 마실 수 있는 물, 하나는 마실 수 없는 물이다.

우리나라는 어느 곳에 가도 수도꼭지에서 나오는 물을 마시지 못하는 경우는 아직 없다. 그런 면에서는 좋은 물이다. 그러나 물이 너무 흔해서 아껴 쓰는 습관은 아직 부족하다.

앞으로 우리나라도 어느 곳에서나 물을 마음 놓고 마실 수 없을지도 모른다. 지금도 대도시 지역의 지하수는 오염이 될 대로 되어 그저 지하수로 존재하고 있기 때문이다.

이런 풍부한 지하수를 이용하여 세차, 화장실, 정원수, 세탁에 쓰는 중수 제도가 도입될 것이다. 이런 방법이 물자원의 효율적 관리라 할 수 있다.

앞으로 도시 지역의 중수맥도 노다지, 즉 돈맥이 될 날이 멀지 않았다고 본다. 이런 중수를 음용으로 전환하기 위해서는 역삼투법에 의한 정수가 최적의 방법이다.

문 03 물량 측정 방법은

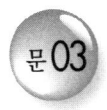 **수맥을** 발견하였을 때 그 수맥에서 얼마나 많은 물이 나올 수 있는지에 대해 누구나 알고 싶어하는 사항이다.

그러나 개인적으로 우물을 파는 경우, 우물 파는 업자를 믿고 깊이는 어느 정도, 물량은 몇 톤이라고 알고 있는 정도이다. 또한 대부분의 업자는 무허가(무자격) 업자들이라서 그저 돈만 남으면 빨리 철수하는 방법을 택하고 있는 실정이므로 여름에 판 우물이 겨울철에는 샘이 마르는 경우 등이 종종 발생한다.

이런 문제에 대비하기 위하여 큰 통을 준비하여 그 통의 용량을 측정한 후 설치된 펌프를 이용하여 몇 분 동안에 그 통을 가득 채울 수 있는가를 몇 차례 실시하여 초당·분당 수량을 계산한다. 이런 방법으로 물을 계속해서 2~3일 정도 퍼올리면서 반복적으로 수량을 알아본 후 그 우물의 능력을 판단한다.

이와 같은 간단한 방법 외에 양수기를 이용하여 1~2일 정도 계속 양수하여 정확한 양수량을 결정한다.

흐르는 물의 양을 측정할 때는 강물에 달걀을 띄워서 흘러가는 시간과 그 거리를 보면 물의 흐르는 속도를 알 수 있고, 흐르는 시냇물의 모양을 측정해서 계산하면 물이 초당·분당·시간당 얼마나 흐르는지 쉽게 알 수 있다.

• • • 물과 건강

문04 돈 안 드는 빗물 이용법

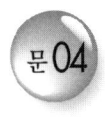 물은 생명의 근원이며 인간과 지구상의 모든 생물에 없어서는 안 되는 중요한 요소이다. 우리들이 매일 삶을 영위해 나가기 위해 섭취하는 물질의 생산, 즉 농업 생산 및 각종 산업 활동에 있어서 물은 귀중한 자원임에 틀림없다.

그러나 우리들은 물을 손쉽게 얻을 수 있는 것으로 알고 낭비를 하고 있다. 물론 물은 장소에 따라, 기타 지구 환경 조건에 따라 차이가 있다. 다행히도 우리나라는 일수문년강수(一水文年降水)의 총량이 1,140억 톤으로 비교적 풍부한 편이나, 강우의 패턴에 의해 연중 고루 분포되지 않고 6~8월에 총량의 70%가 내리며 58%인 662억 톤이 하천으로 유출되고 있어 지표수의 이용률이 낮은 편이다.

추정된 지하수 부존량은 728억 톤이나 그 중 실제로 이용 가능한 양은 50억 톤이며, 현재 사용량은 12억 톤에 불과하여 많은 개발의 여지가 엿보이고 있다. 지하수 역시 도시의 경제 활동에 의해 지역적 차이가 일어나 지하수의 과잉 양수 등으로 문제시되는 일이 빈번하다. 그 예로는 지반의 불안정, 중금속에 의한 지하수질의 오염, 그리고 지하수위 저하에 의한 양수 불능으로 심정(深井)을 건설하지 않으면 안 되는 등 제반 문제가 발생하고 있는 실정이다.

이와 같은 현상을 반대로 이용하면 연중 안정된 수량과 수온, 수질 그리고 지반 안정 등의 효과를 얻을 수 있다. 더구나 국토가 좁은 우리나라에서 저수지가 차지하는 옥토 면적을 활용하여 생산 활동에 기여할 수도 있다.

왜냐하면 지하의 토양 공극에 물을 자연 저류하기 때문이다. 이는 저수지에 비해 손실량이 적고 이용 불가 면적이 불필요하며, 기후적 특징인 6~8월의 집중 강우에 따라 수문 순환의 과정에 변화가 일어나게 된다. 이와 같은 현상은 도시의 하수 또는 빗물의 배수 시설을 어느 정도 크기의 규모로 만들 것인가를 결정하게 된다.

현재 도시화가 진행됨에 따라 도로 포장률의 증대로 인한 불투수성 지역 면적의 확대로, 강수에 의한 도시 지역의 표면 유출 10mm/hr의 유효 우량은 총유출량 10mm의 직접 유출량을 일으킨다고 보고되어 있다.

그러므로 도시 지역의 첨두유량(peak flow)의 증대, 강우의 중심에서 유출의 중심에 이르는 시간의 단축, 수문곡선(hydrograph)의 감쇄계수의 증대, 유출률 증대, 홍수섭도의 증대, 특히 bankful discharge의 빈도가 증가하는 것으로 예상된다.

도시 지역 집수 유역(catchment area)에는 유출 인자가 작용하게 되고, 강우 기간이 짧고 재현 기간이 잦은 강우형은 고려되지 않고 있으나, 강우 기간이 길고 그 강도가 큰 강우형은 도시 지역의 집수 유역에 bankful discharge의 빈도수를 증가시킨다. 도시화 이후 지체 시간(lag time)이 단축된 것을 도시화 이전의 시간으로 전환하는 것은 도시 지역에서의 피해를 막을 수 있다.

이와 같은 물은 폐수로 도시 하천을 통해 유출된다. 이 유출량과 강우에 의한 유출로 인하여 도시 홍수를 재현시켜 많은 문제가 발생하고 있다.

유럽에서 인공적으로 물을 지하에 침투시켜 상수도원으로 사용하기 시작한 것은 기록상 1820년대부터이다. 외국의 경우는 지반 침하를 방지하고, 지하수를 수자원으로 확보하기 위하여 지하수의 개발을 제한함은 물론, 여러 가지 방법을 사용하여 우수나 하천수를 지하에 인공 주입시키고 있다. 인공 주입 방법으로는 우수나 하천수를 우물이나 보링정(井)을 통하여 채수층에 직접 물을 주입시키는 직접법과 침투지, 침투받이, 지하 유공관, 투수성 포장 등을 통해 지하로 물을 침투시키거나 침투를 촉진시키는 간접법을 사용하고 있다.

도시 지역의 지붕에서 집수된 우수를 홈통을 통하여 지하에 매설되어 있는 탱크에 저장시켜 지하의 대수층, 혹은 공극을 따라 자연적으로 주입시킨다. 만약 탱크 내의 저류된 양을 지층 자체가 완전 소화, 즉 침투시키지 못하는 포화 상태일 때는 탱크의 수위가 높아져 탱크로부터 over flow 하여 배수구로 배출된다.

도시 지역 내에서 콘크리트로 인하여 지하로 침투하지 못하는 빗물을 지표로부터 침투를 원활히 하여 도시 개발 이전의 상태로 회복시킬 수 있다.

특히 우리나라는 홍수의 지속 시간이 짧고 총 홍수량이 적은데 비하여 첨두 홍수량이 큰 것은 유역의 지형과도 관계있으나, 한강의 경우는 불투수층의 증대가 큰 몫을 하고 있으므로 6~8월에 총강우량의 70%를 대수층에 저장하면 한발 시 사용이 가능하다.

또한 급속한 도시 유출을 저지함으로써 도시 홍수를 저하시켜 지하수의 수질 오염을 방지할 수도 있는 장점이 있고, 상수도에만 의존하던 급수를 각 가정 및 공공 건물에 설치되어 있는 인공 주입 탱크로부터 얻어 화장실, 세탁, 정원수, 청소 등의 용수로 이용함으로써 각 개인의 상수도 요금을 2/3선까지 절감할 수 있다. 특히 아스팔트 도로에 500m 간격으로 인공 주입 탱크를 설치함으로써 방화용수 및 비상용수로 보관, 사용할 수 있는 장점을 갖고 있다.

지하수의 인공 주입은 대상 지역의 기상학적, 수문지질학적인 성질에 따라 적절한 방법을 선택해야 한다. 특히 지하수의 인공 주입에 있어서 고려되어야 할 사항은 지반 침하 방지와 지하수의 오염 방지로 시설의 경제적 효율성을 제고하는 역할을 한다. 대도시는 대개 하천의 범람원 지역이나 넓은 분지 지역에 위치하므로 지하수의 인공 주입에 적당한 편이다.

따라서 도시 지역의 일반 주택 및 공공 건물에서는 인공 주입 탱크의 설치를 건축법상 의무적으로 시행함으로써 도시화로 인한 수문환경 파괴를 방지할 수 있는 지하수의 인공 주입 방안을 제시한다.

그러나 2000년대의 물 수요 증가를 대비해서 종합적인 연구가 절실히 요구된다.

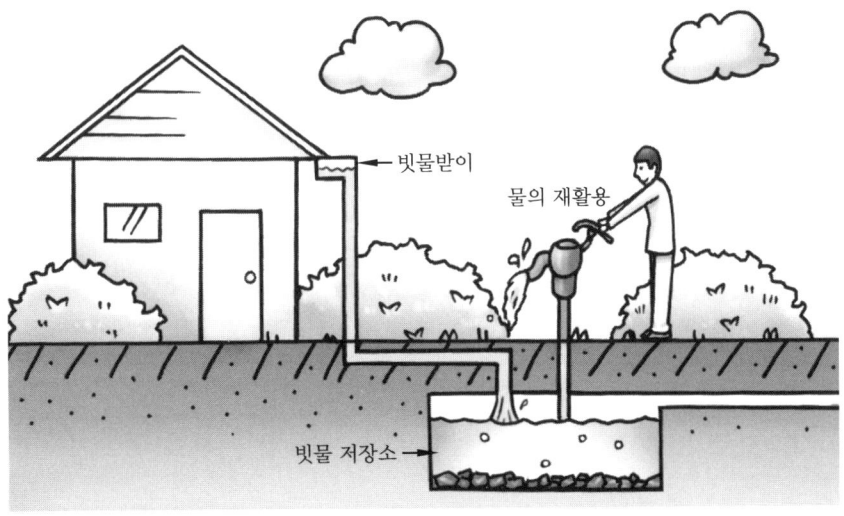

빗물의 재활용

• • • 물과 건강

문05 물을 재활용하는 시대가 왔는가

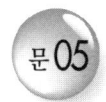 **한** 사람이 1일 순수하게 인체에서 배출하는 양은 2L이다. 그리고 소변을 하루에 7번 본다면 1회 때 화장실에서 쓰는 물량은 2L×7=14L, 대변 1회/1일이라면 4L, 양치와 세수용으로 5L, 샤워용 20L, 세탁 50L를 사용한다. 이렇게 계산된 총량은 95L이다. 이 외에 기타까지 계산에 넣으면 200L/일 이상 사용한다는 계산이다.

그러므로 수돗물 공급은 1인당 350L를 기준으로 공급하게 된다. 이런 엄청난 물이 매일 하수도를 통해 그대로 버려지는 것은 자원의 낭비이다. 이것을 빗물과 함께 지하에 가두어 두었다가 사용하면 경제적이다.

이제 마시는 물값이 상승한다면 중수(재활용물)를 이용하지 않을 수 없다. 중요한 것은 사용자(소비자)의 관념적 문제를 고쳐야 한다. 물은 한 번 쓰고 또 쓰고 하는 것이라는 생각으로 전환하여야 한다.

미래의 물 사용 방법은 물을 재생하여 쓰고, 마시는 물만 구입하여 마시는 시대가 돌아올 것이다. 물은 한번 공급받으면 화장실에, 청소에, 요리에 쓰고 버린 물을 모아 수처리 후 다시 가정용수로 사용하는 리싸이클링 시스템의 시대라는 의미이다.

그러므로 소모된 물의 양만 보충받아 쓰는 물 사용의 절약정신이 건강과 환경을 구할 수 있다.

문 06 물을 어떻게 닦아 마시는가

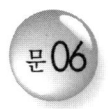 물을 닦아 마신다는 이야기는 아마 생소할 것이다. 그러나 여러분 중 몇 분은 닦은 물을 마실 것이다.

여러분의 수도꼭지에 연결되어 있는 정수기 물을 마신다든지, 시중에서 구입하여 마시는 물은 모두 다 닦은 물, 즉 필터를 통과한 물이다. 이렇게 생각하면 물도 깨끗이 닦아 마시는 것이 더 좋을 것이라고 이해할 수 있다.

앞으로는 물을 그대로 마실 수도 있는 환경적 여건을 갖고 있지 않기 때문에 필히 닦아 마셔야 할 것이다. 그때는 자연적으로 물을 닦는 비용이 너무 비싸 중수를 사용하고 마시는 물만 고가의 비용을 들여 잘 닦아 마셔야 할 것이다.

또 특기할 사항은 이제 수원지로부터 긴 파이프를 통해 가정까지 배관되지 않을 것이다. 수도관의 문제 때문만이 아니라 원수를 정수하는 데 너무나 큰 비용이 들기 때문에 개개인은 스스로 자가용 정수기를 설치하고 마시는 물만 구입하여 마셔야 하기 때문이다.

미래에는 첨단 과학 기술의 발전으로 수도꼭지만 집에 설치하고 그저 열기만 하면 물이 나오는 수도관 없는 시대가 생활화될 것이라고 예상해 볼 수 있다.

물과 건강

문07 미래의 물시장은

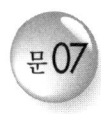 **사람의** 몸은 대부분 물로 구성되어 있기 때문에 인체는 2L의 물을 마시고 2L의 물을 방출하는 물순환 시스템을 갖고 있다.

지구촌에 생명체가 존재하는 한 물은 공기와 더불어 필수불가결한 존재이다. 그러나 경제 활동의 증가로 지구촌 구석구석까지 대자연 상태의 균형이 점차 불균형 상태로 변화되어 가고 있기에, 이에 따라 물자원의 질도 상상할 수 없을 정도로 BOD, COD, 중금속, 방사성 물질 등이 증가되어, 우리 후대의 건강과 인간의 형태마저 변화시킬 우려가 있다고 예측된다.

이러한 위기적 상황을 극복하기 위해 우리들은 최첨단의 연구와 장비로 방지하고자 노력하고 있으나, 자연은 장기간(지질 시대)을 통하여 변형되었기 때문에 지구 시스템을 돌연변이적으로 변화시키는 것은 자연의 순리에 어긋나는 것으로 예측된다.

우리는 지구를 너무 개발 성장 위주로 괴롭혀 지구상의 생명체를 멸망시킬 수 있는 상황으로 끌고 가지 말아야 한다. 인간의 노력과 사고로 지구 자연의 위기를 극복할 수 있는 최첨단의 과학 장비들이 모든 문제를 제어하여 원래의 지구 시스템으로 되돌아갈 가능성도 있다.

그러나 이와 같은 문제들이 가공할 만한 상상에 지나지 않는다고 전제하더라도, 현실은 물의 수질이 엄청나게 변화하여 마음 놓고 물을 마실 수도 없는 상황이라는 것은 그 누구도 부정할 수 없는 실정이다.

앞으로 물공급 시스템은 공동 체제가 아닌 개인 공급 체제로 변화하면서 중수도의 개념이 도입되고, 물을 개인별로 수차례 재생하여 이용함으로써 효율성을 높이는 방법이 채택될 것으로 예상된다.

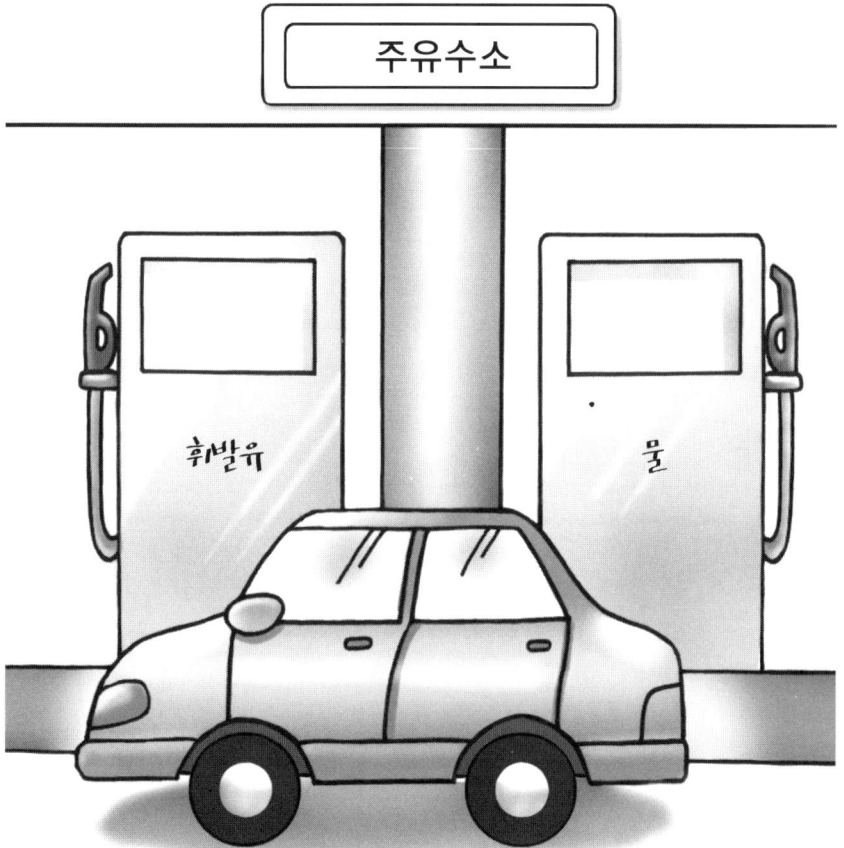

미래의 주유소는 물과 연료를 함께 판매한다

이렇게 되면 판매되는 물, 즉 마실 수 있는 물의 공급회사가 판매 경쟁에 나서게 된다. 자동차 주유소와 같이 기름과 물을 함께 판매하는 유통 시스템이 될 것이기 때문에, 현재는 7천억 원 물시장이라고 하나 미래의 물시장은 전기보다 더 큰 매상액을 올리는 시대가 전개될 것이라고 예측된다.

그러나 이러한 상황이 벌어지지 않고 마음 놓고 어느 곳에서나 물을 자유롭게 마실 수 있는 사회가 더 바람직하다.

우리 모두 노력하여 지구촌의 환경 오염을 방지하는 데 앞장서서 깨끗한 물, 맑은 물을 어디에서나 마실 수 있도록 환경 조성에 힘을 모을 수 있는 노하우가 절실히 요구된다.

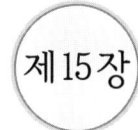

제15장

몸에서 물을 빼내면 원하는 것을 얻을 수 있다

• • • 물과 건강

문01 알지 못하는 사이에 마시는 물의 양은

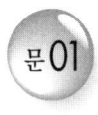
답 **농촌에서** 일하는 사람들은 땀을 많이 흘리기 때문에 자연적으로 물 보충을 위해 물을 많이 마시게 된다. 반면 도시에 거주하는 사람들은 자신의 물센서가 물을 원하지 않는데도 물이 다량 혼합된 음료수를 마시게 된다.

물 마시는 것도 문화라고 생각한다. 마시기 싫어도 방문자를 위해 또는 거래처에 방문했을 때 나오는 차를 몸에서 요구하지 않는데도 강제로 마시게 된다. 이런 음료수는 당신에게 독이 된다는 사실을 알고 있는가?

최근 TV에서 마른 비만이 발표되었다. 다이어트를 하는 사람들은 당연히 비만 때문에 음식을 줄이고 물을 많이 마신다고 하지만, 마른 비만이라니 상상이 안 가는 상태이다.

여러 가지 원인과 습관 및 문화가 있겠지만 생체 자동센서를 무시한 결과라고 할 수 있다.

이 책에서도 서술되어 있듯이 성인이 하루에 2.5리터의 물을 마신다고 했지만(음식물 포함) 그것은 어디까지나 평균적인 것이지 모든 사람이 그렇게 해야 한다는 것은 아니다. 물론 체중에 따라 하루에 2.5리터보다 더 많은 물을 마시는 사람도 있는 반면 그보다 훨씬 적게 마시는 사람도 있다.

자신의 생체 센서에서 원하는 대로 물의 종류를 선택해 규칙적으로 마시면 건강하고 복부 비만도 없을 것이다.

그러므로 물을 가려 마시고 수질이 좋은 물과 세포 분열을 서서히 행하는 물 등 자신의 건강에 맞는 물을 택하여 사용하는 것이 중요하다.

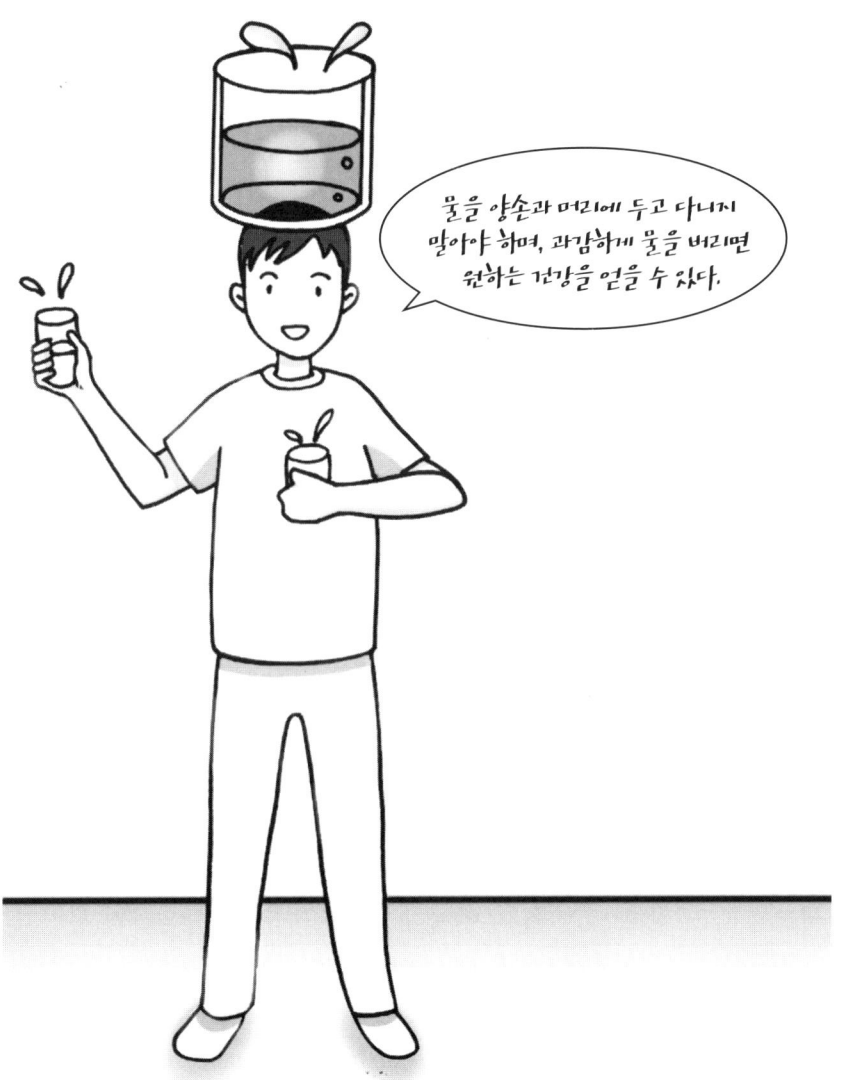

건강을 원한다면 자신에 맞게 물의 양을 조절해야 한다

● ● ● 물과 건강

문 02 체중 증가는 물 때문인가

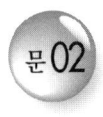 **물을** 정량 이상 마시고 몸무게를 재면 원래 자신의 무게보다 훨씬 많이 나와서 깜짝 놀랄 것이다. 그러므로 물은 체중을 늘리는 데 필요한 것이다.

체중이 많이 나가는 사람들의 대부분이 공통으로 하는 말이 있다. "아무 것도 안 먹는데 물만 마셔도 살쪄요." 그렇다면 물이 체중을 증가시키는 가장 큰 요소라는 것이다.

물에는 영양 성분이 없으므로 물만으로는 살찌지 않는다. 문제는 살찐 사람들의 생활 습관이다. 그들을 자세히 들여다보면 비만의 원인은 물이 아니고 간식을 음식이라 생각하지 않는 것에 있다. 커피, 술, 과자류 등이 밥보다 더 많은 칼로리가 있다는 것을 모르고 물이 필요할 때마다 음료수 등을 마시게 되면 체중이 증가하게 되는 것이다. 그래서 물만 먹어도 살이 찐다고 생각하는 것이다.

이론적으로 체내에 물이 체류하는 시간은 그리 길지 않으며 필요 없는 물은 즉시 배출된다.

사람의 경우 하루에 수십만 개의 세포가 생성되고 사멸되지만 이 세포를 둘러 쌓고 있는 물은 언제나 한계점 이상을 함유하지 못한다. 그러므로 물 마셔서 살이 찐다는 것은 설득력이 없다.

일상생활에서 물관리를 잘하게 되면 건강하고 장수하면서 젊음을 만끽할 수 있을 것이다.

제15장 몸에서 물을 빼내면 원하는 것을 얻을 수 있다 • • •

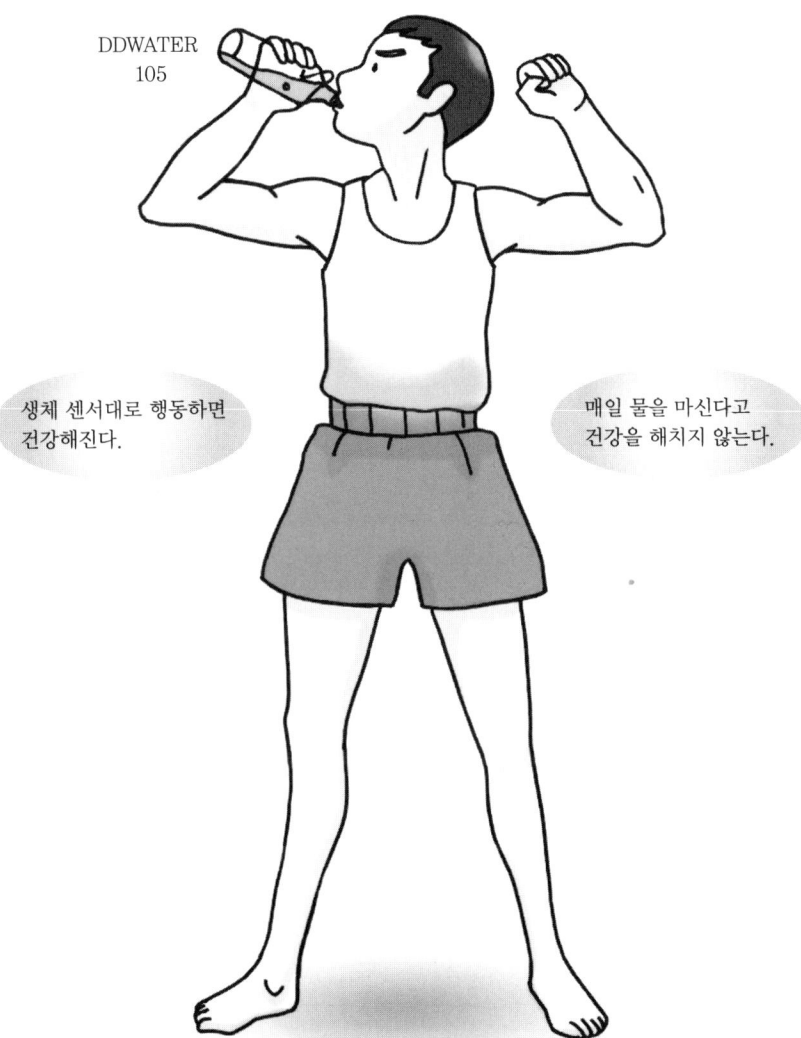

젊어지는 물을 마시자

문03 건강을 위해 체질에 따라 물 마셔야 하나

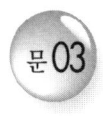 **조선** 후기 한의학자 이제마 선생의 사상의학은 획기적인 이론과 방법으로, 이를 능가할 이론적 배경은 아직 없는 듯싶다.

물론 음양을 구분하여 각각 신체적 특성에 따라 일어나는 병의 부위, 치료, 맞지 않는 약과 음식 등을 상세히 구분했기에 이를 바탕으로 물을 어떻게 마셔야 건강할 것인지에 대해 생각하고 찾아보고자 한다.

만약 음체질이라고 구분되었다면 음체질은 습기가 많고 냉한 것을 특징으로 들 수 있다.

그래서 평상시에는 몸을 뜨겁게 하기 위해 옷을 두껍게 입거나 찬 음식보다는 뜨거운 음식을 먹어야 하고, 잠잘 때도 방문은 꼭꼭 닫고 잠을 자지 않으면 감기에 걸리기 쉬워 늘 기침이 떠나지 않아 사회생활에서 불편한 점이 한두 가지가 아니다. 이런 냉기의 사람에게 물 2.5L를 매일 마시게 하면 몇 달은 견딜 수 있지만 그 이상은 견디지 못하고 이로 인해 병이 발병되고 치료를 해도 일시적일 뿐 완치가 되지 않는다. 그래서 물도 뜨거운 물 그리고 그 양도 무리하지 말고 꼭 몸이 필요로 할 때만 마시면 모든 것이 해결되어 건강한 신체가 될 것이다.

그러므로 물은 건강을 위해서 체질에 맞게 그 양과 질을 선택해야만 건강에 균형이 잡혀 행복한 삶을 이룰 수 있다.

음·양의 특성

	양(열·건)	간성	음(냉·습)
우주	태양, 여름, 낮		달, 겨울, 밤
색	적·흑·황	황	청·백·녹
체질	남자대머리 더위를 탄다 혈압이 높다 근육 활발		백발머리 냉증, 저혈압, 변비 체력이 약하다 아침에 약하다
걸리기 쉬운 병	뇌졸중, 고혈압, 심근경색, 변비, 암, 당뇨, 통풍		저혈압, 빈혈, 궤양, 위암, 알레르기, 류마티스, 정신병, 자살, 몸이 무겁다
음식	적·흑·황색 음식, 소금, 된장, 간장, 명태, 인삼, 생강, 소주, 붉은색 고기, 달걀, 치즈, 생선		남쪽산의 야채, 고기, 과일, 청·백·녹색을 주로 먹을 것

체질과 음식과의 관계

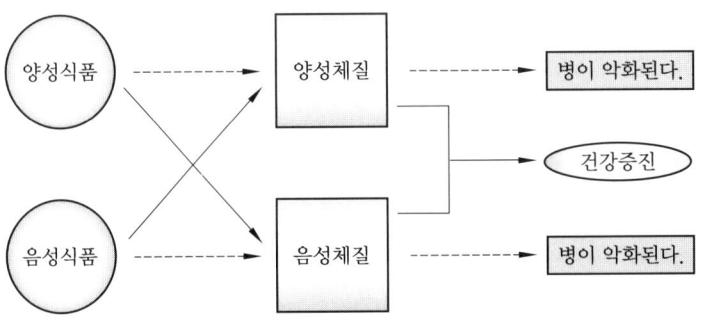

• • • 물과 건강

문04 기(氣)가 센 물을 마시면 건강한가

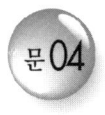 **기(氣)란** 개념은 지구상에 존재하는 모든 물체가 각자 가지고 있는 성분과 특성 때문에 에너지를 발산하는 것을 우리는 넓은 의미의 '기(氣)'라고 개념을 규정하고 있다. 그렇다면 물에도 기(氣)가 존재한다해도 문제를 제기할 사람은 없을 것이다.

물에는 50여 가지 이상의 다량 원소와 소량 원소, 미량 원소의 성분이 녹아 있으며, 이 외에 동위원소 및 물분자의 결합 상태에 따라 에너지의 크기가 결정된다. 또한 물에 저장되어 있는 대기의 파장 등이 인체에 크게 작용하고 있다.

기(氣)는 인간이 형태가 있는 것을 음식으로 먹어 칼로리로서 작용하는 것과 보이지 않는 것을 냄새로 맡거나 물에서 발산하는 기(氣)로 인해 인체와 교감하는 것으로 건강 증진 또는 건강에 해를 주는 양면성을 지니고 있다.

우리의 눈에 보이는 물의 99.9%는 지하수로부터 이루어진 것이다. 얼마전 TV에서 황하가 작은 옹달샘에서 발원하여 거대한 강을 형성하고 그 퇴적물이 상상을 초월하는 현상을 인상 깊게 보았다. 여기에서 보면 옹달샘의 에너지는 이루 말할 수 없이 큰 기(氣)라고 보아야 한다. 물은 지하수에 그 원류가 있으므로 어떤 땅에서 나오는 물인가에 따라 기(氣)도 천차만별이기 때문에 물을 잘 선택해서 마셔야 건강을 증진시킬 수 있다.

우리나라는 70%가 화강암으로 되어 있어 물은 좋으나 불소가 많이 들어 있는 것이 특징이다. 그 외 퇴적암 지역, 즉 석회암 지역에서는 물에 칼슘 성분이 다량 함유되어 있어 문제가 되기도 하지만 칼슘 농도와 마그네슘 농도를 이용해 연수, 경수를 구분하는데 경수 600, 1000, 1500 등을 장기간 복용하면 자연스럽게 다이어트가 되므로 일본 등지에서는 젊은 여성들 사이에 인기가 있다.

물은 지구의 오랜 지질시대부터 현세에 이르기까지의 역사적 사실이 인식되어 있는 기(氣)를 지니고 있다.

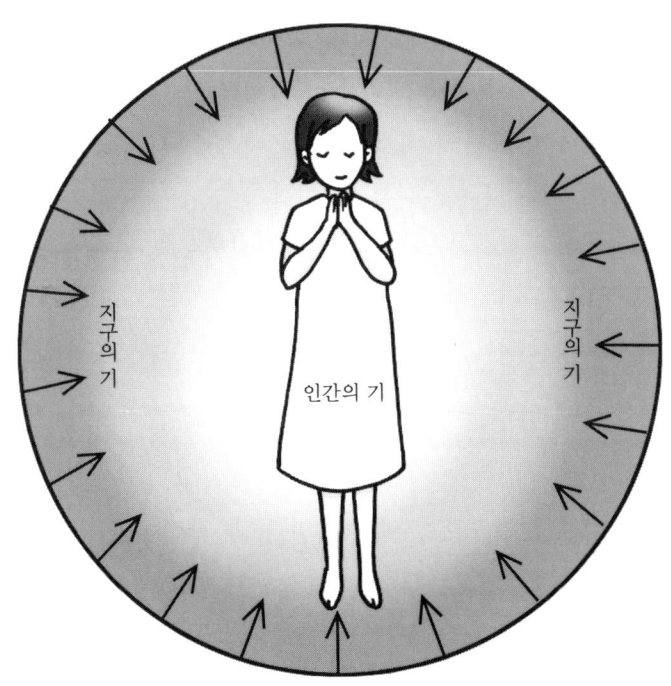

인간의 기가 작으므로 지구의 기에 영향을 받는다

문05 장수하려면 왜 물을 조금씩 마셔야 하나

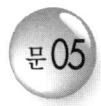 **동네에** 수호신같이 오랜 역사를 증언하듯 마을 어귀에 서있는 고목나무는 오랜 세월 동안 그 자리를 꿋꿋하게 지켰으므로 그 기상을 높이 평가해야 할 것이다.

그렇게 장수하게 된 것이 변화하는 기후적 조건과 기상적 조건을 견딜 수 있는 환경적응 면역체질을 구축했기 때문일 것이라고 말한다면, 그것은 종에 따라 다르다고 하겠다.

사람도 과거에는 50대에 거의 수명을 마쳤으나 지금은 80~90세까지 건강하게 살아가는 것을 볼 수 있다.

장수한다는 것은 종이 환경에 적응해 살아가는 노하우를 갖고 있기 때문이라고 힘주어 말한다.

그러나 가장 중요한 요소는 물이다. 물 없이 나무는 살 수가 없다. 따라서 수호신인 나무는 물을 조금씩 흡수하고 흡수한 물을 체내에 저장하여 가뭄에 대비하는 기능을 가지고 있다고 할 수 있다.

나무가 큰 것은 성장 시간, 세포 분열 등과 관련이 있다. 동네 입구에 있는 큰 나무는 스스로 서서히 성장하기 때문에 물을 아주 적게 필요로 한 것이다.

사람도 물을 많이 마시는 사람은 장수하지 못할 것이다. 무리한 물 섭취는 오히려 건강을 해치고 수명도 짧게 한다.

A씨가 태어난 때는 ○○년 ○월 ○일 ○시로 그의 자연 수명을 100세라고 한다면

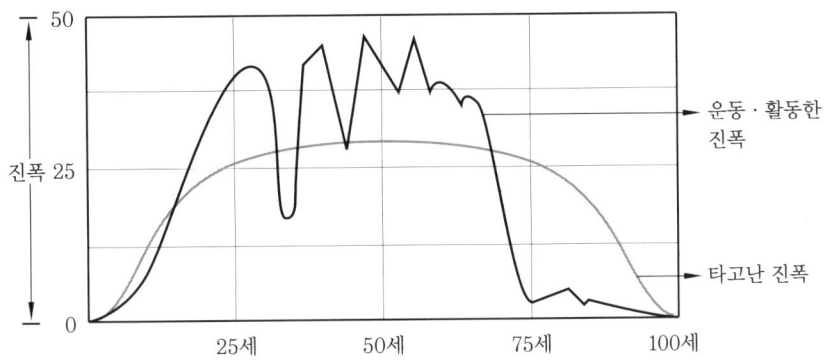

- 진폭은 A씨가 태어날 때 가지고 있는 능력, 즉 유전적 특성이며 기(氣)이다.
- 운동·활동한 진폭의 선은 단시간 내에 진폭을 상승시키므로 수명이 단축된다.
- 무리한 운동이나, 무리한 물마시기를 하지 않으면 자연 수명에 가깝게 생존 가능하다.

• • • 물과 건강

문06 물을 먹는 것만 효과가 있는 것이 아니라 발라도 효과 있나

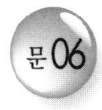
일반적으로 하루에 성인이 물을 2.5L 마시고 2.5L 내보낸다고 알고 있다.

그 중에서 피부로부터 600mL 정도가 대기 중으로 방출된다. 공기 중에 적당한 습기가 없으면 육체적·정신적으로 교란이 일어난다. 피부가 건조해지면 가려움증이나 아토피가 발생하고 세포가 건조하여 정상적인 활동을 할 수 없다.

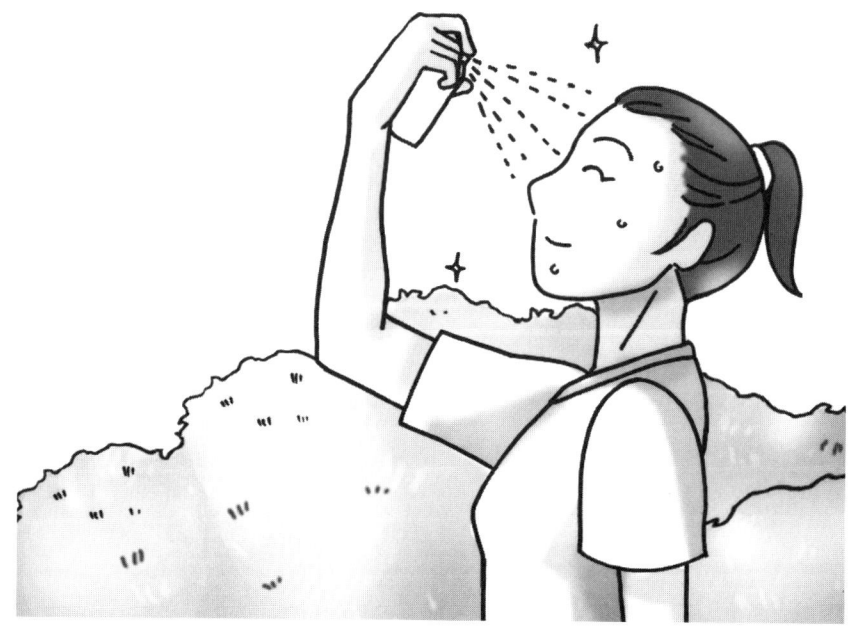

피부가 건조할 때는 물 스프레이를 하라

동물 중에 피부가 건조해지면 죽는 동물도 있다. 사람은 저장하고 있는 물이 많기 때문에 며칠은 견딜 수 있다.

피부가 건조할 때 물을 마시는 것보다 피부에 스프레이를 뿌리거나 샤워하면 쉽게 문제가 해결되어 건강이 증진된다. 사람은 의외로 피부 건조에 대하여 둔한 편이나 수명이 단축되는 요인 중 하나가 될 수 있으므로 항상 피부 건조에 대하여 관리해야 한다.

여자는 피부에 바르는 모이스처 화장품을 사용하여 적당한 습도를 유지하기 때문에 피부의 노화를 방지할 수 있는데, 이것이 여자가 남자보다 더 오래 사는 이유이기도 하다.

이제부터라도 늦지 않았으니 물 입자가 작은 물을 선택하여 피부에 스프레이 한다면 건강에 도움이 될 수 있다.

물을 스프레이 하는 것과 정반대되는 작용은 피부에서 땀이 나오지 않도록 특정한 화장품을 스프레이 하여 피부의 노화를 방지하는 것으로, 피부를 윤기나고 탄력있게 만드는 새로운 방법이다.

이와 같이 과학이 발달하면서 상상을 초월한 새로운 것에 주목할 필요가 있다.

• • • 물과 건강

문07 물은 얼마나 나쁜가

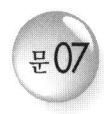 **물은** 요술쟁이(매직)와 같은 물질이다. 지구의 모든 자연 현상을 바꾸어 놓는 신비한 물질이다.

여기에 다음과 같은 이론을 전개하면 물을 3일만 안 마셔도 죽음에 이른다. 사람뿐 아니라 지구상의 동식물들이 각각 특성에 따라 물 없이 살아가는 한계점이 있다. 그렇다면 물은 없어도 문제되지만 많아도 문제된다는 이론이다.

물과 사람과의 관계에서 여러 가지를 말할 수 있으나 3가지만 말한다면 온도, 물독, 물의 대소(大小)로 인한 아픔이라고 할 수 있다. 이런 측면이 아니라 다른 측면에서 생각할 수도 있으나 가장 큰 영향을 주는 것이라는 입장에서 열거한 것이다.

건강한 사람은 기상적 요소의 변화에 반응이 없으나 건강이 불균형적인 사람은 기상 요소 변화에 대단히 민감하다.

그래서 비가 올 예정이면 몸이 아프고 기분이 나쁜 것 등등 이름하여 '날궂이'로 날씨를 알 수 있다. 이것은 물의 온도가 차기 때문에 신체가 온도 조절을 하는 것이다. 비가 오면 물이 있고 그 물이 차서 통증이 생기는 것이다.

찬물이 피부에 닿기만 해도 알레르기(두드러기)가 일어나 사회생활에 문제를 가져오는 것 역시 물독인 셈이다.

대기 중의 습도가 높으면 피부에서 수분이 증발하지 못하고 그대로 남아 있어 박테리아가 서식하기에 최적의 조건을 갖추므로 특히 부

제15장 몸에서 물을 빼내면 원하는 것을 얻을 수 있다

드러운 살이 겹치는 부분에 습진이나 알레르기 등이 발생하게 된다. 이때 피부를 드라이어로 건조시키면 문제점을 해결할 수 있다.

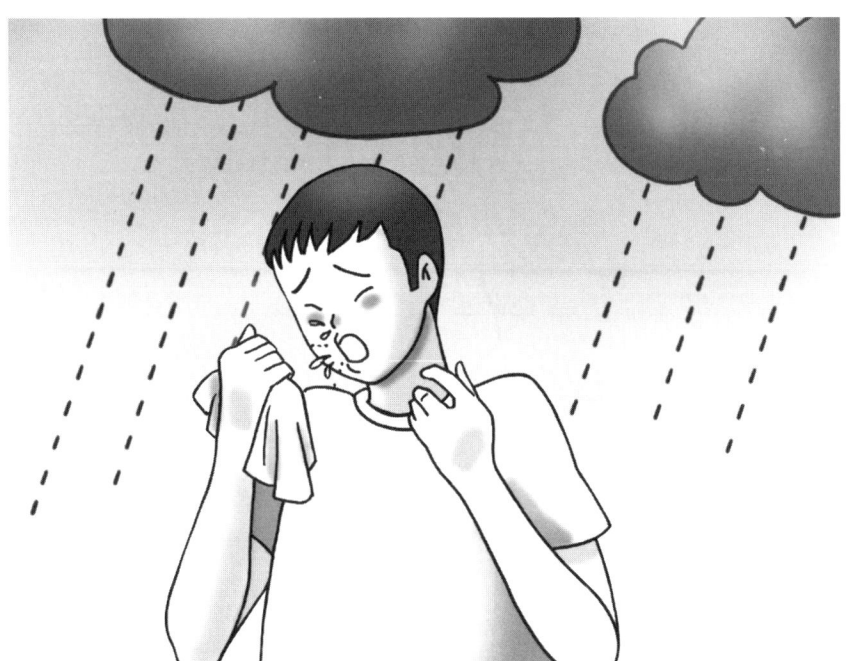

비가 오면 온도가 내려간다

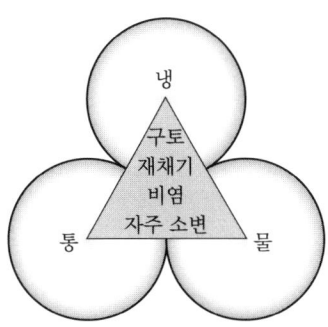

물이 차가울 때의 현상

• • • 물과 건강

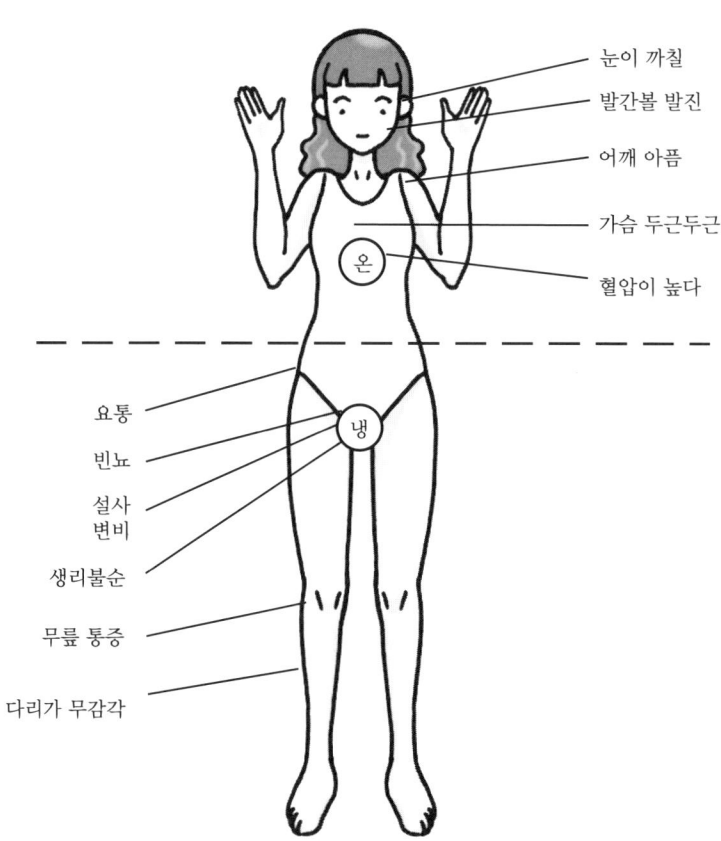

몸이 차고 뜨거울 때 나타나는 현상

제16장

물을 이용한 다이어트

문 01 현재 당신의 건강은

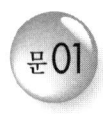 **건강은** 본인이 느끼는 것과 타인이 느끼는 것으로 구분할 수 있다.

우선 본인 스스로 건강하다고 느끼는 경우는 밥 잘 먹고, 잘 자고, 걱정 없고, 하고 싶은 일을 할 때이다. 물론 이외의 요소도 있지만 대략 그러하다.

그러나 나보다 타인이 느끼는 나의 건강이 더 정확할 수도 있다.

위에 언급한 것과 같이 자신은 건강하다고 생각하지만 타인이 볼 때 그렇지 않은 경우가 있다. 타인은 얼굴에 나타나는 인상으로 건강 상태를 느낀다. 그렇지만 만난 사람에게 '당신 건강이 안 좋군요' 하면 상대가 기분 나쁘게 생각하므로 그저 인사 치레로 '신수가 좋으시군요', 그렇게 말할 때가 많다. 그러나 실제로 느끼는 건강은 그렇지 못할 때가 많다.

오랜만에 만난 친구는 얼굴 상태의 변화나 그 사람으로부터 느끼는 호르메시스 같은 기(氣)의 크기 등으로 건강 상태를 알 수 있다. 이런 현상이 관능적이거나 신들린 사람처럼 객관성을 부여받지 못한다면 다음과 같은 방법을 제시해본다.

사람의 건강 생활의 기본 요소는 ① 영양, ② 운동, ③ 휴식 등 3요소이지만 건강의 목표는 생활 수명의 연장, 생활 질의 향상, 생활 습관병의 예방이다. 여러 가지 각자 생각하는 기준이 있을 수 있는 것은 자신의 경험에서 이야기하기 때문이지만 비만이 어느 정도인가로

겉보기 건강을 체크하는 편이 객관성이 있다고 생각되어 아래와 같이 측정 방법을 제시한다.

국제적으로 통용되는 비만지수 BMI(body mass index)의 계산식은 다음과 같다.

방법 1 자신의 BMI = 체중 ☐ kg ÷ 키^2 ☐ m^2 = ☐

비만지수에 의한 판정 기준표

	마른형	표준형	과체중형	비만증	병적비만증
20대	17.9 이하	18~23	24~25	25 이상	30 이상
30대	18.5 이하	18.5~24	25~30	30 이상	40 이상

방법1에 의한 계산값을 위 표에서 찾아 자신이 어디에 속하는지 판단하여 정상, 비만으로 건강을 우선 체크한 후 건강의 3요소인 영양, 운동, 휴식으로 컨트롤하여 집중 관리에 들어가자.

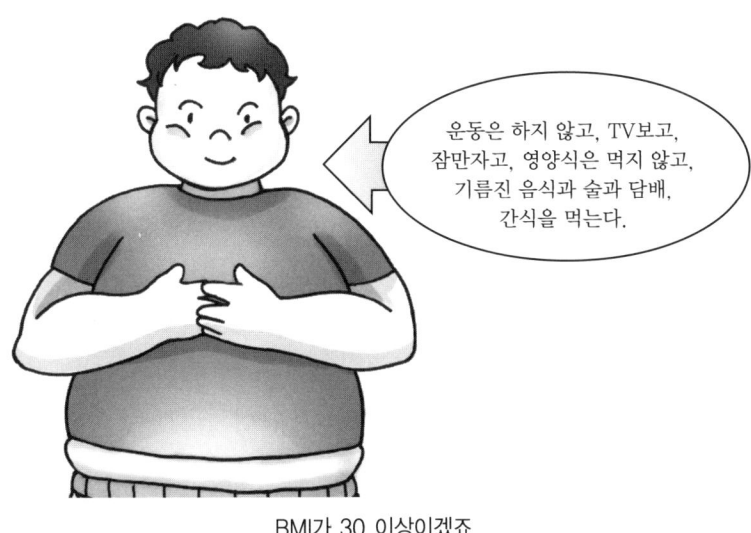

BMI가 30 이상이겠죠

• • • 물과 건강

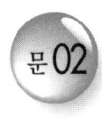
문02 일반적 건강 비법은

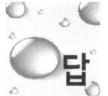
외국인에게 한국음식 맛이 어떠냐고 물으면 "테이스트 굿!" 하지만 조금 친해지면,

 '음식이 너무 달아서 단내가 난다, 화학 조미료가 많이 들어 있다, 너무 짜다.'

 이렇게 대답하면서 슬쩍 눈치보며 미안해 한다.

 이런 음식에 길들여져 자연 상태의 맛이 없다고 투덜거리게 된 사람은 건강을 생각하는 사람이나, 그렇지 않은 사람은 문제가 있어 조금 더 가면 맛을 판단하지 못하게 될 것이다. 이렇게 되면 건강을 위한 생활 개선도 필요 없게 되는 것이다.

 우리의 건강에 적신호를 부추기는 것 중의 하나가 TV라고 이야기할 수 있다. 맛집 음식, 기타 요리 소개 등에서 정체불명의 조미료를 엄청나게 넣는 모습을 보여주며 맛있게 만든다는 말만 하지 이것이 어떤 영향을 주는지는 알려주지 않는다. 적어도 식약청 전문가를 등장시켜 검증하는 것이 필요한데도 마구잡이식으로 사람을 현혹시킬 뿐이다.

 이 책을 보시는 분들 중 TV 속의 음식을 섭취 시 비만지수가 아주 높아진다는 것을 알면 깜짝 놀랄 것이다.

 그렇다면 이제라도 늦지 않으니 다음과 같이 행해보자.

제16장 물을 이용한 다이어트

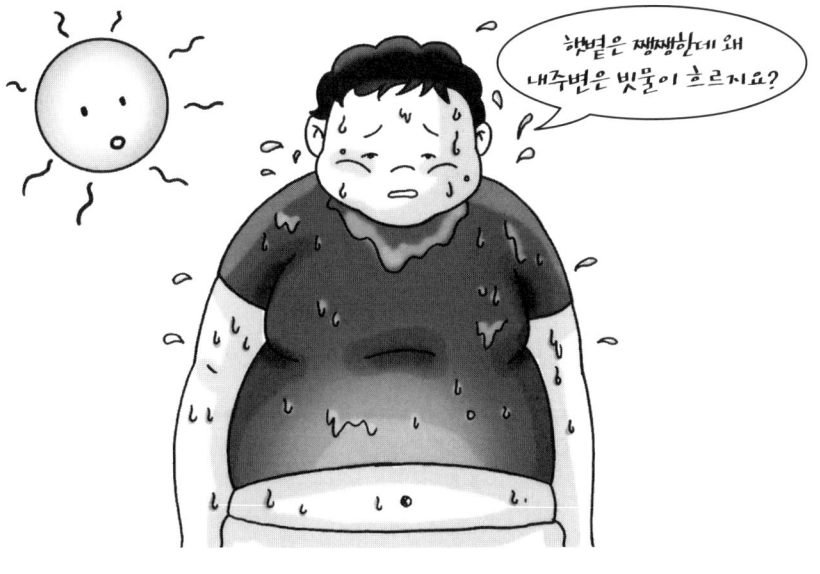

땀이 비오듯 흐른다

비만지수(BMI)에서 비만이라고 판정되면 위험 인자를 줄이는 작업에 들어가야 한다.

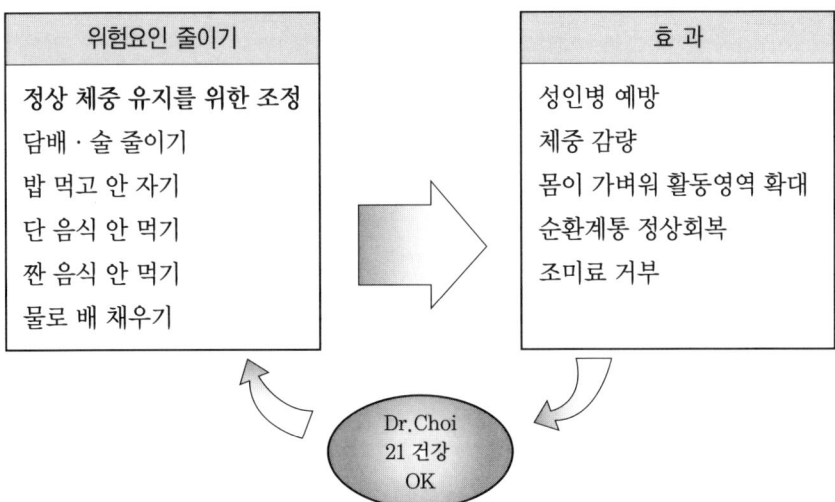

Dr.Choi 21 건강

- 스케줄 대로 움직이는 생활습관을 가져라.
- 식사는 소량이라도 3끼 거르지 말라.
- 무리한 운동을 피하고 자신에 맞는 운동을 택하라.
- 물은 생체 센서가 요구할 때만 마셔라.
- 음식을 탐하지 말라.
- 지방 섭취를 줄여라.
- 소금기와 단맛을 줄여라.
- 칼슘이 풍부한 음식에 신경써라.
- 언제나 BMI를 체크하고 조절에 돌입하여라.
- 외식을 할 때 BMI를 먼저 떠올려라.
- 항상 공부하는 자세를 가져라.
- 타인에게 폐가 되는지 생각하고 행동하라.

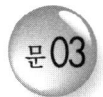 Dr.Choi 21 물 다이어트 비법은

물기신(氣身) 방법을 지금 택하시오.
- 물로 머리를 청소(brain wash)하라.
- 물로 기를 돋우라.
- 물로 식사량을 조정하라.
- 물로 꿈을 만들자.
- 물로 미래를 보장 받으라.

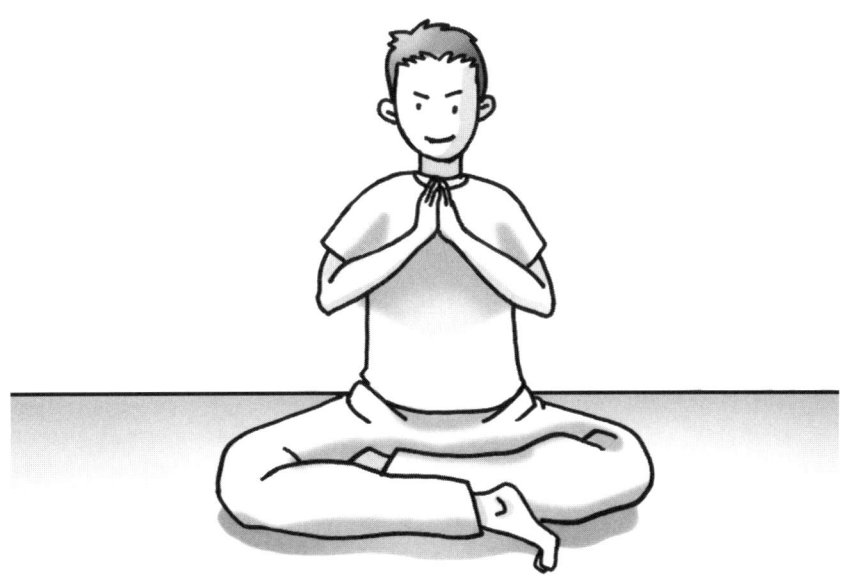

책상다리하고 앉아서 명상을 한다

문04 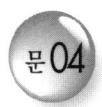 Dr.Choi 21 물로 기(氣)를 돋우라

> 기(氣)가 빠지면 모든 일에 흥미가 없어지고 생각나는 것은 먹는 것 뿐이라서 많이 먹어도 힘은 나지 않는다. 먹지 않아도 기가 솟구치는 Dr.Choi 21 운동을 해보자.

방법

1. 두 손을 귀에 닿게 해 하늘을 향해 올린다.
2. 손목과 손가락이 자유롭게 움직일 수 있도록, 최대한 능력껏 빠른 속도로 팔을 흔들어라.
3. 팔을 수평, 차렷 자세 등으로 반복한다.
4. 더 이상 못할 때 물 한 모금 마시면 속도가 난다.
5. 이런 식으로 8분간 계속 반복한다.
6. 끝나고 물 한 모금 마시고 나면 머리가 깨끗해진다.

제16장 물을 이용한 다이어트

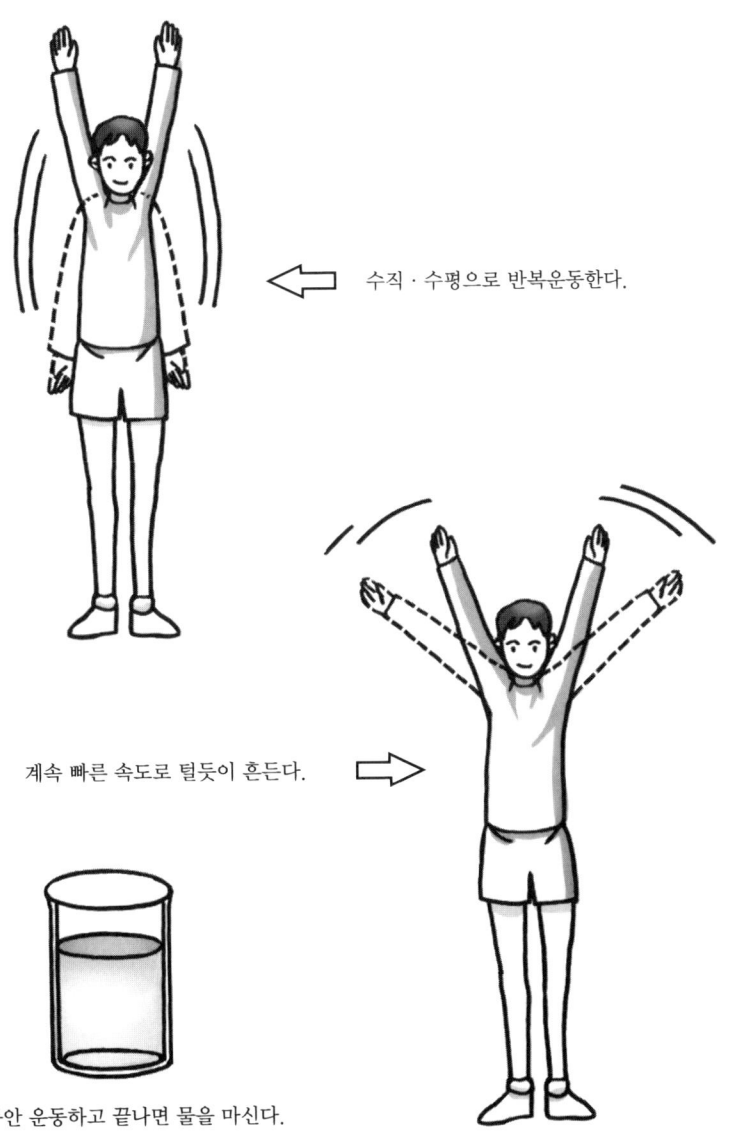

Dr. Choi 21 운동

• • • 물과 건강

Dr.Choi 21 물로 마음을 청소한다

오욕으로 얼룩진 브레인을 먼저 닦아 내는 작업이 필요하다. 닦아내면서 꼭 필요한 것만 남기고 또 필요한 것만 남기되 콘셉트는 남을 배려하고 자신의 욕심을 버리며 꿈을 원대하게 가지도록 재세팅한다.

방법
1. 넥타이나 몸을 압박하는 옷을 느슨하게 조정한다.
2. 장소에 구애받지 말고 정화하라.
3. 손을 모아 가슴 명치에 합장하라.
4. 물을 세 모금 꿀꺽 꿀꺽 꿀꺽 마셔라.
5. 마음속에서 모든 것을 깨끗하게 지웠다 반복한다. 안되면 물을 한 모금 마신다.
6. 꿈을 만들어 브레인 워쉬된 깨끗한 브레인에 꿈을 심어라.
7. 8분간 계속하라.
8. 8분이 되면 물 한 모금 마시고 머리를 들어 하늘을 보라.

제16장 물을 이용한 다이어트

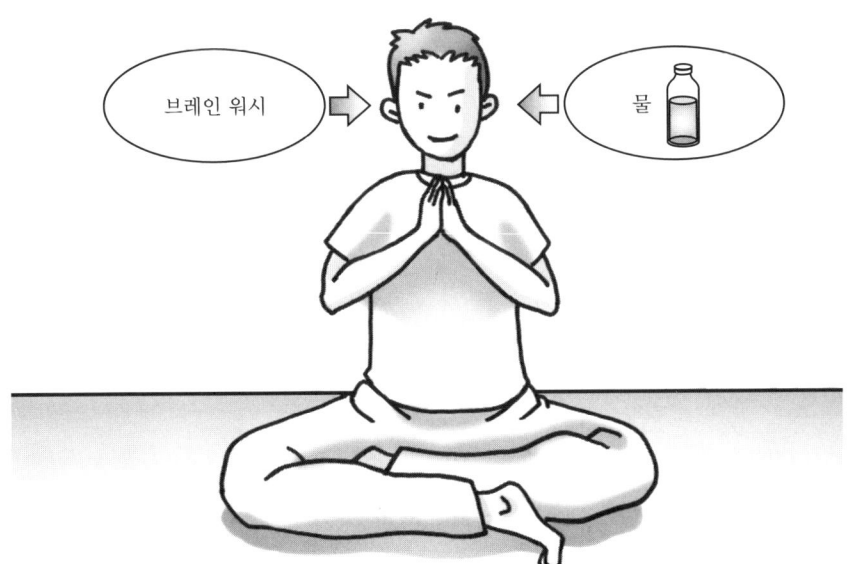

기도의 자세

• • • 물과 건강

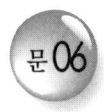 Dr.Choi 21 물로 식사량을 조절하라

> BMI가 기준치보다 훨씬 앞서 있다면 지금 당장 체중을 줄이는 조절에 돌입하라.

방법

1. 아침 일찍 일어나 물 한 컵을 마신다.
2. 피부에 물을 주기 위해 떨림 운동이나 자신이 좋아하는 운동을 하라.
3. 피부에 물을 주기 위해 샤워하라.
4. 언제나 밥 먹기 전에 물을 마음껏 마신다.
5. 차나 커피보다 그냥 맹물을 마셔라.
6. 중식은 적당히 하라.
7. 석식은 잠 자기 3시간 전에 식사하되 물의 양을 늘린다.
8. 잠이 올 때까지 배를 물로 채운다.

제16장 물을 이용한 다이어트

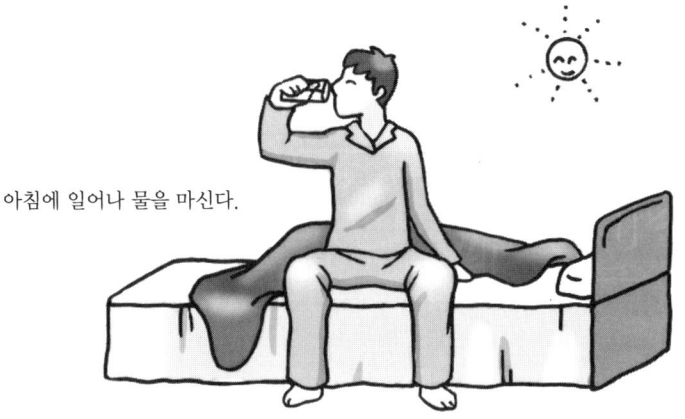

아침에 일어나 물을 마신다.

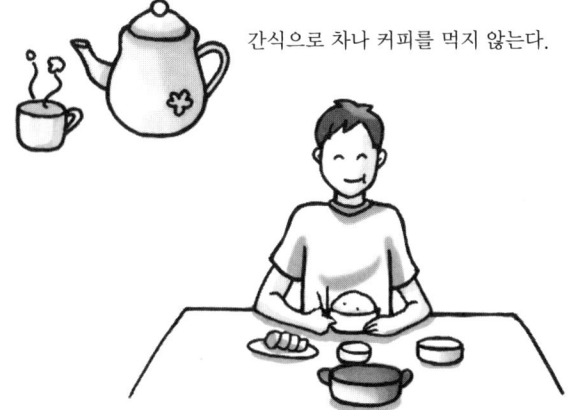

간식으로 차나 커피를 먹지 않는다.

중식 때 적당히 식사한다.

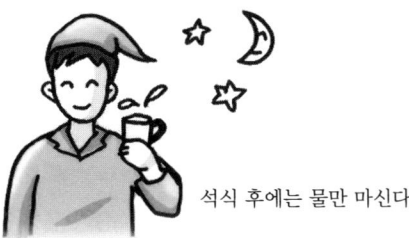

석식 후에는 물만 마신다.

물이 건강을 지켜준다

• • • 물과 건강

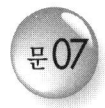 문07 Dr.Choi 21 물로 꿈을 만든다

> 오욕에서 헤매고 있다면 이 시간 이후부터는 한 가지만 남기고 모두 강물에 떠내려 보내자.

방법

1. 물이 당신의 건강을 만들어 준다는 강한 신념을 각인하라.
2. 물을 찾아 3천리 방방곡곡을 답사하라.
3. 찾은 물을 마음껏 마시고 브레인 워쉬, 기 돋우기, 식사 조절을 한다.
4. 물은 나의 인생의 전부이며 건강을 보장해 준다고 믿고 물 관리를 잘 한다.

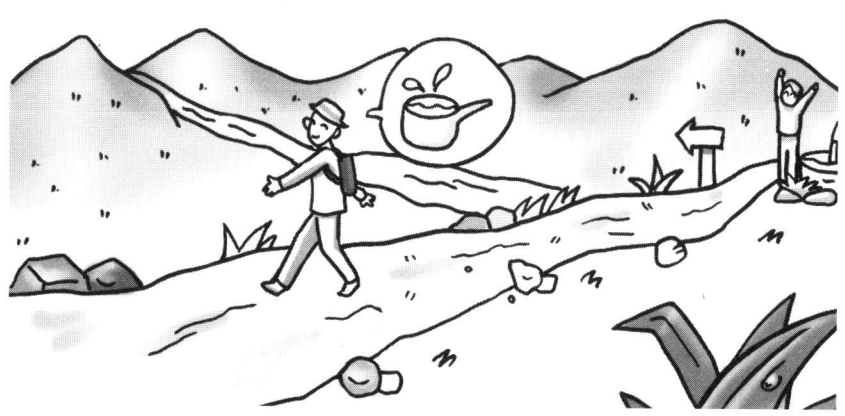

물 찾아 세계로 트래킹

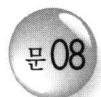 문08 Dr.Choi 21 물로 미래를 보장받으라

건강이 엉망이라면 앞의 Dr.Choi 21의 항목을 충실히 이행하라. 그렇지 않고 현재 문제 없이 건강하다면 미래를 보장받을 수 있는 행동을 하자.

방법

1. 저농도 중수소물(105ppm)을 매일 장복하면 병으로부터 미래를 보장받을 수 있다.
2. 저농도 중수소 물로 모든 음식물을 만들어 먹으라. 이때 현재의 성인병에 개의치 않는다.
3. 만약 차도가 없다고 느끼면 농도를 더 낮추어 마셔라.
4. 건강하고 앤티에이징(anti aging)인 모든 사람들이 나이에 비해 젊다고 한다면 당신은 미래를 보장받은 건강한 사람이다.
DDW-105ppm(deuterium depleted water)

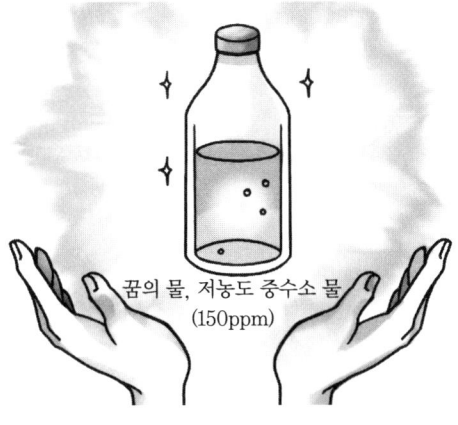

꿈의 물, 저농도 중수소 물 (150ppm)

미래를 보장하는 물

부 록

1. list of acronyms

2. primary list of radionuclides

3. secondary list of radionuclides

4. 먹는샘물 수질 분석 기준

1. list of acronyms

약어	내용
2,4-D	2,4-dichlorophenoxyacetic acid
2,4-DP	2-(2,4-dichlorophenoxy)propanoic acid (dichlorprop)
2,4,5-T	2,4,5-trichlorophenoxyacetic acid
ALP	alkaline phosphatase
ALT	alanine aminotransferase
ANSI	American National Standards Institute
AOC	assimilable organic carbon
AOP	advanced oxidation process
AST	aspartate aminotransferase
BW	body weight
CHO	Chinese hamster ovary
CI	confidence interval
DNA	deoxyribonucleic acid
DOC	dissolved organic carbon
EBCT	empty bed contact time
EPA	Environmental Protection Agency (United States)
GAC	granular activated carbon
GC	gas chromatography
HMCPA	4-chloro-2-hydroxymethyl-phenoxyacetic acid
HPLC	high-performance liquid chromatography
IARC	International Agency for Research on Cancer
LD_{50}	median lethal dose
LOAEL	lowest-observed-adverse-effect level
MAC	maximum acceptable concentration
MCPA	2-methyl-4-chlorophenoxyacetic acid
MCPA-DMAS	MCPA dimethylamine salt
MCPA-EHE	MCPA 2-ethylhexyl ester

MCPB	4-(2-methyl-4-chloro-2-methylphenoxy) butyric acid
MCPP	(R)(+)-2-(4-chloro-2-methylphenoxy)-propanoic acid
MRL	maximum residue limit
MS	mass spectrometry
MTD	maximum tolerated dose
NHL	non-Hodgkin's lymphoma
NOAEL	no-observed-adverse-effect level
NOEL	no-observed-effect level
NSF	NSF International
OR	odds ratio
PDA	photodiode array
PMRA	Pest Management Regulatory Agency
S9	metabolic activation
SCC	Standards Council of Canada
SPE	solid-phase extraction
STS	soft tissue sarcoma
TDI	tolerable daily intake
US EPA	United States Environmental Protection Agency
UV	ultraviolet
WHO	World Health Organization

※ 생물·무생물의 원적외선의 파장 계산

$$파장(波長)\mu m = \frac{2987(지구상 \ 물질의 \ 분자량의 \ 평균값)}{273 + 온도}$$

- 문 : 자기 체온, 혹은 물체의 온도에 의해 파장을 계산하시오.

- 답 : 사람인 경우 : $\frac{2987}{273 + 36 \sim 37℃(체온)} = 9.63 \sim 9.66\mu m$

육성파(波) $4 \sim 14\mu m$의 파장 범위에 들어 있으므로 계산값 신뢰됨.

2. primary list of radionuclides

radionuclide		half-life $t\frac{1}{2}$	DCF(Sv/Bq)	MAC(Bq/L)
natural radionuclides				
Lead-210	^{210}Pb	22.3 years	1.3×10^{-6}	0.1
Radium-224	^{224}Ra	3.66 days	8.0×10^{-8}	2
Radium-226	^{226}Ra	1600 years	2.2×10^{-7}	0.6
Radium-228	^{228}Ra	5.76 years	2.7×10^{-7}	0.5
Thorium-228	^{228}Th	1.91 years	6.7×10^{-8}	2
Thorium-230	^{230}Th	7.54×10^{4} years	3.5×10^{-7}	0.4
Thorium-232	^{232}Th	1.40×10^{10} years	1.8×10^{-6}	0.1
Thorium-234	^{234}Th	24.1 days	5.7×10^{-9}	20
Uranium-234[a]	^{234}U	2.45×10^{5} years	3.9×10^{-8}	4
Uranium-235[a]	^{235}U	7.04×10^{8} years	3.8×10^{-8}	4
Uranium-238[a]	^{238}U	4.47×10^{9} years	3.6×10^{-8}	4
Artificial radionuclides				
Cesium-134	^{134}Cs	2.07 years	1.9×10^{-8}	7
Cesium-137	^{137}Cs	30.2 years	1.3×10^{-8}	10
Iodine-125	^{125}I	59.9 days	1.5×10^{-8}	10
Iodine-131	^{131}I	8.04 days	2.2×10^{-8}	6
Molybdenum-99	^{99}Mo	65.9 hours	1.9×10^{-9}	70
Strontium-90	^{90}Sr	29 years	2.8×10^{-8}	5
Tritium[b]	^{3}H	12.3 years	1.8×10^{-11}	7000

- The activity concentration of natural uranium corresponding to the chemical guideline of 0.02mg/L(see separate guideline technical document on uranium) is about 0.5Bq/L.

- Tritium is also produced naturally in the atmosphere in significant quantities.

3. secondary list of radionuclides

radionuclide		half-life $t\frac{1}{2}$	DCF(Sv/Bq)	MAC(Bq/L)
natural radionuclides				
Beryllium-7	^{7}Be	53.3 days	3.3×10^{-11}	4000
Bismuth-210	^{210}Bi	5.01 days	2.1×10^{-9}	70
Polonium-210	^{210}Po	138.4 days	6.2×10^{-7}	0.2
Artificial radionuclides				
Americium-241	^{241}Am	432 years	5.7×10^{-7}	0.2
Antimony-122	^{122}Sb	2.71 days	2.8×10^{-9}	50
Antimony-124	^{124}Sb	60.2 days	3.6×10^{-9}	40
Antimony-125	^{125}Sb	2.76 years	9.8×10^{-10}	100
Barium-140	^{140}Ba	12.8 days	3.7×10^{-9}	40
Bromine-82	^{82}Br	35.3 hours	4.8×10^{-10}	300
Calcium-45	^{45}Ca	165 days	8.9×10^{-10}	200
Calcium-47	^{47}Ca	4.54 days	2.2×10^{-9}	60
Carbon-14[a]	^{14}C	5730 years	5.6×10^{-10}	200
Cerium-141	^{141}Ce	32.5 days	1.2×10^{-9}	100
Cerium-144	^{144}Ce	284.4 days	8.8×10^{-9}	20
Cesium-131	^{131}Cs	9.69 days	6.6×10^{-11}	2000
Cesium-136	^{136}Cs	13.1 days	3.0×10^{-9}	50
Chromium-51	^{51}Cr	27.7 days	5.3×10^{-11}	3000
Cobalt-57	^{57}Co	271.8 days	3.5×10^{-9}	40
Cabalt-58	^{58}Co	70.9 days	6.8×10^{-9}	20
Cobalt-60	^{60}Co	5.27 years	9.2×10^{-8}	2
Gallium-67	^{67}Ga	78.3 hours	2.6×10^{-10}	500
Gold-198	^{198}Au	2.69 days	1.6×10^{-9}	90
Indium-111	^{111}In	2.81 days	3.9×10^{-10}	400
Iodine-129	^{129}I	1.60×10^7 years	1.1×10^{-7}	1

Iron-55	^{55}Fe	2.68 years	4.0×10^{-10}	300
Iron-59	^{59}Fe	44.5 days	3.1×10^{-9}	40
Manganese-54	^{54}Mn	312.2 days	7.3×10^{-10}	200
Mercury-197	^{197}Hg	64.1 hours	3.3×10^{-10}	400
Mercury-203	^{203}Hg	46.6 days	1.8×10^{-9}	80
Neptunium-239	^{239}Np	2.35 days	1.2×10^{-9}	100
Niobium-95	^{95}Nb	35.0 days	7.7×10^{-10}	200
Phosphorus-32	^{32}P	14.3 days	2.6×10^{-9}	50
Plutonium-238	^{238}Pu	87.7 years	5.1×10^{-7}	0.3
Plutonium-239	^{239}Pu	2.41×10^{4} years	5.6×10^{-7}	0.2
Plutonium-240	^{240}Pu	6560 years	5.6×10^{-7}	0.2
Plutonium-241	^{241}Pu	14.4 years	1.1×10^{-8}	10
Rhodium-105	^{105}Rh	35.4 hours	5.4×10^{-10}	300
Rubidium-81	^{81}Rb	4.58 hours	5.3×10^{-11}	3000
Rubidium-86	^{86}Rb	18.6 days	2.5×10^{-9}	50
Ruthenium-103	^{103}Ru	39.2 days	1.1×10^{-9}	100
Ruthenium-106	^{106}Ru	372.6 days	1.1×10^{-8}	10
Selenium-75	^{75}Se	119.8 days	2.1×10^{-9}	70
Silver-108m	^{108m}Ag	127 years	2.1×10^{-9}	70
Silver-110m	^{110m}Ag	249.8 days	3.0×10^{-9}	50
Silver-111	^{111}Ag	7.47 days	2.0×10^{-9}	70
Sodium-22	^{22}Na	2.61 years	3.0×10^{-9}	50
Strontium-85	^{85}Sr	64.8 days	5.3×10^{-10}	300
Strontium-89	^{89}Sr	50.5 days	3.8×10^{-9}	40
Sulphur-35	^{35}S	87.2 days	3.0×10^{-10}	500
Technetium-99	^{99}Tc	2.13×10^{5} years	6.7×10^{-10}	200
Technetium-99m	^{99m}Tc	6.01 hours	2.1×10^{-11}	7000
Tellurium-129m	^{129m}Te	33.4 days	3.9×10^{-9}	40
Tellurium-131m	^{131m}Te	32.4 hours	3.4×10^{-9}	40
Tellurium-132	^{132}Te	78.2 hours	3.5×10^{-9}	40

Thallium-201	^{201}Tl	3.04 days	7.4×10^{-11}	2000
Ytterbium-169	^{169}Yb	32.0 days	1.1×10^{-9}	100
Yttrium-90	^{90}Y	64 hours	4.2×10^{-9}	30
Yttrium-91	^{91}Y	58.5 days	4.0×10^{-9}	30
Zinc-65	^{65}Zn	243.8 days	3.8×10^{-9}	40
Zirconium-95	^{95}Zr	64.0 days	1.3×10^{-9}	100

- ^{14}C is also produced naturally in the atmosphere in significant quantities.
- Sievert(Sv) is the unit of radiation dose. It replaces the old unit, rem(1rem=1.01 Sv)
- Becquerel(Bq) is the unit of activity of a radioactive substance, or the rate at which transformations occur in the substance. One becquerel is equal to one transformation per second and is approximately equal to 27 picocuries(pCi).

4. 먹는샘물 수질 분석 기준

수질항목		한국(NMW)	EU(NMW)	일본(MW)	미국(MW)
일반세균	저온일반세균 (21℃)	100CFU/mL	TT	100	
	중온일반세균 (35℃)	20CFU/mL			
총대장균군 (total coliforms)		ND/250mL	ND/250mL	ND	TT
분원성연쇄상구균 (fecal streptococci)		ND/250mL	ND/250mL		
녹농균 (pseudomonas aeruginosa)		ND/250mL	ND/250mL		
아황산환원혐기성포자형성균 (spore-forming sulfite-reducing anaerobes)		ND/50mL	ND/50mL		
살모넬라 (salmonella)		ND/250mL			
쉬겔라 (shigella)		ND/250mL			
납 (Pb : lead)		0.05mg/L		0.05	0.005
불소 (F : fluoride)		2.0mg/L		2.0	0.8-2.4
비소 (As : arsenic)		0.05mg/L		0.05	0.05
셀레늄 (Se : selenium)		0.01mg/L		0.01	0.05
수은 (Hg : mercury)		0.001mg/L		0.0005	0.002
시안 (CN : cyanide)		0.01mg/L		0.01	0.2
6가크롬 (Cr^{+6} : hexachromium)		0.05mg/L		0.05	0.1
카드뮴 (Cd : cadmium)		0.005mg/L		0.01	0.005
보론 (붕소, B : boron)		0.3mg/L		5.2	
페놀 (phenol)		0.005mg/L			0.001
벤젠 (benzene)		0.01mg/L			0.005
톨루엔 (toluene)		0.7mg/L			1
암모니아성 질소 (NH_3-N : ammonium nitrogen)		0.5mg/L			
질산성 질소 (NO_3-N : nitrate nitrogen)		10mg/L		10	10
1,1,1-트리클로로에탄 (1,1,1-trichloroethane)		0.1mg/L			0.2
테트라클로로에틸렌 (PCE : tetrachloroethylene)		0.011mg/L			0.005

항목				
트리클로로에틸렌 (TCE : trichloroethylene)	0.03mg/L			0.005
디클로로메탄(dichloromethane)	0.02mg/L			0.005
에틸벤젠(ethylbenzene)	0.3mg/L			0.7
크실렌(xylene)	0.5mg/L			10
사염화탄소(tetrachlorocarbon)	0.002mg/L			0.005
1,1-디클로로에틸렌 (1,1-dichloroethylene)	0.03mg/L			0.007
총트리할로메탄 (THMs : trihalomethanes)	-			
다이아지논(diazinon)	0.02mg/L			
파라티온(parathion)	0.06mg/L			
말라티온(malathion)	-			
페니트로티온(fenitrothion)	0.04mg/L			
카바릴(carbaryl)	0.07mg/L			
경도(hardness)	500mg/L			
1,2-디브로모-3-클로로프로판 (1,2-dibromo-3-chloropropan)	0.003mg/L			0.0002
과망간산칼륨 소비량 (consumption of $KMnO_4$)	10mg/L			
냄새(소독외의 냄새) (odor)	ND	ATC/NAC		면제
맛(소독외의 맛) (taste)	ND			
동(Cu : copper)	1mg/L		1	1
색도(color)	5도			면제
수소이온농도(pH)	5.8~8.5	6.5~9.5		
세제(ABS : alkyl benzene sulfate)	ND			
아연(Zn : zinc)	1mg/L		5	면제
염소이온(Cl^- : chloride)	250mg/L			면제
증발잔류물(total solids)	500mg/L			
철(Fe : iron)	0.3mg/L			
망간(Mn : manganese)	0.3mg/L			
탁도(turbidity)	1NTU			면제
황산이온(SO_4^{2-} : sulfate)	200mg/L	250		면제
알루미늄(Al : aluminium)	0.2mg/L			0.2

• **자료** : 환경부 토양 지하수과, 2006년

참고문헌

- 최무웅(1978), 日本の 水收支(공), 古今書院, p.344
- 최무웅(1987), 물수지, 반도출판사, p476
- 최무웅(1987), 강우 데이터 분석 모델, 자유시대사, p.81
- 최무웅(1988), 자연지리 조사법(공), 교학연구사, p.416
- 최무웅(1990), 지구과학(공), 자유출판사, p.536
- 최무웅(1991), 자연과 환경(공), 교학연구사, p.554
- 최무웅(1991), 식수오염 예방대책 있다, 월간 휴먼저널 5월호, 솜씨사, p.70~71
- 안종성(2002), 동위원소 수문학, 한국원자력연구소
- 최무웅(1992), 물과 건강, 자유출판사
- 최무웅(1973), Tritium 농도에 의한 침투시간 추정, 일본 지리학회, 지리 4, p.82~83
- 최무웅(1975), Tritium에 의한 나쓰노카하라의 지하수 체류시간, 일본지리학회, 지리8, p.203~204
- 최무웅(1983), The Use Environmental Tritium in Tracing Alluvial Ground Water in Nasu, 대한지리학회, 지리학총 제 10집, p.92~107
- 최무웅(1983) Tritium 농도 분석에 의한 선상지 지하수의 유동, 건국대학교 지리학과, 지리학보, NO.5 p.39~46
- 최무웅(1983), 3H 농도 분석에 의한 선상지 지하수의 simulation, 대한지리학회추계학술대회, 요약집 p. 7~9
- 최무웅(1984), Environmental Tritium Concentration of Ground Water in Nasu. 건국대학교 기초과학연구소 이학논집 제 9집, p.101~125
- 최무웅(1989), 우수 중의 환경 Tritium 농도 분석, 장안지리, Vol.4, No.5, p.1~16
- 최무웅(1992), 환경 동위원소를 이용한 지하수의 Age Dating 모델개발, 건국대학교 부설 환경과학연구소 p.1~14
- 최무웅(1992), Cobalt-60 동위원소에 의한 지하수 멸균효과, 제 34회 수공학연구발표논문집, p.506~512
- 최무웅(1993) Tritium을 이용한 지하수 연대측정 모델 검증, 건국대학교부설 환경과학연구소, p.1~72
- 최무웅(1995) Studies on River Water and Ground Water Interaction in the Han River basin by Isotope. 한국지하수학회 지하수 vol.4, p.9~34
- 최무웅(1995), Sea Water Interaction into Costal Aquifer in Cheju Island by Isotope

Analysis. 한국지하수학회, 지하수 Vol. 5, p.35~59
- 최무웅(1998), 환경 동위원소 분석을 위한 지하수 순환해석, 대한지리학회, 추계학술발표, p.46~50.
- 최무웅(2002), Tourmaline 특성을 이용한 기능수 생산, 대한지리학회, 요약집 2002, p.37~39
- 최무웅(2002), 먹는 물·샘물의 연대 측정, 지하수. Vol.8, p.1~12
- 최무웅(2007), 꿈의 물 시대온다, Sportsworld, 3월 22일, p.23
- 최무웅(2007), 꿈의 물, 땅물빛바람연구소, p.135
- 건국대학교 환경과학연구소(1991), 홍천군 내면 방내리 지하수 부존량 및 적정 취수량 조사 평가 보고서, p.42, 환경 특집 물을 살리자(1991), 강력한 환경 정책이 경제 정책보다 우선되어야 한다, 행복이 가득한 집 5월호, p.240~270
- 연세대학교 환경공해연구소(1990), 음용수의 안정성, p.123
- 타카하라 키하치로, 세키 쿠니히로(2004), 암세포가 없어지는 물[슈퍼 라이트 워터], 大河出版
- 한국과학기술연구원(1990), 분리막 기술 심포지엄, p.182 국립공업시험원(1988), 공업용수 분석 세미나, 기술지도 88-1, p.191
- 松尾嘉郎, 奧薗壽子(1991), 地球環境を土力と, 農山漁村文化協會, p.153
- 河野反美 外(1988), 飮む水出る水, 水るの健康法, 社團法人 農山漁村文化協會, p.185
- アクア硏究會(1990), くらと飮み水, 芽ば之社, p.125
- 電力中央硏究所 地球環境クループ(1991), 地球を守るテクノロヅー, (株)プユネット, p.141
- Ackay. G. and Yurdakoc. K.(2003) Removal of various phenoxyalkanoic herbicides from water by organo-clays. Acta Hydrochim. Hydrobiol., 28 : 300-304.
- Adams, K., Kirkpartrick. D., Godfrey, A. et al.(1993a) Chinese hamster ovary/HGPRT locus assay : MCPA acid : Final report : Lab Project Number : JEL 29/921115. Unpublished study prepared by Huntingdon Research Centre Ltd., Huntingdon, United Kingdom. 42pp. [cited in U.S.EPA.2003].
- Adams, K., Ransome. S., Anderson, A. et al.(1993b) Chinese hamster ovary/HGPRT locus assay : MCPA DMAS : Final report : Lab Project Number : JEL 27/921113. Unpublished study prepared by Huntingdon Reasearch Centre Ltd., Huntingdon, United Kingdom [cited in U.S.EPA, 2003].
- Adams, K., Henly, S., Anderson, A. et al, (1993c) Chinese hamster ovary/HGPRT locus assay : MCPA 2-EHE : Lab Project Number : JEL 28/921114. Unpublished

study prepared by Huntingdon Research Centre Ltd., Huntingdon, United Kingdom [cited in U.S.EPA, 2003].

- Akhurst, L. C., King, J., Anderson, A., Dawe, I.S. et al. (1993a) MCPA DMAS : metaphase chromosome analysis of human lymphocytes cultured in vitro : Lab Project Number : JEL 30/921176. Unpublished study prepared by Huntingdon Research Centre Ltd., Huntingdon, United Kingdom [cited in Cal-EPA, 2000 ; U.S.EPA, 2003].
- Becher, H., Flech-Janys, D., Kauppinen, T., Steindorf, K., Manz, A. and Wahrendorf.J.(1996) Cancer mortality in German male workers exposed to phenoxy herbicides and dioxins, Cancer Causes Control, 7 : 312~321
- Bellet, E. M., van Ravenzwaay, B., Pigott, G. and Leemings, N. (1999) Chronic Dietary Toxicity and Oncogencity Evaluations of MCPA(4-chloro-2-methylphenoxyacetic acid) in rodents. Regul. Toxicol. Pharmacol., 30 : 223~232
- Bellet, E.M., vann Ravenzwaay, B., Hellwig, J. and Pigott, G. (2001) Reproductive toxicity of MCPA(4-chloro-2-methylphenoxyacetic acid) in the rat. Int. J. Toxicol., 20 : 29~38
- Ben-Dyke, R., Sanderson, D.M. and Noakes, D.N.(1979) Acute Toxicity Data for Pesticides. World Rev. Pestic. Control. 9 : 119~127
- Benitez, F. J., Acero, J.L., Real, F.J. and Roman, S.(2004) Oxidation of MCPA and 2, 4-D by UV Radiation, Ozone, and the Combimations UV/H_2O_2 and O_3/H_2O_2. J. Environ. Sci. Health, B39(3) : 393~409
- Benoit-Guyod, J. L., Crosby, D.G. and Bowers, J.B.(1986) Degradation of MCPA by Ozone and Light. Water Res., 20 : 67~72
- Cal-EPA(2000) Summary of Toxicology Data : MCPA(MCPA-acid). Medical Toxicology Branch, Department of Pesticide Regulation, California Environmental Protection Agency, Sacramento, CA. Available at : http://www.cdpr.ca.gov /docs/toxsums/pdfs/786.pdf
- Camel. V. and Bermond, A. (1998) The Use of Ozone and Associated Oxidation Processes in Drinking Water Treatment. Water Res., 32(11) : 3208~3222
- Cappon, G. D. (1999a) A Prenatal Developmental Toxicity Study of MCPA-EHE in Rats. Unpublished report, WIL Research Laboratories, Ashland, OH (Laboratory Study No. WIL-325004 ; October 12, 1999 ; MRID 44954101) [cited in U.S. EPA, 2003].

- Cappon. G.D. (1999b) A prenatal developmental toxicity study of MCPA-DMA in Rats. Unpublished report, WIL Research Laboratories, Ashland, OH (Laboratory Study No.WIL-325003 ; October 12, 1999 ; MRID 44954102) [cited in U.S. EPA, 2003].
- Caux, P.-Y., Kent, R.A., Bergeron, V., Fan, G.T. and Macdonald, D.D.(1995) Environmental Fate and Effects of MCPA : a Canadian perspective. Crit. Rev. Environ. Sci. Technol., 25(4) : 313~376
- Cessna. A.J., Elliot, J.A., Tollefson, L. and Nicholaichuk, W. (2001) Herbicide and nutrient transport from an irrigation district into the South Saskatchewan River. J. Environ. Qual., 30 : 1796~1807
- Chow. C., Montgomery, M.L. and Yu, T.C.(1971) Methodology and Analysis for Residues of MCP and 2,4,5-T in Wheat. Bull. Environ. Contam. Toxicol., 6 : 576~580 [cited in Bovey, 1980a]
- Coggon, D., Pannett, B., Winter, P., Acheson, E.D. and Bonsall, J. (1986) Mortality of Workers Exposed to 2-methyl-4-chlorophenoxyacetic acid. Scand. J. Work Environ. Health, 12 : 448~454
- Elliott. B.(2005) Review of the genotoxicity of 4-chloro-2-methylphenoxyacetic acid. Mutagenesis, 20(1) : 3~13
- Elo, H.(1976) Distribution and elimination of 2-methyl-4-chlorophenoxyacetic acid (MCPA) in male rats. Acta Pharmacol. Toxicol., 39(1) : 58~64
- Eriksson, M., Hardell, L., Berg, N. O., Moller, T. and Akelson, O.(1981) Soft-tissue sarcomas and exposure to chemical substances : a case-referent study. Br. J. Ind. Med., 38 : 27
- Eriksson, M., Hardell. L. and Adami, H.-O.(1990) Exposure to dioxins as a risk factor for soft tissue sarcoma : a population-based case-control study. J. Natl. Cancer Inst., 82(6) : 486~490
- Fdil, F., Aaron, J.J., Oturan, N., Chaouch, A. and Oturan, M. A.(2003) Photochemical degradation of chlorophenoxy alcanoic herbicides in aqueous media. Rev. Sci. Eau, 16(10) : 123~142
- Fjeldstad. P. and Wannag, A.(1977) Human urinary excretion of the herbicide 2-methyl-4-chlorophenoxyacetic acid. Scand. J. Work Environ. Health, 3 : 100~103
- Foster. D. M., Rachwal, A.J. and White, S.L. (1991) New treatment processes for pesticides and chlorinated organics control in drinking water. J. Inst. Water

Environ. Manage., 5 : 466~476

- Foster. D. M., Rachwal, A.J. and White, S.L.(1992) Advanced treatment for the removal of atrazine and other pesticides. Water Supply. 10 : 133~136
- Frank, R., Braun, H.E. and Ripley, B. D. (1987a) Residues of insecticides, fungicides, and herbicides on Ontariogrown vegetables 1980-1985. J. Assoc. Off. Anal. Chem., 70 : 1081~1086
- Frank, R., Braun, H.E. and Ripley, B.D.(1987b) Residues of insecticides, fungicides, and herbicides in fruit produced in Ontario, Canada, 1980-1984. Bull. Environ. Contam. Toxicol., 39 : 272~279
- Gabor Somlyai (2001), Let's Defeat Cancer! The Biological Effect of Deuterium Depletion, Akademiai Kiado Pulbished, Hungray
- Gabor Somlyai G.,Jancso, G., Jakli, Gy., Vass, K., Barna, B., Lakics, V., and Gaal, T.,(1993), Naturally occurring deuterium is essential for the normal growth rat of cells. FEBS lett. 317, 1~4
- Garry. V.F., Schreinemachers, D., Harkins, M.E. and Griffith, J. (1996) Pesticide appliers. biocides, and birth defects in rural Minnesota. Environ. Health Perspect., 104(4) : 394~399
- Geerdink, R., Graumans, A, and Viveen, J. (1991) Determination of Phenoxyacid Herbicides in Water. J. Chromatogr., 547 : 478~483
- Gelbke. H.P. and Engehardt, G. (1985a) Cytogenetic Inverstingations in Chinese Hamsters after a Single Oral Administration of MCPA : Bone Marrow Chromosome Analysis. BASF Aktiengesellschaft, Ludwigshafen, Germany (Report No. 10M0046/8304) [cited in Elliott, 2005].
- Gelbke. H.P. and Engehardt, G. (1985b) Cytogenetic Inverstingations in Chinese Hamsters after a Single Oral Administration of MCPA : Sister Chromatid Exchange(SCE). BASF Aktiengsellschaft, Ludwigshafen, Germany (Report No. 16M0046/8305) [cited in Elliott, 2005].
- Hardell. L. and Eriksson, M. (1999) A case-control study of non-Hodgkin lymphoma and exposure to pesticides. Cancer. 85(6) : 1353~1360
- Hardell. L. and Sandstrom, A. (1979) Case-control study : soft tissue sarcomas and exposure to phenoxyacetic acids or chlorophnols. Br. J. Cancer, 39 : 71
- Hardell. L., Eriksson, M., Lenner, P. and Lundgren, E. (1981) Malignant lymphoma and exposure to chemicals, especially organic solvents, chlorophenols and phenoxy

acids : a case-control study. Br. J. Cancer, 43 : 169

- Hardwick. T. (1999) ^{14}C-MCPA : Absorption and excretion in the beagle dog. Unpublished report, Covenance Laboratories Ltd., North Yorkshire, HG3 1PY, England. Final Report No. 729/D1141 ; December 1999 ; MRID 4559301. [cited in U.S. EPA, 2003].

- Hellwig. J. and Hildebrand, B. (1993a) Study of the Prenatal Toxicity of MCPA-Acid in Rats after Oral Adiministration(gavage) : Lab Project No. 30R0374/91096. Unpublished study prepared by BASF Akitiengesellshaft, Ludwigshafen, Germany, p.302 [cited in U.S. EPA, 2003].

- Hellwig. J. and Hildebrand, B. (1993b) Study of the Prenatal Toxicity of MCPA-Acid in Rabbits after Oral Administration(gavage) : Lab Project No. 40R0374/91095. Unpublished study prepared by BASF Akiengesellshaft, Ludwigshafen, Germany, p.230 [cited in U.S. EPA, 2003].

- Hellwig. J., Bachmans. S., Deckardt, K., et al. (1995a) MCPA-DMA salt-Subchronic oral toxicity study in beagle dogs : administration in the diet : Lab Project Number : 31D0385/911151. Unpublished study prepared by BASF Akitiengesellschaft, Ludwigshafen, Germany, p.407 [cited in U.S. EPA, 2003].

- Hellwig. J. et al. (1995b) MCPA-EH-Ester-Subchronic oral toxicity study in beagle dogs-Administration in diet. Unpublished report, Department of Toxicology, BASF, Ludwigshafen/Rhine, Germany (Report No. 31D0385/91115 ; January 9, 1995 ; MRID 43556801) [cited in U.S.EPA, 2003].

- Hernandez, F., Beltran, J. and Sancho, J.V. (1993) Study of multi-residue methods for the detemination of selected pesticides in ground water. Sci. Total Environ., 132 : 297~312

- IARC (1983) Miscellaneous pesticides. International Agency for Research on Cancer. Lyon, France. IARC Monogr. Eval. Carcinog. Risks Hum., 30 : 255~269

- IARC(1986) Occupational exposure to chlorophenoxy herbicides. Some halogenated hydrocarbons and pesticide exposure. International Agency for Research on Cancer, Lyon, France. IARC Monogr. Eval. Carcinog. Risk Chem. Hum., 41 : 357~407

- Ijpelaar, G. F., Groenendijk, M., Hopman, R. and Kruithof, J.C. (2002) Advanced oxidation technologies for the degradation of pesticides in ground water and surface water. Water Sci. Technol. Water Supply, 2(1) : 129~138

- Jahanshahi, M. and Stow, R. (1995) ^{14}C-MCPA : absorption, distribution, metabolism, and excretion in the rats. Unpublished report, Corning Hazelton (Europe), North Yorkshire, England. Laboratory Report No. 1149/5-1011 ; June 20. 1995 ; MRID 43755202. [cited in U.S. EPA, 2003].
- Johnson. J. R. M. and Koumides, O. (1965) A further case of MCPA poisoning. Br. Med. J., 2 : 629~630
- Jones, D. J. R., Knight, A. G. and Smith, A. J. (1967) Attempted suicide with herbicide containing MCPA. Arch. Environ. Health, 14 : 363~367
- Jones, E., Kitching, J., Anderson, A. and Dawe, I.S. (1992) Ames Salmonella typhimurium bacterial reverse mutation assay on MCPA-DMAS. Huntingdon Research Centre Ltd., Huntingdon, United Kingdom (HRC Study No. JEL/26/921053) [cited in Cal-EPA, 2000].
- MacKenzie, K. M. (1986) Two-generation reproductive study with MCPA in rats. Final report. Hazelton Laboratories America Inc., Madison, WI. Unpublished Study Loboratory Study No. 6148-100 ; November 3, 1986 ; MRID 40041701. [cited in U.S. EPA, 2003].
- Mahramanlioglu, M. and Kubilay, G. (2003-) Removal of MCPA from aqueous solutions using adsorbent produced from elutrilithe. Energy Sources, 25 : 1~13
- Mahramanlioglu, M., Kizilcikli, I., Bicer, I. and Tuncay, M. (2003-)Removal of MCPA from aqueous solutions by acid-activated spent bleaching earth. J. Environ. Sci. Health, B38(6) : 813~827
- Manitoba Conservation(2000) Detections of pesticides in Manitoba municipal water. Water Quality Management Section. Manitoba Conservation. Winnipeg, Manitoba[cited in PMRA, 2005c].
- Meijers. R. T., van der Veer, A. J. and Kruithof. J.C. (1993) Degradation of pesticides by ozonation and advanced oxidation. Water Supply, 11 : 309~320
- Moowoong Choi(1972), The Method of Tritium Dating in Cave, Jr. of Cave
- Moowoong Choi(1976), A Hydrological Study of the Ground Water in Nasu, Tochiiki Prefecture, Tokyo Press, p.82
- Moowoong Choi(1998), Studies on Tritium Monitering and Ground Water Dating of Crystalline Rocks in Korea, The 11th Pacific Basin Nuclear Conference, May, Canada.
- Moowoong Choi(2000), Studies on Ground Water of Cheju Island of Korea, by Use

of Isotope Analysis, 29th IGC, p.5∼6.

- Newfoundland and Labrador Department of Environment and Conservation (2005) Personal communication from MGoebel.
- Nishimura, N., Nishimura, H. and Oshima, H. (1982) Survey on mutagenicity of pesticides by the Salmonella-microsome test. J. Aichi Med. Univ. Assoc., 10 : 305∼312 [cited in Elliot, 2005]
- Nova Scotia Department of Environment and Labour (2005) Personal communication from J.A.MacDonald.
- Ontario Ministry of the Environment (2005) Personal communication from P. Lachmaniuk.
- Petrie, A.J., Melvin, M.A., Plane, N.H. and Little John, J.W. (1993) The effectiveness of water treatment processes for removal of herbicides. Sci. Total Environ., 135(1-3) : 161∼169
- Rowe, V.K. and Hymas, T. A. (1954) Summary of toxicological information on 2,4-D and 2,4,5-T type herbicides and an evaluation of the hazards to livestock associated with their use. Am. J. Vet. Res., 15 : 622∼629
- Saracci R, Kogevinas, M., Bertazzi, P.A., Bueno de Mesquita, B.H., Coggon., Green, L.M., Kauppinen, T., L'Abbe. K.A., Littorin, M., Lynge, E., Mathews JD, Neuberger M, Osman J, Pearce N and Winkelmann(1991). Cancer mortality in workers exposed to chlorophenoxy herbicides and chlorophenols. The Lancet, 338(8744) : 1027∼1032
- Sattar, M.A. and Paasivirta, J. (1980) Fate of chlorophenoxy acetic acids in acid soil. Chemosphere, 9 : 745∼752
- Schippers, J.C., Kruithof, J.C., Nederlof, M. M., Hofman, J.A.M.H. and Taylor, J.S. (2004) Intergrated membrane systems. American Water Works Association Research Foundation and American Water Works Association, Denver, CO (Report No. 90899).
- Smith, A.E. and Hayden, B.J. (1980) Hydrolysis of MCPA esters and the persistence of MCPA in Saskatchewan soils. Bull. Environ. Contam. Toxicol., 25 : 369∼373
- Smith, A.E. and Hayden, B.J. (1981) Relative persistence of MCPA, MCPB and mecoprop in Sakatchewan soils, and the identification of MCPA in MCPB-treated soils. Weed Sci., 21 : 179∼183
- Soderquist. C.J., and Crosby, D.G. (1975) Dissipation of 4-chloro-2-methylphenoxyacetic acid (MCPA) in a rice field. Pestic. Sci., 6 : 17∼33

- Timonen, T.T. and Palva, I.P. (1980) Acute leukemia after exposure to weed killer, 2-methyl-4-chlorophenoxyacetic acid. Acta Haematol., 63 : 170~171
- Tuominen, T., Pasternak, J., Sekela, M., Ryan, A., Hii, B., Strub, R., McPherson, B., Wan, M., Kuo, J. and Hamilton, C. (2005) Unpublished water monitoring data from the Environment Canada Pacific and Yukon Region. Collected as part of the Environment Canada Pesticide Science Fund [cited in PMRA. 2005d].
- Urey H.C. Brickwedde G.G. and Murphy G.M. (1032), A Hydrogen Isotope of Mass 2, Phys. Rev. 317. 39 : 164
- U.S.EPA(1984) Health and Eenvironmental Effects Profile for MCPB. Environmental Criteria and Assessment Office, Office of Research and Development, U.S.Environmental Protection Agency(NTIS/PB88-162391 ; microfiche).
- U.S.EPA (1990) Registration on Standard for Pesticide Products Containing MCPA as the Active Ingredient. Government Reports Announcement and Index (GRA & I), Issue 07. U.S. Environmental Protection Agency(NTIS/PB90-146556).
- Vineis. P., Terracini, B., Ciccone, G., Cignettia, A., Colombo, E., Maffi D.A., Pisa, R., Ricci, P., Zanini, E. and Comba. P. (1986) Phenoxy herbicides and soft-tissue sarcomas in female rice-weeders : a population-based case control study. Scand. J. Work Environ. Health, 13(1) : 9~17
- Vineis. P., Faggiano, F., Tedschi, M. and Ciccone, G. (1991) Incidence rates of lymphomas and sofe-tissue sarcomas and environmental measurements of phenoxy herbicides. J. Natl. Cancer Inst., 83(5) : 362~363
- Waite, D.T., Cessna, A.J., Grover, R., Kerr, R., Kerr, L.A. and Snihura, A.D. (2004) Environmental concentrations of agricultural herbicides in Saskatchewan, Canada : bromoxil, dicamba, diclofop, MCPA, and trifluralin. J. Environ. Qual., 33(5) : 1616~1628
- Waite, D.T., Bailey, P., Sproull, J.F., Quiring, D.V., Chau, D.F., Bailey, J. and Cessna, A.J. (2005) Atmospheric concentrations and dry and wet deposits of some herbicides currently used on the Canadian Prairies. Chemosphere, 58 : 693~703
- Weed Science Society of America (1989) Herbicides handbook. 4th edition. Weed Science Society of America, Champaign, IL : 171~173

물과 건강

2007년 8월 20일 인쇄
2007년 8월 25일 발행

저자 : 최무웅 외
펴낸이 : 남상호

펴낸곳 : 도서출판 **예신**
140-896 서울시 용산구 효창동 5-104
대표전화 : 704-4233, 팩스 : 715-3536
등록번호 : 제03-01365호(2002. 4. 18)
http://www.yesin.co.kr

값 12,000원

ISBN : 978-89-5649-055-7

* 파본은 교환해 드립니다.